Werner Lange

Pferdeinfluenza

Werner Lange

Pferde-influenza

Virologie, Epidemiologie, Klinik, Therapie und Prophylaxe

Mit 36 Abbildungen und 28 Tabellen

Parey Buchverlag Berlin 2000

Parey Buchverlag im
Blackwell Wissenschafts-Verlag GmbH
Kurfürstendamm 57, 10707 Berlin
Firmiangasse 7, 1130 Wien

Blackwell Science Ltd
Osney Mead, Oxford, OX2 0EL, UK
25 John Street, London WC1N 2BL, UK
23 Ainslie Place, Edinburgh EH3 6AJ, UK

Munksgaard International Publishers Ltd
35 Norre Sogade
1016 Kopenhagen K, Dänemark

Blackwell Science, Inc.
Commerce Place, 350 Main Street
Malden, Massachusetts 02148 5018, USA

Blackwell Science KK
MG Kodemmacho Building, 3F
7-10, Kodemmacho Nihonbashi,
Chuo-ku, Tokio 103-0001, Japan

Blackwell Science Asia Pty Ltd
54 University Street,
Carlton, Victoria 3053, Australien

Anschrift des Autors:
Dr. Werner Lange
Direktor und Professor i. R.
vormals Robert-Koch-Institut
Nationales Referenzzentrum
für Influenza und WHO
National Institution for Influenza
Brentanostr. 26
12163 Berlin

Gewährleistungsvermerk
Die Medizin ist eine Wissenschaft mit ständigem Wissenszuwachs. Forschung und Weiterentwicklung klinischer Verfahren erschließen auch gerade in der Pharmakotherapie veränderte Anwendungen. Die Verfasser dieses Werkes haben sich intensiv bemüht, für die verschiedenen Medikamente in den jeweiligen Anwendungen exakte Dosierungshinweise entsprechend dem aktuellen Wissensstand zu geben. Diese Dosierungshinweise entsprechen den Standardvorschriften der Hersteller. Verfasser und Verlag können eine Gewährleistung für die Richtigkeit von Dosierungsangaben dennoch nicht übernehmen. Dem Praktiker wird dringend empfohlen, in jedem Anwendungsfall die Produktinformation der Hersteller hinsichtlich Dosierungen und Kontraindikationen entsprechend dem jeweiligen Zeitpunkt der Produktanwendung zu beachten.

Die Wiedergabe von Gebrauchsnamen, Handelsnamen, Warenbezeichnungen usw. in diesem Buch berechtigt auch ohne besondere Kennzeichnung nicht zu der Annahme, daß solche Namen im Sinne der Warenzeichen- u. Markenschutz-Gesetzgebung als frei zu betrachten wären und daher von jedermann benutzt werden dürften.

Dieses Werk ist urheberrechtlich geschützt. Die dadurch begründeten Rechte, insbesondere die der Übersetzung, des Nachdrucks, des Vortrages, der Entnahme von Abbildungen und Tabellen, der Funksendung, der Mikroverfilmung oder der Vervielfältigung auf anderen Wegen und der Speicherung in Datenverarbeitungsanlagen, bleiben, auch bei nur auszugsweiser Verwertung, vorbehalten. Eine Vervielfältigung dieses Werkes oder von Teilen dieses Werkes ist auch im Einzelfall nur in den Grenzen der gesetzlichen Bestimmungen des Urheberrechtsgesetzes der Bundesrepublik Deutschland vom 9. September 1965 in der Fassung vom 24. Juni 1985 zulässig. Sie ist grundsätzlich vergütungspflichtig. Zuwiderhandlungen unterliegen den Strafbestimmungen des Urheberrechtsgesetzes.

Die Deutsche Bibliothek – CIP-Einheitsaufnahme

Lange, Werner :
Pferdeinfluenza : Virologie, Epidemiologie, Klinik, Therapie und Prophylaxe ; mit 28 Tabellen / Werner Lange. – Berlin : Parey, 2000
ISBN 3-8263-3321-7

© 2000 Blackwell Wissenschafts-Verlag,
Berlin · Wien

e-mail: parey@blackwis.de
Internet: http://www.blackwell.de

ISBN 3-8263-3321-7 · Printed in Germany

Einband: unter Verwendung einer Abbildung von Muhsin Özel
Herstellung und Satz: Schröders Agentur, Berlin
Druck und Bindung: betz-druck GmbH, Darmstadt

Gedruckt auf chlorfrei gebleichtem Papier

Vorwort

Erkrankungen des Atemtraktes gehören neben denen des Bewegungsapparates zu den häufigsten Erkrankungen des Pferdes. Unter den Erregern der Atemwegserkrankungen spielen die Influenzaviren eine wichtige Rolle. Sie verursachen nach den von der Klinik für Pferdekrankheiten der Freien Universität Berlin und dem Influenzazentrum am Robert-Koch-Institut gemachten Beobachtungen regelmäßig mehr oder weniger ausgedehnte Ausbrüche von Influenza, die erhebliche Beeinträchtigungen von Gesundheit und Leistungsfähigkeit, wirtschaftliche Verluste und unter bestimmten Umständen sogar den Tod betroffener Tiere verursachen können. Dennoch ist das Wissen über die Influenza des Pferdes, ihre Therapie und Bekämpfung auch in der Tierärzteschaft wenig verbreitet. Auch die Rolle des Influenzavirus als Ursache oder Wegbereiter schwerer und teilweise dauerhafter gesundheitlicher Beeinträchtigungen ist weitgehend unbekannt. Da das Pferd eines der beliebtesten Haustiere und ein geschätzter Partner der Freizeitgestaltung ist, verwundert die Unterbewertung einer seiner wichtigsten infektiösen Erkrankungen sehr. Das ist auch deshalb wenig verständlich, weil man die Influenza mit relativ geringem Aufwand erfolgreich bekämpfen kann.

Eine sowohl für Tierärzte als auch für interessierte Laien verständliche Zusammenfassung des Wissens über die Pferdeinfluenza kann zu einer Verbesserung des Kenntnisstandes beitragen und die Grundlage für einen sachgerechteren Umgang und eine erfolgreiche Bekämpfung schaffen. Bei der Konzeption des Buches wurde deutlich, daß es mindestens im deutschsprachigen Schrifttum keine Monografie gibt, die dieses Thema und die für das Verständnis notwendigen Hintergrundinformationen ausführlich darstellt. Allenfalls findet man in mehr oder weniger knappen Kapiteln mancher Lehrbücher einige meist klinische Informationen. Aspekte der Virologie, Immunologie und der Schutzimpfung bleiben dagegen weitgehend ausgespart. Die letzte ausführlichere Beschreibung der Klinik der Pferdeinfluenza stammt im übrigen von 1970!

Das Buch soll einerseits eine gut lesbare und verständliche Lektüre zum Thema Pferdeinfluenza darstellen und andererseits ein Nachschlagewerk für den Tierarzt sein. Der Verfasser hat sich damit auf eine Gratwanderung eingelassen, die möglicherweise nicht jedermanns Geschmack treffen könnte. Für Interessenten an tiefergehender Information ist deshalb ein umfangreiches Literaturverzeichnis angefügt. Am Ende wichtiger

Kapitel sind zudem Fundstellen für weiterführende Übersichtsarbeiten angegeben. Ein Glossar soll dem Leser das Verständnis erleichtern.

Möge das Werk als nützliches Hilfsmittel bei der Erkennung, Verhütung und Behandlung der Influenza des Pferdes akzeptiert werden, möge es zur Verbreitung von Verständnis für ihre virologischen, immunologischen, epidemiologischen und klinischen Besonderheiten und die Notwendigkeit ihrer Überwachung und Bekämpfung beitragen. Der Autor schließt mit dem Wunsch des Verfassers des 1903 erschienenen Buches „Der Tierarzt im Hause" (A. Schmidt): „Möge dieses Buch überall freundliche Aufnahme finden und großen Nutzen stiften!"

Berlin, im März 2000   Werner Lange

Danksagung

Herrn Dr. G. Jaeschke von der Klinik für Pferdekrankheiten der Freien Universität Berlin möchte ich herzlich für die kollegiale Zusammenarbeit am Pferdeinfluenzaprojekt der Jahre 1984 bis 1994 danken, deren Ergebnisse wesentlicher Bestandteil dieses Buches sind. Seinem klinischen Sachverstand verdanke ich wichtige Informationen zur Pferdeinfluenza, seinem unermüdlichen Einsatz den Zugang zu klinischen Proben für die Untersuchungen. Ferner danke ich ihm für vielfältige Ratschläge und Hinweise, die für die Gestaltung des Werkes sehr hilfreich waren.

Herrn Dr. Pospišil danke ich für die Überlassung seiner Virusisolate aus der tschechischen Epizootie der Pferdeinfluenza im Jahre 1989.

Schließlich danke ich meinen früheren Mitarbeiterinnen Frau Birgit Troschke und Frau Ingrid Zadow für die kompetente Mitarbeit bei Isolierung und Typisierung der Influenzaviren von Pferden und bei serologischen Untersuchungen zum Nachweis von Antikörpern gegen Pferdeinfluenzaviren.

Inhalt

Vorwort V

Danksagung VII

1	**Einleitung**	1
2	**Virologie**	6
2.1	Typen und Subtypen	6
2.2	Nomenklatur der Influenzaviren	7
2.3	Aufbau der Influenzaviren	9
2.3.1	Hämagglutinin (HA)	11
2.3.2	Neuraminidase (NA)	13
2.3.3	Matrixprotein (M)	15
2.3.4	Nukleokapsid	16
2.3.5	Nichtstrukturproteine	17
2.4	Infektion der Wirtszelle	17
2.4.1	Adsorption	17
2.4.2	Eintritt in die Wirtszelle	18
2.5	Vermehrung der Influenzaviren	21
2.6	Veränderungen der Antigenstruktur	25
2.6.1	Reassortment (Rekombination, Shift)	26
2.6.2	Wiederauftreten bekannter Subtypen	27
2.6.3	Antigenetische Drift	28
3	**Immunologie der Influenza**	32
3.1	Makrophagen	39
3.2	T-Lymphozyten	41
3.3	Signalstoffe des Immunsystems (Zytokine)	43
3.4	Antikörper	46
3.5	Komplement	51
4	**Diagnostik**	53
4.1	Klinische Laboratoriumsdiagnostik	54
4.2	Virologische Laboratoriumsdiagnostik	57
4.2.1	Untersuchungsmaterialien	58
4.2.2	Virusisolierung und Typisierung	59

4.2.3	Antigennachweis	61
4.2.4	Genomnachweis	64
4.2.5	Antikörpernachweis	65
4.3	Fazit	71

5	**Klinik der Influenza**	**72**
5.1	Das Bild der Influenza	72
5.2	Bakterielle Superinfektionen	79
5.3	Spätfolgen der Influenza	82
5.4	Therapie	83
5.5	Ratschläge für das praktische Vorgehen im Falle einer Influenza	85

6	**Epidemiologie der Pferdeinfluenza**	**89**
6.1	Subtypen der Pferdeinfluenzaviren	89
6.2	Infektionsquellen	90
6.3	Übertragungswege	91
6.4	Populationsimmunität	92
6.5	Epidemiologische Bedeutung der Pferdeinfluenza	95
6.5.1	Internationale Situation	97
6.5.2	Drift der Pferdeinfluenzaviren	101
6.5.3	Analyse von Influenzaausbrüchen in Berlin	104

7	**Ökologie der Influenza**	**110**
7.1	Interspezies-Übertragungen	112
7.1.1	Wechselbeziehung Mensch – Pferd	115
7.1.2	Wechselbeziehung Mensch – Schwein	116

8	**Schutzimpfung**	**119**
8.1	Impfstoffe gegen Influenza	120
8.2	Immunreaktion nach Schutzimpfung	120
8.3	Zusammensetzung der Impfstoffe gegen Pferdeinfluenza	123
8.4	Einschätzung der internationalen Situation	127
8.5	Impfschema	131
8.6	Zukünftige Entwicklungen	135
8.6.1	Neue Adjuvanzien/Immunmodulatoren	137
8.6.2	Neue Antigenpräsentationssysteme	139

9	**Chemotherapie und -prophylaxe**	**141**
9.1	Vorbemerkungen	141
9.2	Amantadin	142
9.3	Andere Virustatika	146
9.3.1	Ribavirin	146
9.3.2	Neuraminidasehemmer	146

| 10 | Überwachung der Pferdeinfluenza | 152 |

| 11 | Empfehlungen zur Bekämpfung der Pferdeinfluenza | 157 |
| | Wichtige Adressen | 158 |

| 12 | Literatur | 159 |

Glossar 168

Sachwortverzeichnis 184

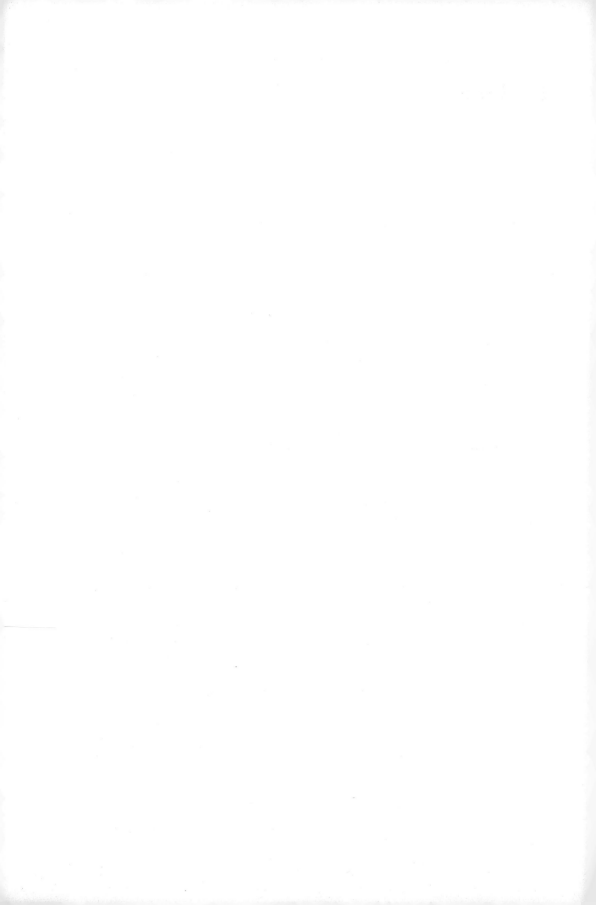

1   Einleitung

Das Pferd ist eines der beliebtesten Haustiere und wird heute vor allem für die Freizeitgestaltung genutzt. Früher war es ein wichtiges landwirtschaftliches Nutztier und Arbeitshilfe, Zugtier und Beförderungsmittel. Entsprechend ist dem Menschen seit jeher die Gesundheit des Pferdes ein besonderes Anliegen gewesen. Auch heute füllen Abhandlungen über Haltung und Pflege sowie wichtige Krankheiten die Bibliotheken. Wenn man darin nach Informationen über die Influenza der Pferde sucht, wird man erstaunt und enttäuscht feststellen, daß diese wichtigste Atemwegsinfektion des Pferdes in der Literatur erstaunlich kurz kommt. Das war nicht immer so. In älteren Publikationen findet man ausführliche Beschreibungen der Influenza, obwohl damals die Abgrenzung zwischen der Influenza und anderen infektiösen Erkrankungen der Atemwege, wie der Brustseuche, nicht möglich war. So beschreibt Schmidt (1903) in seinem Buch Symptome, die heute noch für die Influenza gelten. Vor allem in der neueren Literatur wird die Influenza leider allenfalls stichwortartig, häufig oberflächlich, behandelt oder nur der Vollständigkeit halber erwähnt. Es ist bemerkenswert, daß beispielsweise die letzte ausführliche deutschsprachige Beschreibung der Klinik der Pferdeinfluenza 30 Jahre alt ist (Gerber, 1970). Einzige Ausnahme ist eine Publikation unserer Gruppe aus dem Jahre 1987, in der neuere klinische Beobachtungen beschrieben wurden (Jaeschke und Lange, 1987).

Sucht man nach der Ursache dieser bedauerlichen Unterbewertung der Influenza, dann stößt man auf ähnliche Ursachen wie für die Unterbewertung der Influenza des Menschen: Vorurteile, Unwissenheit und Desinteresse. Letzteres vermutlich besonders wegen des Fehlens einer sinnvollen antiviralen Therapie. Vorurteile und Unwissenheit kann man nur durch Aufklärung beseitigen.

Die Influenza der Pferde kann nicht isoliert von der Influenza anderer Spezies betrachtet werden. Sie ist eine bei verschiedenen Tierarten und beim Menschen verbreitete, seuchenhaft oder in mehr oder weniger ausgedehnten isolierten Ausbrüchen auftretende Atemwegsinfektion. Beim Menschen kann sie eine hohe Mortalität verursachen. Sie wird deshalb als eine der letzten großen Seuchen des Menschen angesehen.

Auch die Influenza der Pferde ist weltweit verbreitet. Sie ist eine der ökonomisch folgenschwersten erregerbedingten Atemwegserkrankungen des Pferdes. In Europa, Nord-, Mittel- und Südamerika, Asien und im arabischen Raum ist sie enzootisch. Nur in Australien und Neuseeland sind bisher keine Influenzaausbrüche beim Pferd bekannt geworden.

Neben der Influenza gibt es eine Reihe anderer Erreger von respiratorischen Erkrankungen des Pferdes, die differentialdiagnostisch berücksichtigt werden müssen (Bachmann et al., 1972). Dabei spielen vor allem die Herpes- (Rhinopneumonitis) und die Arteritis-Viren eine Rolle. Auch Adeno- und Rhinoviren werden gelegentlich nachgewiesen. Vor wenigen Jahren wurden bei Pferden in Australien Morbilliviren als Erreger respiratorischer Erkrankungen isoliert. In die Familie der Morbilliviren gehören auch die Erreger der Hunde-Staupe, der Masern des Menschen und der Rinderpest. Bei dem erwähnten Ausbruch in Australien verursachten die Morbilliviren zur gleichen Zeit auch bei Menschen schwere Atemwegsinfektionen (Murray et al., 1995).

In diesem Zusammenhang muß auf ein Phänomen aufmerksam gemacht werden, das entscheidenden Einfluß auf den Ausgang der Erkrankung haben kann und häufig sowohl beim Pferd als auch beim Menschen zu wenig beachtet wird: Infektionen mit Influenzaviren prädisponieren wie andere respiratorische Virusinfektionen häufig zu bakteriellen Superinfektionen, d. h., sie bereiten den Boden für diese primär oder fakultativ pathogenen Erreger. Die Folge sind schwerere Erkrankungsverläufe als durch die Virusinfektion selbst (s. a. unter „Klinik"). Beim Pferd kommt hinzu, daß die sehr weit verbreiteten latenten Herpesinfektionen durch Infektionen mit Influenzaviren reaktiviert werden, wodurch der Verlauf der Influenza kompliziert und das klinische Bild verschleiert werden kann. Ähnlich wie bei der Influenza des Menschen verursacht auch die Pferdeinfluenza nicht selten Myokardschäden. Bei Nichtbeachtung kann sich aus der akuten Myokardschädigung ein chronischer Herzschaden entwickeln, der die Leistungsfähigkeit des Pferdes dauerhaft beeinträchtigt.

Typisch für die Influenza ist bei allen Spezies die blitzartige Ausbreitung, die besonders bei großen Populationen durch engen Kontakt der empfänglichen Individuen begünstigt wird. In nichtimmunen Populationen werden hohe Morbiditätsraten beobachtet, die 80 % übersteigen können. Bei Pferden werden Influenzaausbrüche häufig im Zusammenhang mit Rennveranstaltungen beobachtet. Wenn man sich die Mühe macht, die Ursache dieser Ausbrüche zu klären, findet man meist ein Pferd, das mit einer Atemwegsinfektion angereist ist oder aus einem Bestand kommt, in dem Atemwegsinfektionen grassieren. Solche Ausbrüche können den Abbruch der Veranstaltungen erzwingen, weil plötzlich viele Pferde erkranken und nicht leistungsfähig sind. Aber auch unabhängig von solchen Veranstaltungen kommt es in Renn- oder Reitställen und Gestüten zu Influenzaausbrüchen, die nicht selten auf neu aufgestallte Tiere zurückzuführen sind. Manchmal ist die Infektionsquelle allerdings nicht erkennbar. Bei derartigen „spontanen" Ausbrüchen könnten in Pferdebeständen hospitierende Vogelarten, vor allem die Sperlinge, eine Rolle als Überträger der Influenzaviren spielen (s. u. „Epidemiologie"). Leider hat man dieser Möglichkeit bisher kaum Beachtung geschenkt, obwohl sich damit ein schönes Dissertationsthema anbieten würde.

Woher kommt der Begriff „Influenza"? Er wurde zuerst in italienischen Berichten aus dem 14. und 15. Jahrhundert (di Camugliano, 1933, zit. n. Stuart-Harris and Schild, 1976) für eine seuchenhaft verlaufende Atemwegsinfektion des Menschen benutzt. In einer Zeit, in der man noch nichts von Krankheitserregern wußte, vermutete man von außerhalb der Erde kommende Einflüsse als Ursache von Epidemien, vor allem bestimmte Konjunktionen von Planeten. Derartige extraterrestrische Einflüsse wurden als „Influenza" oder im englischen Sprachraum als „Influence" bezeichnet. Eine entsprechend der damaligen Vorstellung durch solche Einflüsse verursachte Erkrankung wurde als „Influenza" bezeichnet.

Als die ersten Viren als Erreger isoliert wurden, nannte man sie nach der von ihnen verursachten Erkrankung „Influenzaviren". Später wurde die Bezeichnung auch für entsprechende Erkrankungen bei Tieren übernommen. Aus Tieren isolierte Viren derselben Familie wurden ebenfalls als Influenzaviren bezeichnet. Später stellte man fest, daß die Influenzaviren der verschiedenen Spezies eng verwandt sind.

Die Ära der Influenzavirologie begann im Jahre 1930 mit der ersten Isolierung eines Influenzavirus aus dem Schwein durch Shope (1931). Es handelte sich dabei um einen Vertreter jenes Subtyps H1N1, der beim Menschen im Jahre 1918/1919 die größte Influenzapandemie der neueren Geschichte mit möglicherweise mehr als 50 Millionen Toten ausgelöst und zur gleichen Zeit bei Schweinen große Influenza-Epizootien verursacht hatte. Trotz der relativ frühen Erstisolierung eines Influenzavirus und der langen Verfügbarkeit von Impfstoffen ist es weder beim Menschen noch bei Schwein oder Pferd gelungen, die epidemiologische Bedeutung der Influenza zu verringern. Obwohl die Influenza durch Impfung verhindert werden kann, muß sie heute noch zu den unausrottbaren Infektionskrankheiten gerechnet werden. Wie später ausführlicher beschrieben wird, ist die wichtigste Ursache für die Erfolglosigkeit bei der Bekämpfung der Influenza in der bei anderen Viren nicht bekannten hohen Variabilität zu sehen, mit der die Viren die durch natürliche Infektion oder Schutzimpfung aufgebaute Immunität umgehen. In der Humanmedizin zwingt die häufige Entstehung neuer Varianten und Subtypen zu enormen nationalen und internationalen Anstrengungen für die Überwachung der Influenza und zur regelmäßigen Neuformulierung der Impfstoffe. Für die Influenza der Pferde gibt es keine vergleichbare Überwachung. Auch fehlen internationale Übereinkünfte zur regelmäßigen Neuformulierung der Impfstoffe bzw. zu deren Anpassung an die Variation der aktuellen Subtypen.

Normalerweise wird die Influenza des Pferdes nur klinisch oder überhaupt nicht diagnostiziert, der Husten wird häufig übersehen und erst bei bakteriellen Sekundärinfektionen wird gehandelt. Sehr selten werden die klinischen Verdachtsdiagnosen durch Laboratoriumsuntersuchungen bestätigt. Da die Influenza aus verschiedenen Gründen von dem klassischen Bild abweichen kann, wird sie allein aufgrund der klinischen Befunde nicht sicher erkannt. Laboratoriumsuntersuchungen zur Sicherung der Diagnose werden dennoch nur äußerst selten veranlaßt. Aus diesem Grund gibt es in Deutschland zu wenige verwertbare Daten über die Verbreitung der Pferdeinfluenza.

Obwohl seit über 30 Jahren Impfstoffe gegen Pferdeinfluenza zur Verfügung stehen, ist es bisher nicht gelungen, die epidemiologische Bedeutung der Influenza zu verringern oder sie gar auszurotten (Wilson, 1993). Wie später ausgeführt wird, kann mit einer Ausrottung der Influenza vor allem auch deshalb nicht gerechnet werden, weil es so viele unkontrollierbare Virusreservoire in verschiedenen Tierarten, besonders in migrierenden Wildvögeln, gibt. Man gewinnt eher den Eindruck, daß die Morbidität der Pferdeinfluenza trotz aller Bekämpfungsmaßnahmen nicht wesentlich verändert wurde. Da zumindest Turnierpferde dank entsprechender Vorschriften zu einem hohen Prozentsatz gegen Influenza geimpft und geschützt sein sollten, bestehen bei Tierärzten, Trainern und Besitzern angesichts dennoch auftretender Erkrankungen Zweifel an der Wirksamkeit der Influenzaschutzimpfung. Diese Zweifel sind zur Zeit nicht ganz unberechtigt. Man muß sich jedoch hüten, daraus die falschen Schlüsse zu ziehen. Wie später gezeigt wird, ist die mangelnde Wirksamkeit der Impfstoffe nicht den Impfstoffen selbst anzulasten, sondern einer falschen Politik der Impfstoff-Formulierung, die auf mangelnden Kenntnissen über die Pferdeinfluenza bei Verbänden, Impfstoffherstellern, Zulassungsbehörde und der Tierärzteschaft beruht.

Im Vorwort seines Buches „Der Tierarzt im Hause" von 1903 schreibt A. Schmidt: „Wie die praktische Erfahrung jeden Tierarzt fast täglich lehrt, gehen viele zum Teil recht wertvolle Tiere zugrunde, weil deren Besitzer oder Wärter krankhafte Erscheinungen an denselben entweder nicht zu rechter Zeit zu erkennen vermag oder weil ärztliche Hilfe nicht schnell genug herbeizuschaffen ist." Eine wichtige Voraussetzung für eine erfolgreiche Bekämpfung der Pferdeinfluenza ist ein guter Kenntnisstand bei denen, die mit der Influenza konfrontiert werden. Daher muß die Aufklärung der Tierärzteschaft und Tierbesitzer ein Bestandteil der Bekämpfungsmaßnahmen sein. Dabei geht es vor allem um die Schaffung einer soliden Basis für sachgerechtes Handeln. Dies ist ohne Kenntnisse auf dem Gebiet der Virologie, Immunologie, Epidemiologie und Prophylaxe der Pferdeinfluenza nicht möglich. Zahlreiche Fortbildungsvorträge des Autors haben gezeigt, daß bei Tierärzten ein erheblicher Informationsbedarf besteht. Leider reicht die gewöhnlich knapp bemessene Vortragszeit nie für eine grundlegende Behandlung des Themas aus. Die

Tierärzte benötigen zudem ein Nachschlagewerk, auf das sie bei Bedarf zurückgreifen können. Diesem Ziel soll die hiermit vorgelegte Zusammenfassung des heutigen Wissens dienen, wobei nicht auf detaillierte Darstellung des wissenschaftlichen Grundlagenwissens, sondern auf die Vermittlung praktisch nutzbarer Informationen Wert gelegt wurde.

2 Virologie

2.1 Typen und Subtypen

Die Influenzaviren gehören in die große Gruppe der RNS-Viren. Sie bilden eine eigene Familie mit der Bezeichnung „Orthomyxoviridae". Dieser Begriff setzt sich aus den griechischen Wörtern orthos für gerade, richtig und myxos für Schleim zusammen. Orthomyxoviren sind deshalb die „echten" Myxoviren, die die Schleimhaut besiedeln. Man unterscheidet die drei Typen A, B und C. Während die Influenza-A-Viren nach Webster (1999) ursprünglich Krankheitserreger der wildlebenden Wasservögel waren, spielen sie heute sowohl bei Tieren als auch beim Menschen als Krankheitserreger eine Rolle. Dagegen kommen die Influenza-B- und -C-Viren nur beim Menschen vor. Der Typ A ist nach den antigenetischen Eigenschaften der Oberflächenantigene Hämagglutinin und Neuraminidase in Subtypen unterteilt, die nicht miteinander kreuzreagieren. In ihren internen Antigenen sind sie jedoch eng verwandt. Derzeit gibt es 15 Subtypen des Hämagglutinins und 9 Subtypen der Neuraminidase.

Beim Pferd sind gegenwärtig zwei Subtypen bekannt, die als A/Equi 1 und A/Equi 2 bezeichnet werden (s. Tab. 1). Dies bedeutet jedoch nicht, daß nicht eines Tages ein bisher unbekannter Subtyp bei Pferden Influenza auslösen könnte.

Influenzaähnliche Erkrankungen wurden beim Menschen über eine lange geschichtliche Periode beschrieben. Schon Hippokrates berichtete im Jahre 412 vor Christus (zit. n. Beveridge, 1977) über influenzaähnliche Erkrankungen beim Menschen. Auch die Influenza der Pferde kann als eine alte Seuche angesehen werden. Erste Erwähnungen stammen aus dem 14. Jahrhundert. Dennoch konnte erst im Jahre 1956 in der damaligen ČSSR das erste Pferdeinfluenzavirus isoliert werden (Sovinova et al., 1958). Im Jahre 1963 folgte in den USA die Isolierung eines weiteren Influenzavirus aus Pferden, das in seinen Oberflächenantigenen mit dem ersten im Jahre 1956 isolierten Stamm nicht verwandt war (Waddell et

Tab. 1. Bisher bekannte Subtypen der Pferdeinfluenzaviren

HA-Subtyp	NA-Subtyp	Prototypstamm
H7	N7	A/Equi 1/Prague/1/56
H3	N8	A/Equi 2/Miami/1/63

al., 1963). Die beiden Virusstämme werden heute als Repräsentanten zweier verschiedener Subtypen angesehen, die als A/Equi 1 und A/Equi 2 bezeichnet werden. Die beiden Stämme erhielten die Bezeichnungen A/Equi 1/Prague/1/56 und A/Equi 2/Miami/1/63. Es ist nicht klar, ob die beiden Subtypen von Anfang an parallel zirkulierten und nur zufällig zu unterschiedlichen Zeiten erstmals isoliert wurden oder ob der zweite Subtyp erst später aus einem Vogelreservoir hinzugekommen oder durch Rekombination entstanden ist. Ein dem Subtyp A/Equi 2 (H3N8) eng verwandtes oder sehr ähnliches Virus war vermutlich die Ursache der 1898/1899 beim Menschen aufgetretenen Pandemie. Es ist daher nicht auszuschließen, daß Viren des Subtyps H3N8 auch schon vor der ersten Isolierung im Jahre 1963 bei Pferden eine Rolle gespielt haben könnten. Dafür spricht vor allem, daß ungefähr zur selben Zeit bei Pferden eine Influenza-Epizootie beschrieben wurde.

Seit den ersten Isolierungen 1956 und 1963 werden in Europa, Nord- und Südamerika, Asien und Afrika in rascher Folge Influenza-Epizootien bei Pferden beobachtet, für die zunächst im Wechsel einer der beiden Subtypen verantwortlich war. Seit Mitte der achtziger Jahre werden nur noch Equi-2-Epidemien beschrieben. In Berlin wurde 1973 die letzte A/Equi-1-Epizootie beschrieben.

2.2 Nomenklatur der Influenzaviren

In der veterinärmedizinischen Literatur, in den Beipackzetteln für Impfstoffe, in epidemiologischen Mitteilungen und anderen Verlautbarungen werden Bezeichnungen für die Influenzaviren benutzt, die für Nichtvirologen nicht ohne weiteres verständlich sind und daher nachfolgend kurz erläutert werden sollen. Für den Virologen und Epidemiologen enthalten sie wichtige Informationen über Herkunft und Art des angesprochenen Virus.

Nach internationaler Übereinkunft erhalten Isolate von Influenzaviren Bezeichnungen, die folgende Informationen enthalten:
- den Typ des Influenzavirus (bei Tieren nur A, beim Menschen A, B und C)
- bei Tieren die Spezies und den Subtyp des Influenzavirus, z. B. Equi 1 (bei humanen Influenzaviren wird die Spezies nicht angegeben)
- den Fundort des Virus, z. B. Miami oder Berlin
- die laufende Nummer des Isolats
- das Jahr der Isolierung
- die Formel der Oberflächenantigene (H = Hämagglutinin; N = Neuraminidase), z. B. H3N8

Ein in Berlin im Jahre 1989 isoliertes Pferdeinfluenzavirus des Subtyps A/Equi 2 hat demnach die folgende Bezeichnung erhalten:
A/Equi 2/Berlin/1/89 (H3N8),
wenn es das erste Isolat des Jahres war.

Tab. 2. Subtypen der Influenza-A-Viren

Hämagglutinin		Neuraminidase	
Nomenklatur ab 1980	Alte Nomenklatur	Nomenklatur ab 1980	Alte Nomenklatur
H1	H0, H1, Hsw1	N1	N1
H2	H2	N2	N2
H3	H3, Heq2, Hav7	N3	Nav2, Nav3
H4	Hav4	N4	Nav4
H5	Hav5	N5	Nav5
H6	Hav6	N6	Nav1
H7	Heq1, Hav1	N7	Neq1
H8	Hav8	N8	Neq2
H9	Hav9	N9	Nav6
H10	Hav2		
H11	Hav3		
H12	Hav10		
H13*			
H14*			
H15*			

*Erst nach der Erarbeitung der neuen Nomenklatur (nach 1980) entdeckt

Die Weltgesundheitsorganisation (WHO) hat zusammen mit Influenzaexperten ein System der Nomenklatur aller Influenza-A-Viren geschaffen, nach dem die bisher bekannten H- und N-Subtypen leicht eingeordnet werden können (Tab. 2). Nach der alten, bis 1979 geltenden Nomenklatur wurde beim Kürzel für die Hämagglutinin- und Neuraminidase-Subtypen mit Ausnahme der Influenzaviren des Menschen die Spezies angegeben, bei denen sie nachgewiesen wurden, z. B. Hsw1 für das Schweineinfluenzavirus oder Hav7 für ein aviäres Influenzavirus. Die neue Nomenklatur hat das System vereinfacht und vor allem der Verwandtschaft von H- und N-Subtypen bei verschiedenen Spezies Rechnung getragen. Aus ihr wird auch deutlicher, daß bestimmte Subtypen in ihrem Auftreten nicht auf bestimmte Spezies beschränkt sind. Danach gibt es beispielsweise den Subtyp H1 der neuen Nomenklatur sowohl beim Menschen als auch beim Schwein oder den Subtyp H3 bei Mensch, Pferd und Vogel, H7 bei Pferd und Vogel (Tab. 2). Es wäre nicht verwunderlich, wenn eines Tages beim Menschen ein Subtyp H7 oder H4 auftreten würde. Es wäre auch keine Überraschung, wenn beim Pferd eines Tages ein weiterer Subtyp mit einem H5 oder H9 Erkrankungen verursachen würde. Ähnlich verhält es sich bei den Neuraminindase-Subtypen. Wichtig für das Verständnis der Nomenklatur ist auch, daß bei Mensch und Tier verschiedene Kombinationen der Hämagglutinin- und Neuraminidase-Subtypen vorkommen. Beispiele hierfür sind der beim Menschen 1957 aufgetretene Subtyp H2N2, der 1968 durch den Subtyp H3N2 abgelöst wurde sowie der bei Vögeln aufgetretene Subtyp H5N1, der 1997 unerwartet beim Menschen Erkrankungen und Todesfälle auslöste.

Da man seit 1980 für Hämagglutinin und Neuraminidase auf die Nennung der Tierart verzichtet hat, bei der die Subtypen vorkommen, fällt es leichter, die Verwandtschaft der bei verschiedenen Tierarten umlaufenden Subtypen zu erkennen und neue Isolate einzuordnen. Die neue Nomenklatur macht stärker als früher deutlich, wie groß das Reservoir der Influenza-A-Subtypen ist, die für Mensch oder Tier als Krankheitserreger in Frage kommen können.

Wenn man die Aufstellung der bisher bei Tier und Mensch bekannt gewordenen Subtypen der Influenza-A-Viren betrachtet, fällt auf, daß die beiden Subtypen der Pferde keine isolierten Existenzen sind, sondern sowohl im Hämagglutinin als auch in der Neuraminidase aufgrund von Kreuzreaktionen in Gruppen verwandter Viren gehören, die bei anderen Spezies vorkommen. So ist das Hämagglutinin des Subtyps A/Equi 1 (H7) mit einem Hämagglutinin verwandt, das bei Vögeln zu finden ist, das Hämagglutinin des Subtyps A/Equi 2 (H3) ist mit Hämagglutininen der Vögel und des Menschen verwandt. Es wird angenommen, daß der Urheber der Pandemie der Influenza A beim Menschen im Jahre 1898 eng mit dem Pferdeinfluenzavirus A/Equi 2 (H3N8) verwandt gewesen ist.

2.3 Aufbau der Influenzaviren

Die Influenzaviren sind überwiegend runde oder ovale umhüllte RNS-Viren mit einem Durchmesser von 75–120 nm. Im Elektronenmikroskop (Abb. 1) fallen an ihrer Oberfläche spikeartige Gebilde auf, die das ganze Partikel wie einen Stechapfel bedecken. In beschädigten Partikeln, in die Kontrastmittel eindringen konnte, erkennt man das schraubenartig aufgedrehte Genom. Die Viruspartikel können sich im Elektronenmikroskop mehr rundlich, länglich oval oder bohnenförmig oder gar filamentös dar-

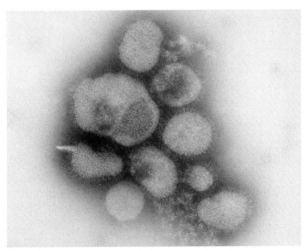

Abb. 1. Elektronenmikroskopische Darstellung von Influenzaviren.
Vergr. 212 500 x (Dr. Muhsin Özel, Robert-Koch-Institut)

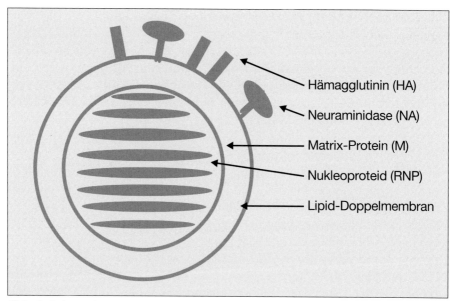

Abb. 2. Schematischer Aufbau der Influenzaviren

stellen. Diese Pleomorphie ist in erster Linie als Kunstprodukt anzusehen. Sie wird auf die Präparation der Partikel für das Elektronenmikroskop zurückgeführt. Es gibt jedoch eine gewisse Neigung bestimmter Stämme, eher bohnenförmige oder eher rundliche Formen zu bilden.

Die komplizierte Struktur der Influenzaviren ist am besten an der obenstehenden Modellzeichnung (Abb. 2) zu erläutern. Von außen nach innen erkennt man die Oberflächenantigene Hämagglutinin (HA) und Neuraminidase (NA), die im elektronenmikroskopischen Bild als Spikes imponieren. Sie sind mit ihren hydrophoben Enden in einer Lipiddoppelmembran verankert, während ihre hydrophilen Enden in die Außenwelt gerichtet sind. Unter der Lipidschicht befindet sich ein weiteres Protein, das Matrixprotein. Dieses gibt dem Viruspartikel die Form. Im Innern des Virus befinden sich die acht Gensegmente, die vom sogenannten Nukleoprotein umhüllt sind. Im folgenden wird auf die einzelnen Bestandteile der Influenzaviren näher eingegangen.

Das **RNS-Genom** der Influenzaviren liegt in negativer Leserichtung vor. Im Gegensatz zu allen anderen bekannten Viren besitzen die Influenzaviren ein Genom, das nicht aus einem zusammenhängenden Faden besteht, sondern in acht locker miteinander verbundenen Segmenten vorliegt. Jedes Segment ist ein Gen und kodiert für eines der Virusproteine. Diese Besonderheit ist eine der Ursachen für die hohe Variabilität der Influenzaviren und damit für die vielfältigen Probleme bei der Bekämpfung der Influenza. In Zellen, die mit zwei verschiedenen Influenzaviren infiziert sind, kann es zu einer „falschen" Neukombination der Gensegmente in den neuen Viruspartikeln kommen. Dieser Austausch von gene-

Tab. 3. RNS-Segmente der Influenzaviren und ihre Produkte

RNS-Segment	Genprodukt	Funktion(en)
1	PB2	Polymerase, Teil des in die Replikation und die
2	PB1	RNS-Transkription einbezogenen Polymerase-
3	PA	Komplexes
4	HA	Hämagglutinin, Anheftung des Virions an spezifische Rezeptoren der Zellmembran, Membranfusion
5	NP	Nukleoprotein, Hauptkomponente des Ribonukleoprotein-Komplexes (RNP) in Virionen und infizierten Zellen
6	NA	Neuraminidase, rezeptorzerstörendes Enzym, Freisetzung neugebildeter Virionen
7	M1 M2	Membran-Matrix-Protein Transmembranprotein
8	NS1 NS2	Nichtstrukturprotein, Funktion unbekannt Nichtstrukturprotein, Funktion unbekannt

tischem Material der beiden „Elternviren" kann zur Entstehung völlig neuer Viren mit unterschiedlichen Kombinationen der antigenen Eigenschaften ihrer „Elternviren" führen. Sie unterscheiden sich in ihrer Antigenstruktur von allen vorher bekannten Viren, werden als neue Subtypen bezeichnet und können beim Menschen Ursache für weltumspannende Pandemien sein.

Jedes der Gensegmente kodiert für ein virusspezifisches Antigen (s. Tab. 3). An der Oberfläche des Virus sind dies die beiden Glykoproteine Hämagglutinin und Neuraminidase. Unter der Lipiddoppelmembran befindet sich das formgebende Matrix- oder Membranprotein (M). Im Inneren des Partikels liegt das Genom, eine Einzelstrang-RNS, die in einem Komplex mit dem Nukleoprotein und der RNS-abhängigen RNS-Polymerase vorliegt. Dieser Komplex aus Nukleinsäure, Polymerase und Nukleoprotein wird als Nukleokapsid oder Nukleoproteid (NP) bezeichnet.

2.3.1 Hämagglutinin (HA)

Das Hämagglutinin macht 25 % des gesamten Proteingehalts eines Influenzaviruspartikels aus. Das HA liegt als homotrimeres Molekül vor und hat ein Molekulargewicht von 228 kd. Die identischen Monomere sind durch Disulfidbrücken verbunden. Jedes Monomer besteht aus zwei Untereinheiten, dem HA1 und HA2. Bei der Virusvermehrung entsteht zunächst ein Vorläufermolekül (HA0), das bei der Reifung proteolytisch in die beiden Untereinheiten gespalten wird. Diese sind durch Disulfidbrücken miteinander verbunden. Das HA besitzt einen globularen Kopf, der nur aus dem HA1 besteht und auf einer 75 Å langen fibrösen alphahelikalen Stammdomäne ruht, die vorwiegend aus HA2 besteht. Diese

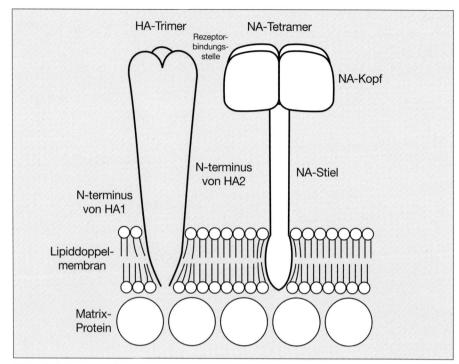

Abb. 3. Schematischer Aufbau eines Hämagglutinin- und Neuraminidase-Moleküls

distale Kopfdomäne enthält alle wichtigen antigenetischen Epitope sowie die Rezeptorbindungsstelle. An dieser Stelle erfolgen die als Variation bezeichneten antigenetischen Veränderungen durch Austausch einer oder mehrerer Aminosäuren, auf die später eingegangen wird.

Abbildung 3 zeigt nebeneinander je ein Trimer des HA und ein Tetramer des NA, die mit ihren Stielen in der Lipiddoppelmembran verankert sind.

Die proteolytische Spaltung des HA0 in HA1 und HA2 ist Voraussetzung für die Fähigkeit der neugebildeten Influenzaviren, Wirtszellen zu infizieren. Influenzaviren mit ungespaltenem HA0 sind nicht infektiös, da sie nicht mit den Rezeptoren an der Wirtszellmembran reagieren können. Bei der Anzüchtung von Influenzaviren in Kulturen von MDCK-Zellen (Madin Darby Canine Kidney) muß dem Kulturmedium Trypsin als proteolytisches Enzym zugefügt werden, um die Spaltung des HA0 in HA1 und HA2 zu gewährleisten (s. a. unter „Diagnostik").

Für die Infektion einer Zelle im Organismus und in Zellkultur ist das Hämagglutinin der wichtigste Bestandteil des Viruspartikels. Es ist für seine Bindung an die Rezeptoren der Zellmembran verantwortlich, ohne die eine Infektion nicht stattfinden könnte. Diese Rezeptoren an der Wirtszellmembran sind terminale Sialinsäurereste an Membranglykoproteinen und -glykolipiden. Die für die Bindung an die Rezeptoren verantwortliche Region des Hämagglutinins ist eine Tasche von hochkonservierten Resten am distalen Ende des Trimers, die deshalb auch als Rezeptorbindungsstelle bezeichnet wird. Angesichts der Affinität des Hämagglutinins für sialinsäurehaltige Strukturen und der weiten Verbreitung von Sialinsäuren in der Natur ist es nicht verwunderlich, daß Hämagglutinin an fast alle Körperzellen binden kann, selbst wenn es in der Natur bei den Säugern weitgehend auf die Epithelzellen des Atemtraktes, bei den Vögeln des Verdauungstraktes und vor allem der Kloake spezialisiert ist. So ist zu erklären, daß Hämagglutinin besitzende Viren auch an Erythrozyten binden und diese dabei verklumpen. Dieser als Hämagglutination bezeichnete Vorgang hat dem Hämagglutinin seinen Namen gegeben und ist die Grundlage wichtiger diagnostischer Verfahren. Die Agglutination von Erythrozyten durch Influenzaviren wurde zuerst im Jahre 1941 von Hirst beschrieben.

Die Affinität der rezeptorbindenden Region des HA für Sialinsäuren ist auch dafür verantwortlich, daß es mit Sialinsäuren anderer Herkunft reagiert, die unabhängig von Viruspartikeln oder Zellmembranen vorliegen. Das sind aus der Sicht des Virus irrtümliche Bindungen, die das Virus daran hindern, seine eigentliche Aufgabe, die Infektion einer Zelle, zu erfüllen und für seine Vermehrung zu sorgen. Derartige Sialinsäuren findet man in Serum, Urin und Sekreten. Hat das Hämagglutinin bereits mit Sialinsäuren in Serum reagiert, kann es nicht mehr an Erythrozyten binden und eine Hämagglutination verursachen. Man bezeichnet diese Sialinsäuren daher auch als unspezifische Inhibitoren, auf die bei der Besprechung serodiagnostischer Verfahren noch eingegangen wird. Sialinsäure enthaltende Strukturen sind auch Teil der unspezifischen Abwehr von Infektionen der Atemwege. Sie befinden sich im Schleim, der auf den Epithelien der Atemwege liegt.

Mit Hilfe von Detergenzien (z. B. NP40 und CTAB) oder Proteasen (z. B. Bromelin) können die Hämagglutinin-Moleküle aus der Virusmembran ausgelöst werden. Nach Entfernung der Detergenzien oder Proteasen aggregieren die freien Hämagglutininmoleküle, indem sie sich mit ihren hydrophoben Enden aneinanderlagern und sternförmige Gebilde formen. In ähnlicher Weise können Neuraminidasemoleküle vom Viruspartikel gelöst werden. Impfstoffe, die als einzige Virusbestandteile auf diese Weise freigesetzte Oberflächenantigene enthalten, werden als Subunitimpfstoffe bezeichnet. Antikörper gegen das Hämagglutinin neutralisieren die Infektiosität der Influenzaviren, weil sie das Virus daran hindern, mittels Hämagglutinin an die Rezeptoren der Zelle zu binden.

2.3.2 Neuraminidase (NA)

Die Neuraminidase besteht aus vier identischen Subunits, die jeweils als Dimere durch Disulphidbrücken verbunden sind. Sie wird daher als homotetrameres Molekül bezeichnet. Ihr Molekulargewicht beträgt 240 kd. Sie ist ein Enzym, das Sialin- oder Neuraminsäure spaltet und damit sialinsäurehaltige Rezeptoren zerstören kann. Diese neuraminsäure-(oder sialinsäure-)haltigen Rezeptoren an der Zelloberfläche sind die natürlichen Substrate der Neuraminidase. Morphologisch ist die Neuraminidase ein pilzförmiges Gebilde, das mit seinem Stiel in der Lipidmembran verankert ist (Abb. 3). Die Enzymaktivität hat ihren Sitz im Kopf des Pilzes. Diese Region ist hoch konserviert und bei allen bekannten Influenza-A- und -B-Viren identisch. Variationen der Neuraminidase finden an anderen Stellen der Moleküle, nicht aber in der enzymatisch aktiven Region statt. Die Verteilung der NA auf der Virushülle ist ungleichmäßig. Das Neuraminidasemolekül kann ähnlich wie das Hämagglutinin aus der Lipidmembran herausgelöst werden. Nach Entfernung des Detergens aggregieren die NA-Moleküle unter Bildung von Rosetten. NA-Moleküle sind der zweite Bestandteil von sogenannten Subunitimpfstoffen.

Diese rezeptorzerstörende Komponente auf dem Viruspartikel hat mehrere wichtige Funktionen bei Infektion und Virusvermehrung. Am wichtigsten ist, daß sie für die Freisetzung neugebildeter Viruspartikel von der Zellmembran verantwortlich ist. Durch Blockade dieser Funktion, z. B. durch Antikörper gegen die Neuraminidase oder durch die neuen Neuraminidasehemmer, wird die Virusfreisetzung so stark behindert, daß die Ausbreitung der Infektion im Organismus behindert und dadurch die Erkrankung gemildert und verkürzt oder bei prophylaktischer Anwendung sogar ganz verhindert werden kann (s. u. „Chemotherapie"). Nach neueren Untersuchungen von Goto and Kawaoka (1998) könnte die Neuraminidase noch eine weitere wichtige Funktion besitzen. Sie fanden heraus, daß die Neuraminidase von Nachkommen des humanen Pandemievirus von 1918 die für die Infektiosität des Virus erforderliche proteolytische Spaltung des Hämagglutinins durch Sequestrierung des Plasminogens verstärkt. Dies könnte die ungewöhnlich hohe Virulenz und Pathogenität des Pandemievirus von 1918 erklären. Weiterhin kann die Neuraminidase das Virus von Mukopolysacchariden und Zelltrümmern im oberen Respirationstrakt befreien, an die es sich bei Eindringen in den Respirationstrakt „irrtümlich" gebunden hat. Diese Bindung würde ohne diese Funktion der Neuraminidase das Virus daran hindern, eine infektionsfähige Zelle zu erreichen. Durch seine Neuraminidase kann es sich aus dieser falschen und aus der Sicht des Virus gesehen unproduktiven Bindung befreien und eine lebende Zelle infizieren. Die Neuraminidase inaktiviert ferner im Respirationstrakt befindliche Muzine, die die Aktivität des Hämagglutinins hemmen. Sie unterstützt auch dadurch den Infektionsprozeß und die Annäherung der Viruspartikel an die Schleimhautzellen. Trotz der Variation (Drift) der Neuraminidase sind die Aminosäuresequenzen der Region der Enzymaktivität konserviert. Besonders die 11 Schlüsselaminosäuren, die die Tasche der Enzymaktivität umgeben und direkt mit dem Substrat reagieren (Sialinsäure), sind hoch konserviert (Colman, 1998).

Als Übersichtsarbeit zu Struktur und Funktion der Neuraminidase wird Colman (1998) empfohlen.

2.3.3 Matrixprotein (M)

Das Matrixprotein ist kein einheitliches Protein, sondern es besteht aus zwei Proteinen mit unterschiedlichen Funktionen, dem M1 und dem M2. Das M1 bildet den inneren Anteil der Hülle des Virus und vermittelt die Struktur des Viruspartikels. Es ist das häufigste Protein im Viruspartikel. In infizierten Zellen findet man es sowohl im Zytoplasma als auch im Zellkern. Das M1-Protein spielt vermutlich auch eine Rolle als Initiator des Zusammenbaus neuproduzierter Virusbestandteile zu neuen Viruspartikeln, der als Assembly bezeichnet wird.

Das M2-Protein kommt in hohen Konzentrationen als Membranprotein vor allem auf der Virusoberfläche neben HA und NA vor. Tetramere des M2 bilden die sogenannten Ionenkanäle. Es wird angenommen, daß es eine Rolle als Protonenpumpe spielt, wobei es während der HA-Synthese den pH-Wert im Golgi-Apparat kontrolliert. Seine wichtigste Funktion könnte die Vermittlung der Konformationsänderung des Hämagglutinins sein, unter der man eine Säuerung des endosomalen Apparates auf einen bestimmten pH-Wert (zwischen 5,0 und 6,0 je nach Virusstamm) und eine Überführung des Hämagglutinins in die saure Form versteht. Diese ist eine Vorbedingung für die Fusionsaktivität des Hämagglutinins mit endosomalen Membranen im Zytoplasma der infizierten Zelle. Ohne sie ist ein Fortgang des Infektionsprozesses nicht möglich. Außerdem ist das M2-Protein beteiligt am sogenannten Uncoating des Viruspartikels, der Freisetzung des Ribonukleoproteinkomplexes von der Virushülle, ohne die dieser nicht in den Zellkern gelangen könnte. Diese Funktion des M2-Proteins als Protonenkanal scheint der wichtigste Angriffspunkt für die antivirale Wirkung von Amantadin und Rimantadin zu sein. Entsprechend spielt das M2-Protein eine Rolle in der Resistenz von Influenzaviren gegen Amantadin und Rimantadin (s. „Chemotherapie").

Während die Oberflächenantigene stamm- und subtypspezifisch sind, ist das Matrixprotein typspezifisch. Seine immunologische Rolle ist unklar, es könnte wie das NP eine Bedeutung bei der Induktion der zellulären Immunreaktion haben (s. dort). Das M2-Protein ist hoch konserviert, d. h., es unterliegt kaum Variationen. Da es an der Oberfläche des Virus exprimiert ist, könnte über seine Bindung mit entsprechenden Antikörpern eine Neutralisation des Virus erreicht werden. In diese Richtung zielen Experimente, das M2-Protein als Antigen für Influenzaimpfstoffe zu benutzen.

2.3.4 Nukleokapsid

Die acht Segmente des Nukleokapsids bestehen aus dem Nukleoprotein und den drei in der Tabelle 2 genannten Polymerasen PB1, PB2 und PA sowie der Nukleinsäure, dem Genom. Diese Ribonukleoproteinkomplexe (RNP) stellen sich im Elektronenmikroskop als zopfartig gedrehte Stränge mit einer ösenartigen Schlinge an ihrem Ende dar. Sie vermitteln die für die Influenzaviren charakteristische helikale Symmetrie des Kapsids. Das Nukleoprotein liegt in ovalen Untereinheiten vor, die auf der RNS sitzen und als Kapsomeren bezeichnet werden.

Die acht einzelsträngigen RNS-Segmente haben eine negative Leserichtung. Im Zuge der Vermehrung der Influenzaviren müssen komplementäre positive Stränge synthetisiert werden, bevor Transkription und Replikation erfolgen können.

Hatte man früher angenommen, daß das Nukleoproteingen der Influenza-A-Viren weitgehend konserviert, d. h. unverändert und bei verschiedenen Spezies eng verwandt sei, so zeigen Untersuchungen von Gorman et al. (1990), daß die Nukleoproteingene doch eine gewisse Variabilität besitzen und sich in 5 wirtsspezifischen Linien entwickelt haben, darunter die alte Linie des ersten Pferdeinfluenzavirus (A/Equi 1/Prague/56), die „neuere" Linie der Pferdeinfluenzaviren (A/Equi 2/Miami/1/63), die klassische Linie der Schweineinfluenzaviren (H1N1), die humane Linie, die H13-Viren der Möwen und die aviären Stämme. Die humane Linie zeigte die höchste Rate von Nukleotidaustausch mit 2,54 Ereignissen pro Jahr, es folgten die Vogelinfluenzaviren der alten Welt mit 2,17 Ereignissen. Dagegen war der Nukleotidaustausch bei Pferdeinfluenzaviren mit 1,22 Ereignissen pro Jahr relativ selten. Es gibt jedoch deutliche serologische Kreuzreaktionen zwischen den NP-Antigenen der verschiedenen Influenza-A-Viren.

Aufgabe des Nukleoproteins ist in erster Linie die Umhüllung der RNS zu deren Schutz vor Nukleasen. Da die RNS nicht vollständig vom RNP umschlossen wird, sind die Influenzaviren im Gegensatz zu den Parainfluenzaviren dennoch empfindlich gegen RNAs, RNS spaltende Enzyme. Dies erklärt die Schwierigkeiten bei der Anzüchtung von Influenzaviren aus Autopsiematerial und aus unsachgemäß gelagerten Schleimproben, besonders bei starker bakterieller Kontamination. Weiterhin besitzt das NP eine Affinität zum Matrixprotein. Im Prozeß der Virusreifung wird dadurch die Anheftung des RNP-Komplexes an die Stellen unter der Zellmembran vermittelt, an denen die Bildung der Virushülle durch Einlagerung von Hüllproteinen in die Lipidschicht der Zellmembran und die Unterlegung des Matrixproteins unter die Lipidschicht erfolgt ist (Abb. 4).

Das Nukleoprotein ist für die Abwehr des Organismus eines der wichtigsten Antigene des Virus. Es wird von den zytotoxischen T-Lympho-

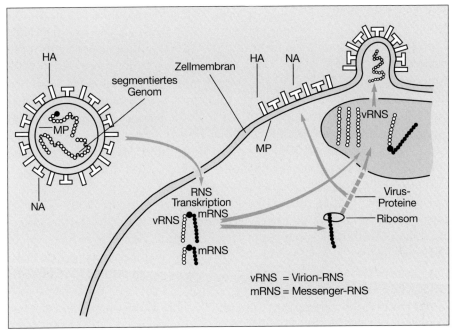

Abb. 4. Schematische Darstellung der Vermehrung von Influenzaviren

zyten erkannt und ist an deren Aktivierung beteiligt. Die Funktion der zytotoxischen T-Zellen ist eine wichtige Grundlage für den Aufbau einer zellulären Immunität und eines immunologischen Gedächtnisses gegen Influenzaviren (s. u. „Immunologie").

2.3.5 Nichtstrukturproteine

Schließlich kodiert die Virus-RNS für zwei Nichtstrukturproteine NS1 und NS2, deren Funktion unbekannt ist. Sie werden in virusinfizierten Zellen gefunden, jedoch nicht in bedeutenden Mengen in die Virionen eingebaut.

2.4 Infektion der Wirtszelle

2.4.1 Adsorption

Die Infektion der Wirtszelle mit Influenzaviren setzt eine Bindung der Partikel an die Zellmembran voraus, die als Adsorption bezeichnet wird. Sie erfolgt durch Andocken des Hämagglutinins an spezielle Rezeptoren an der Zelloberfläche. Rezeptoren sind terminale Sialinsäurereste an Membranglykoproteinen und -glykolipiden. An dieser Stelle macht sich ein grundlegender Unterschied zwischen den Influenza-A-Viren des

Pferdes, des Menschen und anderer Säugetiere einerseits und der Influenza-A-Viren der Vögel andererseits bemerkbar, die für die Interspezies-Übertragung von Bedeutung ist (s. dort): Säuger besitzen in ihren Atemwegsepithelien keine oder nur wenige Rezeptoren für aviäre Influenzaviren, während Vögel Rezeptoren für Viren beider Gruppen besitzen. Es ist deshalb schwierig, Influenza-A-Viren von Vögeln direkt auf Säuger zu übertragen. Eine Ausnahme macht das Schwein, das Rezeptoren für Viren beider Gruppen besitzt und daher eine wichtige Rolle als Verbindungsglied zwischen Vogel- und Säugerinfluenzaviren spielt. Die Bedeutung dieses Phänomens wird später diskutiert (s. „Epidemiologie").

Die für die Bindung an die Rezeptoren verantwortliche Region des HA ist eine Tasche aus hochkonservierten, d. h. nicht der Variation unterworfenen Aminosäureresten am distalen Ende des HA-Trimers (s. u. „Hämagglutinin"). Weitere Voraussetzung für die Infektion einer Zelle ist die Fusion des Virus mit der Zellmembran oder der Membran vesikulärer Strukturen (s. u.). Vorbedingung für die Fusion ist ein niedriger pH-Wert, bei dem das HA-Trimer eine irreversible Konformationsänderung erfährt.

Abbildung 5 zeigt schematisch ein Viruspartikel mit den beiden Oberflächenantigenen und dem segmentierten Genom, das Kontakt mit der Zellmembran aufnimmt, die Transkription der RNS, die Translation, den Einbau virusspezifischer Oberflächenantigene in die Zellmembran, die Unterlegung der Zellmembran an der Stelle des Einbaus der Oberflächenantigene mit dem Matrixprotein (M), den Transport der vRNS in diese Region und die Vorstülpung der mit den Oberflächenantigenen versehenen und dem Matrixprotein unterlegten ehemaligen Zellmembran, sobald die RNS hinzugetreten ist.

In der Phase der Adsorption der Influenzavirionen an zelluläre Rezeptoren kann es quasi als Panne zu einer durch die eigene Neuraminidase vermittelten Spaltung der Rezeptoren und zur Ablösung der Viren in den interzellulären Raum kommen. Ein solches Phänomen wird auch in vitro nach Bindung von Influenzaviren an Erythrozyten beobachtet und als Elution bezeichnet. Es liegt daher im Interesse der Virusfunktion, daß das Partikel so schnell wie möglich in die Zelle gelangt.

2.4.2 Eintritt in die Wirtszelle

Alle umhüllten Viren haben ein gemeinsames Problem, wenn sie an die Oberfläche der Wirtszelle gebunden sind. Besonders das große hydrophile virale Nukleokapsid muß Eingang in das Zytoplasma der Wirtszelle finden, indem es durch zwei hydrophobe Barrieren hindurchtritt, die Virusmembran und die Zellmembran. Das wird durch eine Fusion beider Membranen erreicht, die durch das Hämagglutinin vermittelt wird. Die

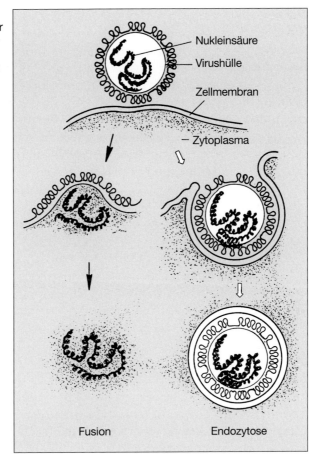

Abb. 5. Eindringen eines Virus in die Zelle entweder durch Fusion mit der Zellmembran oder durch Endozytose, schematisch (Nachdruck aus: Selb, B. „Medizinische Virusdiagnostik", mit freundlicher Genehmigung durch MPM-Fachmedien und Verlagsdienstleistungen)

Fusion kann an der Zelloberfläche erfolgen, wie bei Sendaivirus und HIV, oder an Membranen intrazellulärer Organellen, wie bei den Influenzaviren und vielen anderen umhüllten Viren, darunter den Toga-, Bunya- und Rhabdoviren. Da komplette Influenzavirionen in kleinen Zytoplasmavakuolen nachgewiesen werden konnten, kann man den Prozeß der Internalisierung des Virus als Endozytose bezeichnen. Sie ist in Abbbildung 5 (Selb, 1992) dargestellt.

Das Eindringen in die Zelle durch Endozytose und durch Fusion mit Endosomenmembranen, das sind saure prälysosomale Vakuolen im Zytoplasma, in leicht saurem Milieu bietet im Vergleich zur Fusion an der Zellmembran mehrere Vorteile: Das Virus verbirgt auf diese Weise die Spuren seines Eindringens in die Zelle, d. h., das Immunsystem kann an der Zelle in der Frühphase der Infektion nicht erkennen, daß ein Virus in die Zelle eingedrungen ist. Damit entgeht die Zelle für mehrere Stunden – bis zum Einbau neu synthetisierter Virusspikes in die Zellmembran – der Zerstörung durch Immunmechanismen. Ferner stellt das Virus durch Fusion bei niedrigem pH sicher, daß es auf eine lebensfähige, metabolisch aktive Zelle trifft, die in der Lage ist, Viren zu vermehren. Das kann für Viren von besonderem Interesse sein, die den oberen Respirationstrakt infizieren. Hier ist wegen der Affinität der Influenzaviren für sialinsäurehaltige Rezeptoren oder Verbindungen die Gefahr groß, daß sie an tote Zellen oder an saure Mukopolysaccharide binden. Die Viren wären dann nicht mehr in der Lage, lebende Zellen zu erreichen. Schließlich werden die in die Zellen aufgenommenen Virionen in die perinukleäre Region transportiert, in der zahlreiche zelluläre Mechanismen ablaufen. Diese sind für die Virusreplikation erforderlich. Im Gegensatz dazu wird bei Fusion an der Zellmembran das Kapsid in einer Region internalisiert, die weitgehend von Zellorganellen entblößt ist, oder es wird in dem unter der Zellmembran liegenden Netzwerk von Zytoskelettkomponenten gefangen. Auf diesen interessanten Mechanismus soll nachfolgend etwas näher eingegangen werden.

Abbildung 5 zeigt die vorher beschriebenen zwei verschiedenen Möglichkeiten des Eindringens von Viruspartikeln in die Wirtszelle. Man erkennt einmal die Fusion mit der Zellmembran, die für das HIV typisch ist, und andererseits die Endozytose des kompletten Viruspartikels sowie die Fusion mit Membranen saurer Endosomen, die für Influenzaviren charakteristisch ist.

Nach dem Eindringen der kompletten Influenzaviruspartikel (Internalisierung) entstehen durch Einstülpungen der Zellmembran (Endozytose) virushaltige Vakuolen. In diesen prälysosomalen Endosomen fusionieren die Viruspartikel bei einem sauren pH von ca. 5,5 mit deren Membranen. In diesem Säuerungsprozeß macht das Hämagglutinin eine Konformationsänderung durch, die erst die Fusion ermöglicht (Bullough et al., 1994; Hay, 1998). Stoffe, die den endosomalen pH erhöhen, verhindern die Fusion und damit die Infektion. Dies ist der wichtigste Ansatz für die chemotherapeutische Wirksamkeit von Amantadin und Rimantadin, die im Kapitel „Chemotherapie" beschrieben wird (Duff et al., 1994; Aoki, 1998; Lambkin and Oxford, 1998). Gleichzeitig mit der Fusion gelangen Protonen über den vom M2-Matrixprotein (s. dort) gebildeten Ionenkanal in das Virion. Dies erleichtert das sogenannte Uncoating des Virus, bei dem dieses von seiner Hülle befreit wird. Hierzu erfolgt eine Dissoziation des M1 vom RNP-Komplex. Anschließend wird das RNP in das Zytoplasma freigesetzt. Die Proteine des RNP-Komplexes, unter ihnen die viruseigenen Polymerasen, werden mit der RNS durch nukleäre Poren in den Zellkern transportiert, wo die Transkription der RNS und die Replikation stattfinden.

Erste Hinweise darauf, daß Influenzaviren zur Membranfusion fähig sind, können der Tatsache entnommen werden, daß sie eine Hämolyse und bei niedrigem pH eine Fusion von Zellen verursachen können. Die Fusion in Endosomen erfolgt sehr schnell, innerhalb von einer Minute. Sie erfordert einen für Endosomen typischen mild sauren pH und ist streng temperaturabhängig. In Experimenten von White (1992) wurde gezeigt, daß isoliertes Hämagglutinin ohne andere Virusbestandteile in der Lage ist, eine Fusion von Zellen unter Bildung von Riesenzellen zu induzieren. Diese Fusion ist nur möglich, wenn das HA zuvor proteolytisch in HA1 und HA2 gespalten worden war und die Zellen bei mild saurem pH inkubiert wurden.

2.5 Vermehrung der Influenzaviren

Der Mechanismus der Virusvermehrung ist so interessant und für das Verständnis für die Entwicklung der Krankheit ebenso wie für die Entstehung der gewaltigen Virusnachkommenschaft so wichtig, daß den praktisch tätigen Tierärzten eine ausführlichere Darstellung nicht erspart werden kann. Jedoch habe ich mich bemüht, die wichtigsten Prozesse vereinfacht darzustellen.

Die negativsträngigen Einzelsegmente der viralen RNS gelangen mit dem aufsitzenden Nukleoprotein (NP) und dem Polymerasekomplex in den Zellkern, wo die Transkription erfolgt. Während des Vermehrungsprozesses werden drei Arten von RNS gebildet, die vRNS, die als Matrize für die Produktion neuer vRNS dient, die mRNS, die zur Produktion virusspezifischer Proteine benötigt wird, und die Minusstrang-vRNS, die zum Einbau in die neugebildeten Viruspartikel bestimmt ist.

Die im Zellkern gebildete mRNS gelangt in das Zytoplasma, wo sie an den Ribosomen die Synthese der Virusproteine induziert. Die Translation der Virusproteine erfolgt entweder an freien (NS1, M1, NP, PA, PB1 und PB2) oder an membrangebundenen Ribosomen (HA, NA, M2).

Die Replikation der acht RNS-Segmente setzt die Synthese von acht komplementären Plussträngen voraus. Neusynthetisierte NP und NS1-Proteine werden wieder in den Zellkern transportiert und binden an die vRNS. Das M1-Protein dringt in den Kern ein und bindet an das gebildete Nukleokapsid. Dieses regelt die Transkription herunter und wird in Assoziation mit dem M1-Protein aus dem Kern entlassen.

Es ist wenig darüber bekannt, wie die Virionen zusammengebaut werden. Klar ist, daß die neugebildeten Glykoproteine Hämagglutinin und Neuraminidase zunächst in glatten Vesikeln zur Zellmembran transportiert werden. Während des Transports werden die HA-Moleküle glykosiliert und die HA0-Monomere zu Trimeren verbunden. Die proteolytische Spaltung des HA-Vorläufers erfolgt entweder an glatten internen Membranen oder an der Plasmamembran. Die virusspezifischen Glykoproteine werden an der äußeren Zellmembran angesammelt. Dabei werden sie wie im Viruspartikel mit ihren hydrophoben Enden in der Lipiddoppelmembran verankert, während die freien Enden wie Stacheln in die interzellulären Räume oder in das Lumen des Atemtraktes ragen. An den

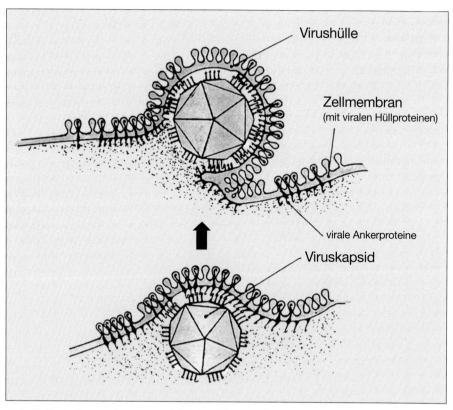

Abb. 6. Freisetzung eines neugebildeten Viruspartikels aus der Zelle durch Knospung (budding) (Nachdruck aus: Selb, B.: „Medizinische Virusdiagnostik", mit freundlicher Genehmigung durch MPM-Fachmedien und Verlagsdienstleistung)

Stellen, an denen vorher die neugebildeten Oberflächenantigene des Virus eingebaut worden waren, werden M-Proteine an der Innenseite der Zellmembran angelagert, wobei in das Zytoplasma reichende hydrophile Aminosäuresequenzen des HA2-Moleküls eine wichtige Rolle zu spielen scheinen. Die übrigen Virusbestandteile werden ebenfalls zur Zellmembran transportiert und an den Stellen konzentriert, an denen das neue Viruspartikel entstehen soll. Dies ist die Phase, in der die virusinfizierte Zelle vom Immunsystem erkannt und zerstört werden kann.

Wenn sich alle Bestandteile des Virus an der richtigen Stelle an der Zellmembran befinden, werden diese Stellen nach außen vorgestülpt. Es bilden sich an der Zellmembran Knospen, die an der Oberfläche die nach außen ragenden virusspezifischen Spikes tragen und im Innern die übrigen virusspezifischen Proteine und die RNS-Segmente enthalten. Die Knospen schnüren sich so ab, daß runde Partikel entstehen, die völlig mit der Virusmembran, der früheren Zellmembran, umhüllt sind. Bei der Freisetzung der fertigen Viruspartikel spielt die Neuraminidase des Virus eine wichtige Rolle. Sie sorgt für die Ablösung der Partikel durch Spaltung der sialinsäurehaltigen Rezeptoren (Abb. 4 und Abb. 6). Antikörper gegen die Neuraminidase oder die neuen Neuraminidasehemmer (s. u. „Chemotherapie") können diesen Prozeß hemmen.

Unklar ist, womit sichergestellt wird, daß jedes Viruspartikel den richtigen Satz von acht RNS-Segmenten erhält. Der Leser wird auch ohne weitergehende virologische Kenntnisse verstehen, wie kritisch diese Stufe der Virusvermehrung ist und wie leicht ein Vertauschen der Gensegmente eintreten kann, wenn gleichzeitig zwei verschiedene Influenza-A-Viren in derselben Zelle vermehrt werden (s. unter Reassortment).

Die vorher geschilderten Vorgänge der Virusvermehrung greifen tief in den Stoffwechsel der Zelle ein. Systeme, die sonst für die Erhaltung der Lebensfähigkeit der Zelle im weitesten Sinne benötigt werden, sind so umgesteuert, daß neue Viren produziert werden. Die Versorgung der Zelle mit hochenergetischen Nahrungsbestandteilen fällt damit aus, weil diese für die Virusproduktion benötigt werden. Das Schicksal der mit Influenzaviren (und vielen anderen Virusarten) infizierten Zellen ist deshalb in der Regel ihr Untergang. Eine Ausnahme machen nur Virusarten, die eine persistierende, latente Infektion der Zellen verursachen, wie beispielsweise die Herpesviren und die RNS-Tumorviren.

Den Mechanismus, der dem Untergang der Zellen nach Virusinfektion zugrundeliegt, bezeichnet man als Apoptose. Sie ist eine spezielle Form der Zellzerstörung und besteht im wesentlichen in einer Schrumpfung der Zellen, ihrem Zerfall in mehrere sogenannte apoptotische Körper und der Bildung hyperchromatischer Kernfragmente (Hinshaw et al., 1994). Wie man sich diesen Prozeß vorstellen kann, zeigt schematisch die Abbildung 7. In ihr werden die morphologischen Veränderungen schematisch dargestellt.

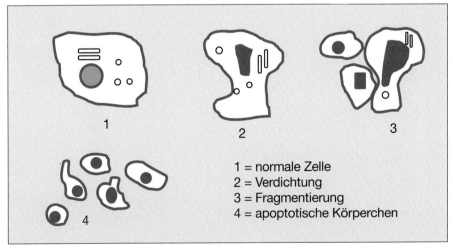

Abb. 7. Morphologische Veränderungen einer virusinfizierten Zelle beim Absterben durch Apoptose, schematisch

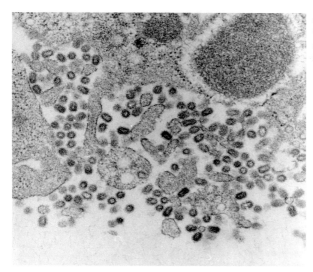

Abb. 8. Freisetzung neugebildeter Influenzaviren aus einer Zelle; Ultradünnschnitt, Vergr. 50 000 x; Dr. Muhsin Özel, Robert-Koch-Institut)

Im Prozeß der Virusvermehrung kommt es schon vor dem Zelluntergang zur Freisetzung großer Mengen neuer Viruspartikel. Die Untersuchung eines Ultradünnschnitts von virusinfizierten Zellkulturzellen im Elektronenmikroskop durch Muhsin Özel aus dem Robert-Koch-Institut zeigt die Massen neuer Influenzaviren, die aus einer Zelle hervorgehen (Abb. 8).

Der Prozeß der Virusvermehrung bewirkt den Untergang von infizierten Epithelzellen. Davon sind besonders die für die Reinigung der Schleimhäute verantwortlichen zilientragenden Zellen betroffen. Die Reinigungsfunktion und die Abwehr von Krankheitserregern sind stark beeinträchtigt. Wenn man sich dies vor Augen hält, versteht man leichter die Zusammenhänge zwischen der direkten Schädigung des infizierten Organismus durch die Virusinfektion und die Wegbereitung für sekundäre bakterielle Superinfektionen. Die Überschwemmung des Respirationstraktes mit gewaltigen Mengen neugebildeter Viren ermöglicht die Ausscheidung großer Mengen neugebildeter Viren und damit die schnelle Ausbreitung der Infektion im Bestand. Da die virusbedingte Schädigung auch die Gefäßendothelien betreffen kann, kommt es besonders bei immungeschwächten Tieren zu einer systemischen Verbreitung des Virus.

Bis die spezifische Abwehr des Immunsystems greifen kann, sind bereits wesentliche Schritte zur Schädigung des Organismus erfolgt. Wie später ausgeführt werden wird, geht es bei der primären Immunreaktion deshalb in erster Linie um die Eliminierung der fortgeschrittenen Virusinfektion und um die Verhinderung eines tödlichen Ausgangs der Infektion. Es wird auch deutlich, daß in dieser Phase jeder Eingriff durch den Tierarzt, der die Virusproduktion in einer frühen Phase behindert, dem Organismus die Auseinandersetzung mit der Infektion erleichtert. In ähnlicher Weise kann eine durch frühere Infektion oder vorhergehende Impfung erzeugte

Immunität, selbst wenn sie wegen einer geringfügigen Veränderung des Virus gegenüber dem Impfvirus nur teilweise wirksam wird, zu einer Erleichterung des Krankheitsverlaufes und einer Beschleunigung der Wiederherstellung der vollen Funktion des betroffenen Organismus beitragen (Näheres im Kapitel „Klinik").

2.6 Veränderungen der Antigenstruktur

Wenn die Influenzaviren ähnlich wie die Poliomyelitisviren genetisch und antigenetisch stabil wären, könnte die Auseinandersetzung des Organismus mit ihnen zu einer dauerhaften Immunität führen, die Bekämpfung wäre einfacher und hätte vermutlich längst zu einer weitgehenden Eliminierung aus der Population geführt. Deshalb muß man die Fähigkeit der Influenzaviren, ihre Antigenstruktur zu verändern, als die wichtigste Ursache dafür ansehen, daß die von ihnen verursachte Erkrankung immer noch ein nahezu unbeeinflußbares Gesundheitsrisiko darstellt. Diese epidemiologisch relevante Antigenvariation der Influenza-A-Viren betrifft vor allem die für die Infektion, die Virusvermehrung und für das Immunsystem wichtigen Oberflächenantigene, das Hämagglutinin und die Neuraminidase. Ihr liegen zwei verschiedene Mechanismen zugrunde, die nachfolgend beschrieben werden.

Unter den beiden Formen der Antigenveränderungen ist die **Shift** die folgenreichste. Sie kommt nur bei Influenza-A-Viren vor und betrifft bisher vor allem die Influenzaviren des Menschen, der Schweine und Vögel. Bei Pferden ist bisher keine Shift beobachtet worden. Durch Antigenshift entstehen neue Subtypen der Influenza-A-Viren, die sich schnell über die ganze Welt ausbreiten und beim Menschen Pandemien verursachen können, denn die neuen Viren sind in der Population unbekannt und können nicht von den Immunsystemen neutralisiert werden. Die Shift wird durch die schon erwähnte Besonderheit der Influenzaviren ermöglicht, daß ihr Genom in acht Segmenten vorliegt und daß eine Infektion derselben Zelle durch zwei verschiedene Influenza-A-Viren möglich ist. Der wichtige Mechanismus für die Entstehung einer Shift ist eine als Reassortment bezeichnete Neusortierung von Genen, die für die Oberflächenantigene oder andere Virusbestandteile kodieren. Obwohl bisher bei Pferden keine Shift beobachtet werden konnte, ist sie nicht völlig auszuschließen. Als ein Hinweis auf die Möglichkeit einer Shift mag die verlustreiche Influenzaepidemie bei Pferden in den Jahren 1989 bis 1990 in Hongkong gewertet werden. Deshalb wird nachfolgend auch diese Form der Variation ausführlicher besprochen. Gleichzeitig kann auf gelegentliche Betrachtungen der Influenza des Menschen im Interesse der besseren Verständlichkeit nicht verzichtet werden.

Auch die Übertragung von Viren von einer Spezies auf eine andere und das Wiederauftreten verschwunden geglaubter Subtypen können zu Pandemien führen. Die bisherigen durch serologische und virologische Untersuchungen gestützten Erfahrungen legen den Schluß nahe, daß die Zahl der beim Menschen vorkommenden Subtypen begrenzt ist. Man leitete daraus die sogenannte Recycling-Theorie ab, nach der die drei beim Menschen bekannten Subtypen (H1, H2, H3) zyklisch wieder auftreten.

Die zweite wichtige Form der Antigenvariation der Influenzaviren ist die **Drift**, die auf einer Punktmutation am HA- oder NA-Gen und einer nachfolgenden Selektion von Varianten beruht, die durch die vorgegebene Immunität nicht mehr neutralisiert werden können. Drift kommt sowohl bei Influenza-A- als auch bei Influenza-B-Viren vor.

2.6.1 Reassortment (Rekombination, Shift)

Reassortments treten infolge der segmentierten Natur des Genoms der Influenza-A-Viren in vivo und in vitro auf. Die simultane Infektion einer Wirtszelle mit zwei verschiedenen Influenzaviren kann im Vermehrungsprozeß zu einer „falschen" Kombination der neuproduzierten Gensegmente führen. Diese kann jedes der acht Gensegmente allein oder in Kombination mit anderen betreffen. Dabei entstehen Nachkommen mit gemischten Genen beider „Elternviren".

Der Prozeß des Reassortment wird in der Abbildung 9 schematisch erläutert (vereinfachte Darstellung nach Rott, 1980). Sie zeigt die Infektion einer Zelle mit zwei verschiedenen Influenzaviren, deren Genomsegmente weiß oder schwarz dargestellt sind. Im Prozeß der Virusvermehrung und des Zusammenbaus der Virusbestandteile zu neuen Virus-

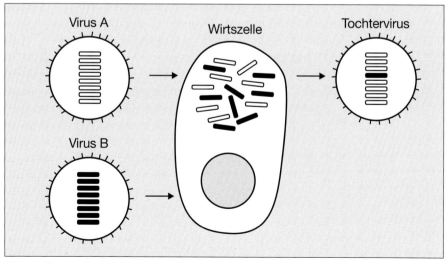

Abb. 9. Neusortierung der Gensegmente von zwei Influenzaviren in einer Zelle, schematisch (vereinfachte Darstellung nach Rott, 1980)

partikeln kommt es zu einem freien Austausch der RNS-Segmente. Unter den vielen möglichen neuen Kombinationen ist als Beispiel ein Nachkommenvirus gezeigt, das 7 RNS-Segmente von einem und ein Segment vom zweiten „Elternvirus" besitzt. Nach Rott (1980) sind 254 verschiedene Nachkommenviren möglich. Wenn das ausgetauschte Segment für das Hämagglutinin und/oder die Neuraminidase kodiert, besitzt dieses Tochtervirus gegenüber den Elternviren eine veränderte Antigenstruktur der Oberflächenantigene. Das neue Virus kann auf eine Population treffen, in der keine Immunität besteht. Das neue Virus kann sich ungehemmt in der Population ausbreiten, bis erneut eine Immunität aufgebaut wird.

Der Genaustausch kann entweder nur das Hämagglutinin oder beide Oberflächenantigene Hämagglutinin und Neuraminidase betreffen. Zum Teil sind jedoch auch für interne Antigene kodierende Gene betroffen. Im Jahre 1957 betraf das der Entstehung des neuen Subtyps H2N2 beim Menschen zugrundeliegende Reassortment das HA, die NA und die Polymerase PB1 (Scholtissek, 1978). 1968 trat ein Subtyp auf, dessen H3- und PB1-Gene von einem aviären Influenzavirus stammten, während das N2-Gen und die anderen Gene von dem vorhergehenden Subtyp H2N2 übernommen worden waren. In den neunziger Jahren wurden Rekombinanten bei Menschen entdeckt, deren interne Antigene aus einer aviären Quelle stammten, während die Oberflächenantigene denen des Subtyp H3N2 entsprachen. Brown et al. (1994) fanden bei Schweinen ein H1N7-Virus, das Gene aus dem humanen Subtyp H1N1 und aus dem equinen Influenzavirus H7N7 (Subtyp A/Equi 1) besaß.

In Pferden sind, wie schon erwähnt, Reassortments mit ausgetauschten HA- und/oder NA-Genen bisher nicht beobachtet worden. Jedoch besaßen die während der Epizootien von 1989 und 1990 in China isolierten H3N8-Viren im Gegensatz zu den bis dahin bekannten equinen H3N8-Viren des Subtyps A/Equi 2 interne Gene aus einem aviären Influenzavirus. Dies zeigt, daß auch bei Pferdeinfluenzaviren mit Reassortments gerechnet werden muß. In bezug auf Hämagglutinin und Neuraminidase scheinen, jedenfalls bisher, die beiden bekannten Subtypen A/Equi 1 und A/Equi 2 die einzigen beim Pferd vorkommenden Subtypen zu sein.

2.6.2 Wiederauftreten bekannter Subtypen

Ein Beispiel für die Möglichkeit, daß nach einer früheren Zirkulation verschwundene Subtypen später erneut auftreten können, ist das Wiederauftreten des Subtyps H1N1 beim Menschen im Jahre 1977 in China, der sich anschließend über die ganze Welt ausbreitete und noch heute Erkrankungen verursacht. Hämagglutinin und Neuraminidase dieses wieder aufgetretenen Subtyps waren so eng mit den entsprechenden Oberflächenantigenen des 20 Jahre früher zirkulierenden Subtyps verwandt, daß ältere Menschen eine Immunität gegen das erneut aufgetretene Virus hatten und nicht erkrankten. Das Virus muß demnach über 20 Jahre in einem (Vogel-?) Reservoir konserviert überdauert haben. Genetische Analysen zeigten, daß das komplette Genom des wiederaufgetretenen Virus eng mit dem des früheren Virus verwandt war (Buonagurio et al., 1986).

Beim Schwein trat Ende der siebziger Jahre dieses Jahrhunderts das Schweineinfluenzavirus in Europa erneut auf, nachdem es nach 1918/1919 aus den Populationen verschwunden war (s. u. „Ökologie der Influenza").

Aus früheren ähnlichen Beobachtungen hatte man die Theorie abgeleitet, daß die Zahl der beim Menschen vorkommenden Subtypen der Influenza-A-Viren auf drei beschränkt sei, und daß diese in einer Art von Recycling immer wieder neu auftreten würden. Vor allem schien ausgeschlossen, daß andere Subtypen direkt vom Vogel auf den Menschen oder andere Säuger übertragen werden können. Von dieser Annahme ist man inzwischen wieder abgerückt. Die Infektionen und Todesfälle bei Menschen in Hongkong durch ein H5N1-Virus lassen vielmehr annehmen, daß beim Menschen auch andere als die bisher bekannten drei Subtypen eine Rolle spielen könnten.

Ähnliches könnte sich beim Pferd abspielen. Niemand kann mit Sicherheit ausschließen, daß eines Tages ein anderer als die bisher bekannten Subtypen auftreten könnte, der entweder durch Reassortment entstanden oder aus einer anderen Spezies direkt auf das Pferd übergegangen wäre. Ebenso wäre es möglich, daß eines Tages der entweder aus den Pferdepopulationen verschwundene oder wenigstens bedeutungslose Subtyp A/Equi 1 (H7N7) durch Reassortment erhöhte Pathogenität und die Fähigkeit zur Hervorbringung von Varianten gewinnt und erneut als Ursache von Erkrankungen eine Rolle spielen könnte. Es kann auch nicht ausgeschlossen werden, daß dieser Subtyp erneut aus dem Vogelreservoir in die Pferdepopulation eingebracht wird, zumal aviäre H7N7-Viren immer wieder aus Vögeln isoliert worden sind (Süss et al., 1994). Deshalb ist es sinnvoll, diesen Subtyp auch heute in der Überwachung der Pferdeinfluenza zu berücksichtigen, auch wenn er derzeit keine epidemiologische Bedeutung besitzt.

2.6.3 Antigenetische Drift

Beim Pferd spielen zur Zeit die beim Subtyp H3N8 (A/Equi 2) durch Drift entstandenen Varianten der Oberflächenantigene die bedeutendste Rolle. Diese klinisch relevanten serologisch und molekularvirologisch feststellbaren Unterschiede innerhalb eines bekannten Subtyps entstehen durch Punktmutationen an den für die Hüllantigene Hämagglutinin und Neuraminidase kodierenden Genen. Sie bewirken so weitgehende Veränderungen der beiden Oberflächenantigene, daß die vorher durch

Infektion oder Impfung entstandene Immunität nicht mehr in der Lage ist, die veränderten Stämme zu neutralisieren, d. h., an der Infektion zu hindern.

Hintergrund dieses Phänomens ist, daß den RNS-Polymerasen Regulierungsmechanismen fehlen, die bei den DNS-Polymerasen für eine vorlagengetreue Kopie sorgen. Bei den RNS-Polymerasen ist die Vorlagentreue der Kopien nicht gewährleistet. Deshalb haben die RNS-Segmente eine hohe Mutationsrate, auf die die Drift zurückzuführen ist (Yewdell et al., 1979). Eine genetische Drift entsteht durch schrittweise Anhäufung von Einzelbasenmutationen in einem Gen, die zu Änderungen in der Aminosäuresequenz des Moleküls führt. Solche Mutationen treten bei Influenzaviren sehr häufig auf. Es ist durchaus denkbar, daß in Nachkommen eines zur Vermehrung kommenden Virus parallel mehrere Varianten entstehen, von denen allerdings nicht jede klinische Bedeutung gewinnen muß. Auch bei der Vermehrung von Influenzaviren in embryonierten Hühnereiern kommt es zu zahlreichen Mutationen. Das kann dazu führen, daß im Laboratorium gehaltene und vermehrte Virusstämme sich immer weiter von dem ursprünglichen Virusstamm entfernen. Mit Referenzaufgaben betraute Laboratorien und Impfstoffhersteller müssen deshalb mit besonderer Aufmerksamkeit regelmäßig die Übereinstimmung der erzeugten Nachkommenviren mit dem Ursprungsstamm überprüfen.

Auch in vivo treten derartige Mutationen ständig bei der Vermehrung von Influenzaviren auf. Aus der Vielzahl von Mutanten werden diejenigen durch das Immunsystem selektiert, die von der vorhandenen Immunität nicht mehr gehemmt werden können, indem es die noch neutralisierbaren Varianten unterdrückt. In einer Population, die aufgrund ihrer Vorgeschichte mit Influenzaviren gegen ein Set von früheren Varianten Immunität besitzt, hat die neue Variante Wachstumsvorteile, die sich so weit von den Vorläuferviren entfernt hat, daß sie nicht mehr neutralisiert werden kann. Neben den vom Immunsystem erkannten Mutationen gibt es auch „neutrale" Veränderungen, d. h. Veränderungen, die sich nicht epidemiologisch und klinisch auswirken.

Die epidemiologisch relevanten Mutationen betreffen bestimmte Domänen am HA- und NA-Molekül. Im Falle des humanen Subtyps H3 wurde festgestellt, daß sich die Aminosäuresubstitutionen bei natürlich vorkommenden Varianten an fünf Domänen am distalen Ende des HA-Monomers anhäufen (Wiley et al., 1981; Daniels et al., 1983). Dies stimmt mit früheren elektronenmikroskopischen Untersuchungen überein (Wrigley et al., 1977), denen zufolge Antikörper am distalen Ende des HA-Trimers binden. Es handelt sich dabei um diejenigen Bereiche, die die Anheftung des Virus an Zellrezeptoren vermitteln, d. h. an die biologisch aktiven Stellen.

Den Ablauf der Drift eines Subtyps kann man sich wie in der nachfolgenden Abbildung 10 schematisch dargestellt vorstellen:

Jahr	Ära von A/Equi 2						
	1963	1969	1978	1984	1989	1994	...
Antigen HA	H3 →	H3^1 →	H3^2 →	H3^3 →	H3^4 →	H3^5 →	...
Antigen NA	N8 →	N8^1 →	N8^2 →	N8^3 →	N8^4		
Epidemien	+ + + +	+ + + + + +	+ + + + + + + + +				

Abb. 10. Drift der equinen Influenza A/H3N8-Viren, schematisch
Die hochgestellten Zahlen symbolisieren die unterschiedlichen Varianten des Subtyps.

Abbildung 10 zeigt die Entwicklung des Subtyps A/Equi 2, der durch den Prototyp Miami/63 repräsentiert war, durch mehrere Driftstufen bis zu den seit 1989 bzw. 1994 zirkulierenden Varianten. Die Driftvarianten sind durch die hochgestellten Zahlen angedeutet. Man kann dieses Schema weiterführen, wenn neue Varianten nachgewiesen wurden. Diese fortlaufende Variation des Subtyps ist gleichbedeutend mit der jeweiligen Ablösung der vorher aktuellen Variante. So ist schon um 1969 der Prototyp Miami aus den Pferdepopulationen verschwunden. Die nachfolgenden Varianten wurden jeweils durch die ihnen nachfolgenden Varianten verdrängt. Es ist daher nicht richtig, von einer weiteren Zirkulation des Prototyps Miami/63 zu sprechen (s. a. „Epidemiologie").

Wenigstens 1984, 1989 und 1994 erfolgte die Drift des Hämagglutinins parallel zur Variation der Neuraminidase. Über die Driftstufe 1969 kann aus Mangel an entsprechenden Untersuchungen hinsichtlich der Neuraminidase nichts gesagt werden. Wichtig für das Verständnis des Prozesses der Drift ist, daß Mutationen nicht isoliert an einem bestimmten Ort auftreten, von dem aus sich die Varianten dann über die Welt ausbreiten, sondern daß Mutationen überall dort auftreten, wo Influenzaviren von infizierten Zellen vermehrt werden. Die der Drift zugrundeliegende Selektion der Mutanten, die nicht neutralisiert werden können, erfolgt durch die Immunität in der lokalen Population. Deshalb ist die Drift der Influenza-A-Viren ein lokales Geschehen. Nur bei oberflächlicher Betrachtung entsteht der Eindruck, daß sich Varianten von ihrem Entstehungsort über die Welt ausbreiten. Dieser falsche Eindruck wird dadurch erweckt, daß die Mutation gleicher Ausgangsstämme in der gleichen Richtung erfolgt, d. h., daß die an verschiedenen Orten entstehenden Varianten sehr ähnlich sind. Da die Populationsimmunität durch ähnliche Stämme ähnlich ausgerichtet ist, wird sie wiederum ähnliche Stämme selektionieren. So kann tatsächlich der Eindruck entstehen, daß dieselbe Variante ihren Siegeszug über die Pferdepopulationen der Welt angetreten hat, bis sie von einer neuen Variante abgelöst wird.

Das Vorkommen von epidemiologisch relevanten Varianten der Pferdeinfluenzaviren war lange Zeit umstritten. Erst im letzten Jahrzehnt begann man, Berichte über die Variation des Subtyps A/Equi 2 ernst zu nehmen. Noch 1981 hielt Bürki (1981) Berichte über die Drift der Equi-2-Viren für falsch oder für epidemiologisch irrelevant. Antigenanalysen von equinen H3N8-Viren mit monoklonalen und polyklonalen Antikörpern zeigen jedoch eindeutig, daß Antigenvarianten auftreten und kozirkulieren können. Im Gegensatz zu dem HA der humanen H3-Viren ist das HA der equinen H3-Viren aber etwas stärker konserviert. Die Rate von Aminosäuresubstitutionen am HA humaner Stämme pro Jahr liegt bei 0,7–1,0 %, bei equinen Stämmen jedoch nur bei 0,2–0,4 %. Das mag erklären, weshalb die Drift der humanen H3-Viren schneller abläuft und sie jährlich neue Varianten hervorbringt, wodurch eine regelmäßige Neuformulierung der Impfstoffe erforderlich ist, während bei Pferden neue H3-Varianten in größeren Abständen von mehreren Jahren aufzutreten scheinen. Die Mutationsrate der equinen H3-Stämme ähnelt damit stärker derjenigen der humanen Influenza-B-Viren. Deshalb ist es nicht notwendig, die Impfstoffe gegen Pferdeinfluenza jährlich neu zu formulieren.

Für weiterführende Studien zur Virologie der Influenza empfehle ich K.G. Nicholson, R.G. Webster and A.J. Hay: Textbook of Influenza (1998), C.H. Stuart-Harris and G.C. Schild: Influenza. The Viruses and the Disease (1976), J.M. Daly: Antigenic and genetic variation among equine H3N8 influenza A viruses (1996) sowie Doms et al. (1989).

3 Immunologie der Influenza

Die Infektion von Pferden mit Influenzaviren setzt eine Immunreaktion in Gang, die der beim Menschen sehr ähnlich ist (Wilson, 1993). Das Immunsystem des Menschen ist erheblich ausführlicher untersucht als das des Pferdes. Deshalb bezieht sich die nachfolgende Beschreibung der Funktionen des Immunsystems nicht nur auf beim Pferd nachgewiesene Mechanismen, sondern immer wieder auch auf Beobachtungen beim Menschen, wenn entsprechende Ergebnisse beim Pferd nicht verfügbar sind.

Pferde sind in ihrer Umwelt von zahlreichen Mikroorganismen umgeben, von denen einige Erkrankungen verursachen können. Die Schleimhäute sind von Mikroorganismen besiedelt, die normalerweise keine Krankheiten verursachen. Bei Vorschädigungen und Immunsuppression, z. B. durch eine Virusinfektion, können sie jedoch krankmachende Eigenschaften entwickeln. Hätten die Pferde im Laufe der Evolution nicht gelernt, ihre Angriffe abzuwehren, würden diese Mikroorganismen ihre Wirtsorganismen ungehindert schädigen und töten. Menschen und Tiere verdanken ihr Überleben ihrem kompliziert aufgebauten Abwehrsystem, das wir als Immunsystem bezeichnen. Dieses zum Zweck der Abwehr von Krankheitserregern im Laufe der Evolution entwickelte Immunsystem ist bei höherentwickelten Organismen ein kompliziert geregeltes Netzwerk von Zellen und Molekülen. Es besteht aus einer Vielzahl von Komponenten, die in einem feinverzahnten System gegenseitiger Stimulation und Hemmung zusammenwirken. Vereinfacht dargestellt, arbeitet es bei höherorganisierten Organismen nach zwei verschiedenen Prinzipien, um Fremdantigene und in den Körper eingedrungene Mikroorganismen zu bekämpfen: als

- unspezifisches Immunsystem und
- spezifisches Immunsystem.

Beide Systeme verfügen über zelluläre und humorale Reaktionsmechanismen.

Unter der **unspezifischen Abwehr** versteht man die angeborene Fähigkeit eines Organismus, eingedrungene Krankheitserreger als fremd zu erkennen und zu bekämpfen. Man kann sie auch als natürliche Resistenz bezeichnen. Sie wird nicht durch „Erfahrung", d. h. durch wiederholte Infektionen, verstärkt, kann jedoch durch verschiedene Pflanzeninhaltsstoffe und Klimareize aktiviert werden. Im Gegensatz dazu wird die **spezifische Abwehr** im Laufe des Lebens „erlernt", d. h., wiederholte

Tab. 4. Abwehrmechanismen gegen Infektionen

Abwehrmechanismen	Unspezifische, angeborene Abwehr	Spezifische, erworbene Abwehr
Humorale Faktoren	Säuremantel der Haut, Schleimschicht auf den Epithelien der Atemwege, Komplement, Properdin-System, Lysozym, Interferone, Monokine	Antikörper (Immunglobuline) der Klassen IgA, IgM, IgG, Lymphokine
Zelluläre Faktoren	Haut-/Schleimhautbarriere, Makrophagen, natürliche Killerzellen	Zytotoxische T-Lymphozyten, T-Helfer- und T-Suppressor-Zellen

Infektionen führen zu einer Steigerung der Abwehrleistung. In älteren Organismen nimmt die erlernte Abwehraktivität wieder ab, während die natürliche Resistenz erhalten bleibt, wenn sie nicht durch Streß oder Mangelernährung beeinträchtigt wird (Tab. 4).

Die spezifische Immunreaktion wird von der Vorgeschichte des Organismus, d. h. von vorausgegangenen Kontakten mit demselben oder verwandten Erregern und von einer „Lernphase" in den ersten Lebensmonaten entscheidend beeinflußt. Neugeborene Organismen besitzen noch kein voll funktionierendes Immunsystem. Sie erhalten daher vorübergehend einen passiven Schutz durch maternale Antikörper, die das Keimspektrum repräsentieren, mit dem die Mutter sich auseinandersetzen mußte. Sekundäre Immunreaktionen nach weiteren Infektionen mit verwandten Erregern induzieren erneut Antikörperproduktionen gegen den Erreger der Primärinfektion. Dieser Effekt wird als anamnestische Immunreaktion bezeichnet. Da die so induzierten Antikörpertiter häufig höher sind als die primären, spricht man auch von einer Boosterreaktion. Im Falle der Influenza wird bei späteren Infektionen immer wieder die Produktion von Antikörpern gegen das Virus induziert, das die Erstinfektion verursacht hatte. Man kann deshalb auf der Basis dieser anamnestischen Reaktion auch noch viele Jahre nach der Primärinfektion den Subtyp oder die Variante des für die Primärinfektion verantwortlichen Virus identifizieren. Solche anamnestischen Reaktionen können unter Umständen höhere Antikörpertiter ergeben als die gegen das aktuelle Virus. Die anamnestische Immunreaktion ist die Basis der sogenannten „immunologischen Archäologie", mit deren Hilfe man beim Menschen die Zirkulation von Influenzaviren selbst im vergangenen Jahrhundert, in einer Zeit, in der Virusnachweise etc. noch nicht möglich waren, nachweisen konnte. Voraussetzung ist, daß man Serumproben von Menschen oder Tieren besitzt, die zu der fraglichen Zeit gelebt haben.

Der Ablauf der Abwehrreaktion als Folge einer Infektion mit Influenzaviren oder anderen Krankheitserregern offenbart ein hochspezialisiertes

System der Kooperation von Zellsystemen und Mediatoren. Es soll hier zum besseren Verständnis der Vorgänge bei der Influenza ausführlicher geschildert werden, ohne Anspruch auf Vollständigkeit erheben zu wollen.

Im Falle einer Erstauseinandersetzung mit einem Krankheitserreger kommt es zunächst zur Aktivierung unspezifisch reagierender Zellsysteme, wie Makrophagen und natürliche Killerzellen. Ihre Reaktion ist nicht antigendeterminiert, d. h. unspezifisch. Diese Aktivierung ist gewissermaßen der Beginn einer Reaktionskaskade, ausgelöst durch das Eindringen eines fremden Partikels. Makrophagen nehmen die Viruspartikel auf, zerstören sie und präsentieren Antigene der fremden Partikel schließlich an ihrer Oberfläche. Gleichzeitig geben sie bestimmte Signalstoffe ab. Mit der Präsentation der fremden Antigene und der Abgabe von Signalstoffen aktivieren Makrophagen und NK-Zellen spezifisch reagierende Zellsysteme, wie die zytotoxischen T-Zellen, T-Helfer- und T-Suppressor-Zellen. Gleichzeitig werden die Träger der spezifischen humoralen Immunreaktion, die B-Lymphozyten, aktiviert, die antigenspezifische Antikörpermoleküle synthetisieren und freisetzen. Die unspezifische humorale Abwehrreaktion wird vom Komplementsystem, Transferrin, β-Lysin, dem basischen Lysozym, dem C-reaktiven Protein und von den Interferonen getragen. Das Komplementsystem, bei dem es sich um verschiedene enzymartige Proteine handelt, kann beispielsweise im Zusammenwirken mit Antikörpern die Lyse virusinfizierter Zellen oder die Zerstörung von Viruspartikeln und Bakterienzellen bewirken.

Nach Eliminierung der Infektion bleibt ein immunologisches Gedächtnis bestehen, das wiederum auf der Ebene der B- und T-Lymphozyten angesiedelt ist. Es bewirkt, daß beim nächsten Eindringen gleicher Krankheitserreger eine schnellere Abwehrreaktion möglich ist, mit der eine erneute Erkrankung verhindert werden kann. Hinzu kommt, daß nach der ersten Auseinandersetzung mit dem Krankheitserreger Antikörper vorrätig gehalten werden, die zusammen mit den unspezifischen Abwehrmechanismen erneut eindringende bekannte Erreger neutralisieren können. Wir nennen diese erlernte Fähigkeit Immunität. Im Falle respiratorischer Infektionen, wie der Influenza, befinden sich beim immunen Organismus beispielsweise spezifische Antikörper in der Schleimschicht über den Epithelzellen. Sie werden von in der Schleimhaut liegenden Plasmazellen produziert. Hinzu kommen im Schleim befindliche unspezifische Mediatoren als Teil der unspezifischen Abwehr.

Doch auch im nichtimmunen Organismus erschweren die im Schleim befindlichen Mediatoren der unspezifischen Abwehr dem eindringenden Virus die Kontaktaufnahme mit einer Epithelzelle. Auch stellt die auf den Epithelien des Atemtraktes liegende Schleimschicht selbst ein mechanisches Hindernis für das Eindringen von Krankheitserregern dar.

Auf sich allein gestellt wären diese unspezifischen Abwehrmechanismen allerdings nicht in der Lage, den Organismus vor der Erkrankung durch einen potenten Krankheitserreger zu schützen. Es wäre deshalb ein gefährlicher Irrtum, sich allein durch Stärkung der unspezifischen Resistenz durch sogenannte Immunstimulanzien vor Infektionskrankheiten schützen zu wollen.

Makrophagen sind die wichtigsten Zellen des unspezifisch wirkenden Teils des zellulären Immunsystems. Gleichzeitig spielen sie eine Schlüsselrolle bei der Induktion der spezifischen Abwehr. Zusammen mit den dendritischen Zellen der Lymphknoten und der Milz sowie den Langerhans-Zellen gehören sie zu den antigenpräsentierenden Zellen. Zusammen mit den NK-Zellen sind sie das erste Zellsystem, das auf das Eindringen von Krankheitserregern reagiert. Sie erkennen fremde Antigene, nehmen diese auf, prozessieren sie und präsentieren sie im Haupthistokompatibilitätskomplex (major histocompatibility complex) Klasse I/II (MHC-I/II) an ihrer Oberfläche; beim Pferd werden diese als Equine Leukocyte Antigen (ELA) bezeichnet. Dadurch und durch die Synthese von Signalstoffen bewirken sie die Aktivierung weiterer unspezifisch agierender Zellen, wie der natürlichen Killer-Zellen (NK-Zellen), sowie spezifisch funktionierender Zellen, wie der zytotoxischen T-Zellen, T-Helfer- und T-Suppressor-Zellen, sowie B-Lymphozyten und damit der Antikörperproduktion.

Unter den spezifisch agierenden Zellen spielen die zytotoxischen T-Zellen eine besondere Rolle. Sie können virusinfizierte Zellen lysieren, in denen Influenzaviren vermehrt werden. Voraussetzung dafür ist, daß die Zellen im Zuge der Replikation des Virus virusspezifische Oberflächenantigene in ihre Membran eingebaut haben. Dabei scheint es sich in bezug auf die lytische Funktion der CTL um das Matrixprotein, nicht um Hämagglutinin oder Neuraminidase zu handeln (Braciale und Yap, 1978). Die zytotoxischen T-Zellen unterbrechen durch die Lyse infizierter Zellen den Replikationszyklus und behindern damit die Ausbreitung der Infektion im Organismus (Süss, 1980).

Abbildung 11 versucht zu veranschaulichen, wie eine antigenpräsentierende Zelle (APZ) ruhende zytotoxische T-Zellen (Vorläufer-CTL) aktiviert (aktivierte CTL), wobei es gleichzeitig zu einer Vermehrung der CTL kommt. Die aktivierten CTL produzieren eine Reihe von Faktoren, die die Immunreaktion stimulieren, darunter Interleukine und Interferon-γ. Zur Gewährleistung einer ausgewogenen und letztendlich nicht gegen den eigenen Organismus gerichteten Immunreaktion werden als hemmende Faktoren die antigenspezifischen (Ag-spezifisch) und die nicht antigenspezifischen (Ag-unspezifisch) T-Suppressor-Zellen (Ts) aktiviert, die für einen geregelten Ablauf der Reaktionskaskade sorgen, während die T-Helfer-Zellen (Th) die Immunreaktion sowohl der T-Zellen als auch der B-Zellen stimulieren.

Wie wichtig die zellulären Abwehrsysteme für den Schutz des Organismus von Influenzainfektionen sind, zeigten Untersuchungen von Yap et al. (1978). Die Autoren übertrugen CTL von Mäusen, die gegen ein

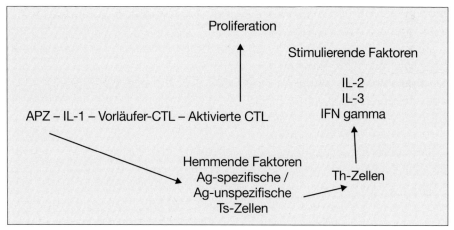

Abb. 11. Reaktionskaskade nach natürlicher Infektion, schematisch

bestimmtes Influenzavirus immun waren, auf Mäuse, die vorher nie Kontakt mit einem Influenzavirus hatten. Die CTL-Empfänger überlebten eine sonst tödliche Infektion mit dem homologen Virus, d. h. mit dem Virus, gegen das die Spendermäuse immunisiert worden waren. Zytotoxische T-Zellen (CTL) von intravenös mit Influenzavirus infizierten Mäusen vermittelten in nichtimmunisierten Mäusen eine Resistenz gegen die nachfolgende Belastungsinfektion mit dem homologen Virus. Empfänger aktivierter CTL überlebten die Infektion, während mehr als 90 % der Kontrolltiere nach der Belastungsinfektion verendeten. Durch Transfer aktivierter CTL konnten dieselben Autoren sogar Schutz gegen einen anderen als den die CTL aktivierenden Stamm vermitteln. Das beweist, daß CTL eine wichtige Rolle bei der Immunität gegen Influenzaviren spielen und daß ihre Spezifität breiter ist als die der humoralen Immunität.

Die Bedeutung des spezifischen zellulären Immunsystems ist lange Zeit von den Virologen und Infektiologen unterbewertet worden. Deshalb wurde in der Vergangenheit die Immunreaktion ausschließlich an den Antikörpertitern gemessen. Das galt auch für die Prüfung der immunogenen Potenz von Impfstoffen. Die Überbewertung der Antikörpertiter hat in der Impfstoffentwicklung zu Fehlern geführt. Anders ist nicht zu erklären, daß man als Adjuvans gerade eine Gruppe von Aluminiumverbindungen wählte, die zwar bessere Antikörpertiter induzierten, aber gleichzeitig die zelluläre Immunreaktion eher hemmten als förderten. Erst in den letzten Jahren haben einige Virologen die Bedeutung des zellulären Teils der Immunreaktion erkannt.

Selbstverständlich spielt das spezifische humorale Immunsystem ebenfalls eine wichtige Rolle in der Abwehr von Virusinfektionen. Es wird von den Antikörpern getragen. Antikörper sind Produkte der sogenannten B-Lymphozyten, die diesen Namen erhielten, weil sie erstmals in der Bursa fabricii der Vögel nachgewiesen wurden. Die Bursa fabricii ist ein lymphoretikuläres Organ, das sich während der embryonalen Entwicklung wie ein Divertikel vom Enddarm ausstülpt. In ihr erlangen bestimmte Lymphozyten, die sogenannten Bursa-abhängigen oder B-Lymphozyten, die Fähigkeit, sich zu Vorläufern der antikörperproduzierenden Zellen zu entwickeln. Beim Menschen und bei anderen Säugern gibt es keine Bursa fabricii. Deren Funktion übernehmen lymphoide Gewebe des Darmtraktes, vor allem des Appendix, die deshalb als Bursa-Äquivalent bezeichnet werden.

Unter der Regulation von T-Lymphozyten reifen Vorläufer-B-Zellen zu B-Lymphozyten, die Immunglobuline auf ihrer Zelloberfläche tragen. Nach terminaler Differenzierung reifen sie in Plasmazellen aus, die nach Bindung des entsprechenden Antigens an die membrangebundenen Antikörper mit der Produktion von Antikörpern beginnen. Die Bindung des entsprechenden Antigens an die Antikörper der B-Zellen stellt das entscheidende Aktivierungssignal dar.

Antikörper können auf verschiedene Weise wirksam werden. Treffen sie auf Viruspartikel, gegen deren Hämagglutinin sie gerichtet sind, so verklumpen sie diese, indem die Antikörpermoleküle wie Brücken die einzelnen Partikel miteinander verbinden. Durch die Verklumpung der Viruspartikel wird deren Infektiosität drastisch verringert. Tritt bei der Bildung derartiger Antigen-Antikörper-Komplexe Komplement hinzu, werden die Viruspartikel nicht nur verklumpt, sondern aufgelöst, zerstört. Antikörper können in diesem Falle direkt zur Zerstörung eingedrungener oder neu synthetisierter Viruspartikel beitragen. Antikörper binden jedoch auch an virusspezifische Marker an der Membran infizierter Zellen. Im Zusammenwirken mit Komplement verursachen sie die Lyse solcher Zellen und verhindern damit die Produktion neuer Viren. Wenn Antikörper die Rezeptorbindungsstellen des Hämagglutinins bedecken, verhindern sie die Adsorption der Viren an die Wirtszellen und damit deren Infektion. Sie neutralisieren also sowohl durch Verklumpung und Zerstörung von Viruspartikeln als auch durch Blockierung der Rezeptorbindungsstellen am Hämagglutinin die Infektiosität der Viruspartikel. Gegen Neuraminidase gerichtete Antikörper blockieren deren rezeptorspaltende Aktivität und dadurch die Freisetzung neugebildeter Viruspartikel.

Das Zusammenwirken von Antikörpern mit Komplement kann in einem einfachen Experiment eindrucksvoll demonstriert werden. Wenn man Erythrozyten mit Influenzaviren mischt, kommt es zur Bindung der Viruspartikel an die Erythrozytenmembran. Diese Beladung der Erythrozyten erfolgt durch Bindung der Hämagglutinine an sialinsäurehaltige Rezeptoren an der Erythrozytenmembran. Gibt man zu den virusbeladenen Zellen Antikörper, binden sich die Antikörpermoleküle an die an der Oberfläche der Erythrozyten gebundenen Viruspartikel. Ist Komplement in dem System vorhanden, kommt es zur Lyse der Erythrozyten. Auf dieser Hämolyse-Reaktion beruhen sowohl die Komplementbindungsreaktion als auch der Hämolyse-im-Gel-Test, zwei Tests zum Antikörpernachweis, die später unter „Diagnostik" beschrieben werden.

In den Hohlorganen Verdauungstrakt und Respirationstrakt spielt sekretorisches IgA (sIgA) bei der Abwehr gegen Infektionen eine entscheidende Rolle. Da der Körper mehr sIgA als alle anderen Immunglobuline zusammen produziert, kann man auf eine besondere Rolle dieses Antikörpers schließen. Sekretorisches IgA wird im Respirationstrakt von Plasmazellen produziert, die sich im Epithel befinden. Es ist ein wichtiger Bestandteil des Schleims auf den Epithelien im Respirationstrakt eines immunen Organismus. Es „fängt" eindringende Krankheitserreger ab, bevor diese Kontakt mit den Epithelzellen bekommen. In gleicher Weise kann es nach Infektion des Organismus neuproduzierte Viren bedecken und daran hindern, neue Zellen zu infizieren.

Während man bis vor kurzem angenommen hatte, daß Antikörper nur außerhalb lebender Zellen wirksam werden können, weil sie unfähig seien, in lebende Zellen einzudringen, konnten Mazanec und Huang (1996) in einer neueren Untersuchung zeigen, daß sekretorisches IgA in der Lage ist, in lebende Zellen einzudringen. Innerhalb von infizierten Zellen reagieren sie mit neugebildetem Hämagglutinin und hemmen dadurch die Virusvermehrung. Gegen Hämagglutinin gerichtetes IgA gelangt bei der Passage durch Epithelzellen an Regionen innerhalb der Zellen, an denen im Zuge der Virusvermehrung Hämagglutinin lokalisiert ist. Der Weg des Antikörpers durch die Zellen muß so verlaufen, daß er an die Stellen der viralen Proteinsynthese gelangt und an die neugebildeten Virusproteine binden kann. Diese zweite Funktion des sIgA könnte eine wichtige Ergänzung der extrazellulären Rolle in der Abwehr von Infektionen mit Influenzaviren sein.

Im Falle einer Schutzimpfung ist hinsichtlich der Immunreaktion eine besondere Situation gegeben. Die Schutzimpfung soll im besten Fall dieselbe immunstimulierende Wirkung auf den Organismus ausüben wie eine natürliche Infektion, ohne daß sie deren pathogene Potenz besitzt. Dabei kommt es entscheidend darauf an, daß sowohl das humorale als auch das zelluläre Immunsystem aktiviert werden. Ein idealer Impfstoff muß also in der Lage sein, beide Immunsysteme anzuregen. Dies leisten viele der heute verfügbaren Impfstoffe nur unvollkommen. Sie stimulieren jedoch eine Antikörperproduktion, die ausreicht, eine erneute Infektion mit einem im Impfstoff berücksichtigten Virus zu verhindern. Da viele Impfstoffe nicht in der Lage sind, ein ausreichendes immunologisches Gedächtnis zu stimulieren, hält diese homologe Schutzwirkung nur für eine begrenzte Zeit an. Diese Zeit ist abhängig von der Halbwertzeit der Immunglobulin-Moleküle und von der durch die Impfung induzierten Ausgangskonzentration. Im Falle der Influenza ist mit einer Wirksamkeit der Schutzes für 3–6 Monate zu rechnen. Es sind deshalb (und wegen der vorher beschriebenen Variabilität) häufige Wiederholungsimpfungen erforderlich. Nur Lebendimpfstoffe können das Immunsystem ähnlich wie eine natürliche Infektion aktivieren. Sie stimulieren sowohl die zelluläre als auch die humorale Immunität, die über Jahre oder lebenslang bestehenbleiben kann.

Nachfolgend sollen die wichtigsten Bestandteile des Immunsystems gesondert besprochen werden.

3.1 Makrophagen

Makrophagen spielen, wie schon erwähnt, eine zentrale Rolle bei der ersten Abwehr eingedrungener Krankheitserreger, bei der Aktivierung des zellulären Immunsystems als antigenprozessierende und -präsentierende Zellen und als Synthesestellen für Signalstoffe des Immunsystems. Die Antigenpräsentation erfolgt im Komplex mit MHC-Klasse-I-Antigenen (bei infizierten Makrophagen, z. B. bei HIV-Infektionen) oder MHC-Klasse-II-Antigenen (nach Aufnahme und Prozessierung von Viren durch Makrophagen) an der Oberfläche der Antigene. Sie führt zur Aktivierung zytotoxischer und regulatorischer T-Zellen sowie zur Stimulation des B-Zellsystems (Abb. 11). Gleichzeitig werden weitere Interleukine (IL-2, IL-3) und Interferon (IFN) synthetisiert. Nach Eliminierung der Virusinfektion gewährleisten Gedächtniszellen (T- und B-Lymphozyten) die humorale und zelluläre Immunität.

Im Zuge des Aktivierungsprozesses verändern Makrophagen, wie die Abbildung 12 zeigt, ihre Morphologie. Zeigen ruhende Makrophagen im Rasterelektronenmikroskop eine spindelige Form mit ruhiger Oberfläche (a), runden sich aktivierte Zellen ab und zeigen eine stark zerklüftete Oberfläche und zahlreiche Ausläufer, die als Hinweis auf verstärkte amöboide Mobilität gewertet werden können (b). Aktivierte Makrophagen wandern an die Stellen des Eindringens oder der Ansammlung von Viren oder zu virusinfizierten Zellen und nehmen diese unter Zerstörung auf. Die Fähigkeit von Makrophagen zur Aufnahme als fremd erkannter Zellen oder Proteine kann wiederum in einem eindrucksvollen Experiment gezeigt werden. Dazu behandelt man Erythrozyten vom Schaf mit Opsonin, einem Protein, das einen Aktivierungsreiz auf Makrophagen ausübt. Fügt man zu den mit Opsonin behandelten Erythrozyten Makrophagen einer anderen Tierspezies, in diesem Experiment von der Maus, hinzu, nehmen diese Kontakt mit den fremden Erythrozyten auf und phagozytieren (fressen) sie. Im Ultradünnschnitt kann man im Transmissionselektronenmikroskop erkennen, daß mit Erythrozyten inkubierte aktivierte Makrophagen zahlreiche mit Erythrozytenmaterial gefüllte Vakuolen enthalten (Abb. 12d), während ruhende Makrophagen weniger und kleine, leer erscheinende Vakuolen besitzen (12c). In diesen Experimen-

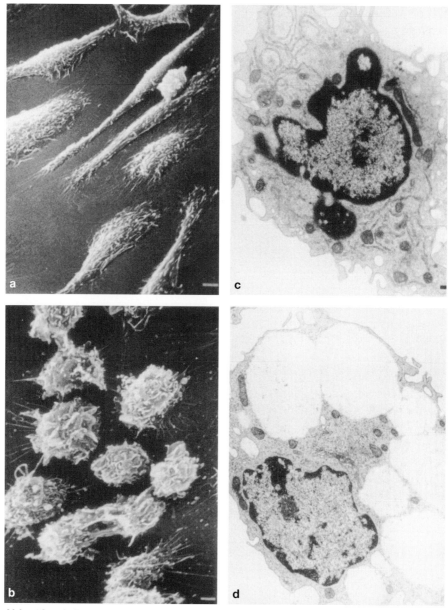

Abb. 12a–d. Ruhende und aktivierte Makrophagen im Raster- **(a, b)** und im Transmissionselektronenmikroskop **(c, d)** (Masihi et al., 1986; Nachdruck mit freundlicher Genehmigung Redaktion „Bundesgesundheitsblatt")

ten kann man auch eine „Erschöpfung" aktivierter Makrophagen beobachten. Sie führt dazu, daß aktivierte Makrophagen nach Beendigung ihrer Freßfunktion nicht mehr aktivierbar sind, sondern einer „Ruhephase" bedürfen.

Die Folgen der Aktivierung der Makrophagen lassen sich wie folgt zusammenfassen:
- Zytokin-Produktion (z. B. Interleukine, Tumor-Nekrose-Faktor)
- Produktion anorganischer Toxine (z. B. NO)
- Antigenprozessierung und -präsentation
- T-Zell-Stimulation
- Abtötung von Krankheitserregern, infizierten Zellen und Tumorzellen

3.2 T-Lymphozyten

Über die Eigenschaften und Aufgaben der verschiedenen T-Zell-Populationen gibt es vom Pferd deutlich weniger Informationen als vom Menschen. Die Ursache dafür dürfte nicht darin gesehen werden, daß es derartige Mechanismen beim Pferd nicht gibt, sondern daß sie dort nicht so ausführlich untersucht wurden wie beim Menschen. Es soll deshalb nachfolgend versucht werden, Eigenschaften und Aufgaben der T-Lymphozyten des Pferdes unter Berücksichtigung der Erkenntnisse vom Menschen darzustellen. Dabei ist zu bedenken, daß diese Erkenntnisse nicht selten zunächst in Untersuchungen an Versuchstieren gewonnen wurden. In Übereinstimmung mit Wilson (1993) kann angenommen werden, daß die Immunmechanismen bei Mensch und Pferd sehr ähnlich oder weitgehend gleich sind.

Die T-Lymphozyten stammen von den hämatopoietischen Stammzellen ab, die in der fötalen Leber und später im Knochenmark zu finden sind. In der Embryonalzeit besiedeln sie den in Entwicklung befindlichen Thymus, weshalb sie als „T-Lymphozyten" bezeichnet werden. Sie liegen wie die B-Lymphozyten normalerweise in einem Ruhezustand als kleine, sich nicht teilende Zellen in Reserve. Nach einem Aktivierungsreiz durchlaufen sie eine Reihe von Proliferations- und Differenzierungsvorgängen. Im Zuge dieser Reifung differenzieren sie zu Zellen mit verschiedenen Funktionen, die in Tabelle 5 angegeben sind. Bei der Proliferation und

Tab. 5. Subpopulationen von T-Lymphozyten und ihre Funktionen

Subpopulationen	Funktionen
T-Helfer-Zellen	Synthese von Lymphokinen, Hilfe für B-Lymphozyten und andere T-Zellen
Zytotoxische T-Zellen (CTL)	Antigenspezifische Zerstörung virusinfizierter Zellen, Zerstörung von Tumorzellen
T-Suppressor-Zellen	Hemmung der Aktivierung und Reifung von Lymphozyten
Natürliche Killer-Zellen (NK-Zellen)	Zerstörung von virusinfizierten Zellen und Tumorzellen

Differenzierung wirken verschiedene Lymphokine mit, die von Makrophagen und T-Helfer-Zellen abgegeben werden.

Die *T-Helfer-Zellen* haben verschiedene Aufgaben. Sie sind die wichtigsten Regulatoren des Immunsystems, unterstützen Immunreaktionen, z. B. die Reifung von B-Lymphozyten zu antikörperproduzierenden Plasmazellen, und sezernieren verschiedene Lymphokine. Beim Menschen kann ihre Bedeutung für die Abwehr von Infektionen besonders eindrucksvoll am Beispiel der HIV-Infektion gezeigt werden, die im Endstadium zum Vollbild des AIDS führt. Das HIV infiziert bevorzugt die T-Helfer-Zellen, deren CD4-Moleküle auf der Zellmembran Rezeptoren für das HIV sind. Die infizierten T-Helfer-Zellen werden im Zuge der Virusinfektion zerstört. Der im Laufe der Infektion durch ihren Untergang immer dramatischer verlaufende Verlust dieser Zellen macht die Betroffenen empfänglich für eine Vielzahl sogenannter opportunistischer Infektionen. Dabei handelt es sich häufig um Infektionen mit trivialen Erregern, die von der Abwehr eines gesunden Organismus ohne Probleme beherrscht werden, ohne daß es zu einer Erkrankung kommt. Hinzu kommt, daß infolge des Untergangs der T-Helfer-Zellen das Verhältnis zwischen diesen und den T-Suppressor-Zellen gestört wird, so daß es zu einem Überwiegen der die Immunreaktion unterdrückenden T-Suppressor-Zellen kommt.

Zytotoxische T-Zellen (CTL) zerstören mit Influenzaviren infizierte Zellen, an deren Oberfläche sie virusspezifische Marker (Antigene) erkennen. Derartige Marker können Hämagglutinin oder Neuraminidase oder M2-Proteine sein. Im Zusammenhang mit der Schilderung der Mechanismen des Eindringens von Viren in die Wirtszelle (s. u. „Virologie") war erwähnt worden, daß die Influenzaviren als komplette Partikel in das Innere der Zelle geschleust werden und erst dort mit den Membranen von Endosomen fusionieren. Damit entfällt der Einbau der Virushülle in die Zellmembran bei der Infektion einer Zelle. Die infizierten Zellen können deshalb nicht sofort von den CTL als fremd erkannt und zerstört werden. Erst nach dem Einbau virusspezifischer Antigene in die Zellmembran im Zuge der Virusvermehrung und beim Zusammenbau neuer Viruspartikel werden die Zellen als infiziert erkannt und zerstört. Ebenso zerstören die CTL Tumorzellen und Zellen transplantierter Organe, wenn sie als fremd erkannt werden. Durch die Zerstörung virusinfizierter Zellen unterbinden die CTL die Virusvermehrung und die Ausbreitung der Infektion im Organismus.

Zusätzlich produzieren CTL γ-Interferon, das ebenfalls die Virusvermehrung hemmt. Bei manchen Virusinfektionen, die nicht zur Lyse der infizierten Zelle führen, bewirken die CTL durch Zerstörung der infizierten Zellen im Grunde erst die Krankheit. Ein typisches Beispiel dafür ist die Hepatitis A des Menschen, bei der die Krankheitssymptome erst entstehen, wenn die CTL die virusinfizierten Leberzellen zerstören. Auch bei der Influenza kann ein Teil der klinischen Erscheinungen auf diese Abwehrfunktion zurückgeführt werden.

T-Suppressor-Zellen sorgen dafür, daß es nicht zu einer überschießenden Immunreaktion kommt. Sie verhindern damit im gesunden Organismus eine zu heftige Immunreaktion und die Orientierung der Abwehr auf körpereigene Zellen und Organe, die zu Autoimmunkrankheiten führen könnte. Zur möglichen Auswirkung eines Entgleisens des Verhältnisses zwischen T-Helfer- und T-Suppressor-Zellen siehe auch unter T-Helfer-Zellen.

Die *natürlichen Killerzellen* sind Teil der an vorderster Front auf eindringende fremde Proteine und Krankheitserreger reagierenden unspezifischen Immunreaktion. Sie erkennen ohne spezifische Prägung virusinfizierte Zellen oder Krankheitserreger und zerstören diese. Bei diesen Zellen handelt es sich um eine heterogene Population von Lymphozyten, die zum Teil den T-Lymphozyten zugeordnet werden, weil sie für diese typische Oberflächenmarker exprimieren. NK-Zellen erkennen im Gegensatz zu den für bestimmte Antigendeterminanten geprägten T-Lymphozyten infizierte Zellen oder Tumorzellen ohne spezifische Immunisierung.

3.3 Signalstoffe des Immunsystems (Zytokine)

Mit den Signalstoffen des Immunsystems verhält es sich ähnlich wie mit den Kenntnissen über die T-Lymphozyten des Pferdes. Auch hier stammen viele Erkenntnisse über die Signalstoffe des menschlichen Immunsystems aus Untersuchungen an Versuchstieren. Über die Signalstoffe des Immunsystems des Menschen gibt es ebenfalls erheblich mehr Informationen als über die des Pferdes. Es sei deshalb erlaubt, bei den folgenden Darstellungen auf die Kenntnisse vom Menschen zurückzugreifen. Dabei sollte dem Leser bewußt sein, daß manches beim Pferd nicht ausdrücklich untersucht ist.

Zytokine werden von mononukleären Zellen entweder als wesentliche Eigenschaft oder als Reaktion auf Aktivierungssignale synthetisiert, die die Folge von Infektionen sein können. Ihre vielfältigen Funktionen in der Abwehr von Infektionen, Krebs und anderen Erkrankungen haben zu Anstrengungen geführt, diese Signalstoffe synthetisch herzustellen und therapeutisch einzusetzen. Jedoch ist die Anwendung synthetischer Zytokine mit Problemen verbunden, die wiederum zu Nebenwirkungen führen können. Bei ihnen steht der Zwang zu hohen Dosierungen im Vordergrund. Deshalb wird der Entwicklung alternativer Ansätze für die Therapie von Infektionskrankheiten und von Krebs höhere Priorität beigemessen.

Das **Interleukin-1 (IL-1)** ist das Zytokin, das von Makrophagen nach Stimulation durch Antigene oder Mitogene synthetisiert wird. Es ist bekannt für das breite Spektrum seiner Aktivitäten, von denen einige der Erleichterung der Abwehrreaktion des Wirtsorganismus gegen Infektionen dienen. Zu diesen gehören die Stimulation von polymorphkernigen Leukozyten (PMN) im Knochenmark, ihre Ansammlung in infizierten Regionen, die Induktion der Synthese von IL-3 und Wachstumsfaktoren für Granulozyten/Makrophagen, die Verstärkung der Sekretion von IL-2 und die Steigerung der Phagozytose durch Monozyten sowie der zytotoxischen Wirkung von Lymphozyten.

Das **Interleukin-2 (IL-2)** wirkt als Wachstumsfaktor für T-Lymphozyten, bewirkt deren Reifung und stimuliert B-Lymphozyten. Es stand beim Menschen zeitweilig wegen seiner Antitumor-Aktivitäten im Vordergrund des Interesses. Es gibt außerdem einige Informationen, die für einen Schutzeffekt gegen mikrobielle Infektionen sprechen. IL-2 aktiviert die natürlichen Killerzellen (NK-Zellen), die ihrerseits in der Abwehr von Infektionen eine wichtige Rolle spielen. Es beteiligt sich an der Aktivierung und Proliferation von Lymphozyten und der Induktion der Synthese von Interferon γ. Bei einigen Infektionen konnte keine Synthese von IL-2 nachgewiesen werden.

Interleukin-3 (IL-3) ist ein von aktivierten T-Zellen und NK-Zellen produziertes Glykoprotein, das auch als Multi-Kolonie-stimulierender Faktor (Multi-CSF) bekannt ist. Es fördert die Differenzierung und Vermehrung von Knochenmark-Vorläuferzellen und stärkt die Funktion von Monozyten und Granulozyten. Es scheint eine Rolle bei parasitären Infektionen zu spielen.

Die **Interleukine 5–8** sind in bezug auf ihre Rolle bei Infektionskrankheiten noch nicht ausreichend untersucht. Unter ihnen scheint das IL-5 wegen der Aktivierung von B-Lymphozyten und ihrer Reifung zu Antikörper produzierenden Plasmazellen (besonders IgA) bei der Abwehr von Infektionen von Bedeutung zu sein. Ähnlich beschränkt sind die heutigen Kenntnisse über die Rolle von IL-6, IL-7 und IL-8 bei Infektionskrankheiten. Immerhin weisen die Fähigkeiten von IL-6 zur Aktivierung von NK- und T-Zellen und der Entzündungsreaktion des Wirts auf infektiöse Agenzien sowie von IL-7 und IL-8 zur Stimulation der Lymphozyten-Vermehrung und der Chemotaxis von Granulozyten und Lymphozyten auf eine wichtige Rolle bei der Abwehr von Infektionen hin.

Ein relativ spät entdecktes Interleukin ist das **Interleukin-12 (IL-12)**, das auch als NK-stimulierender Faktor bezeichnet wird. Es besteht aus zwei Untereinheiten, deren gemeinsame Expression für die Produktion des IL-12 erforderlich ist. Es wird von B-Lymphozyten und Monozyten synthetisiert. Monozyten produzieren IL-12 beispielsweise nach Kontakt mit *Mycobacterium tuberculosis* und *Staphylococcus aureus*. IL-12 induziert seinerseits die Produktion von IFN-α durch NK- und T-Zellen sowie deren Proliferation. Es aktiviert die zytotoxische Funktion der NK-Zellen, Funktionen, die auf eine wichtige Bedeutung bei der Abwehr von Infektionen hinweisen.

Die hämatopoietischen Wachstumsfaktoren, wie der **Granulozyten-Makrophagen-Kolonie-stimulierende Faktor (GM-CSF)**, der **Granulozyten-Kolonie-stimulierende Faktor (G-CSF)** und der **Makrophagen-Kolonie-stimulierende Faktor (M-CSF)** besitzen wegen ihrer Fähigkeit zur Stimulation der Proliferation und Verstärkung der Funktion von Granulozyten und Makrophagen ebenfalls Bedeutung bei Infektionen.

Der Nutzen des **Tumor-Nekrose-Faktors alpha (TNF-α)** bei der Abwehr von Infektionskrankheiten wird kontrovers diskutiert. Die Induktion von TNF-α in der Frühphase von bakteriellen Infektionen könnte die der Abwehr dienende entzündliche Reaktion verschärfen und damit die klinische Schwere der Infektion verstärken. Andererseits hat TNF immunpotenzierende Eigenschaften. Über die Aktivierung der Funktionen von PMNs und Lymphozyten kann er zur antimikrobiellen Abwehr beitragen.

Signalstoffe und Mediatoren der unspezifischen Immunantwort auf Virusinfektionen sind die **Interferone**. Das ursprüngliche Konzept der Interferone war bei ihrer Entdeckung im Jahre 1957 sehr einfach. Der Begriff Interferon stand für einen Faktor, der durch virusinfizierte Zellen produziert wurde und andere Zellen vor einer Virusinfektion schützen konnte. Beim Menschen und bei anderen Spezies bilden die Interferone eine Familie von Genprodukten, die in die drei Haupttypen IFN-α, IFN-β und IFN-γ unterteilt werden. Die Interferone α, β und γ scheinen bei einer Reihe von Virusinfektionen durch ihre direkten Effekte und durch Verstärkung der Expression des Major Histocompatibility Complex (MHC) Klasse I und II eine wichtige Aufgabe zu haben. Für IFN-γ wurde ein Effekt gegen Infektionen mit Pilzen und Bakterien gezeigt. Die Interferone werden durch eine Vielzahl von Leukozyten, darunter T-, NK-, B-Zellen und Makrophagen, besonders nach deren Aktivierung, sowie von virusinfizierten Zellen (Leukozyten bzw. Fibroblasten) produziert. Um ihre Wirksamkeit entfalten zu können, müssen die Interferone wie die anderen Zytokine zuerst mit spezifischen Rezeptoren an den Zellmembranen reagieren (Balkwill, 1989).

Die Typ-I-Interferone (IFN-α und IFN-β) bilden eine Familie von Zytokinen, die zusammen mit den Typ-II-Interferonen (IFN-γ) ursprünglich wegen ihrer Fähigkeit, zelluläre Resistenz gegen Virusinfektionen zu vermitteln, von Interesse waren. IFN-α und -β werden von virusinfizierten Zellen produziert. Dagegen ist die Produktion von IFN-γ nicht virusinduziert. Sie erfolgt durch lymphoide Zellen, wie die T-Lymphozyten und NK-Zellen nach Stimulation durch Mitogene und Zytokine. Es würde den Rahmen dieser Arbeit sprengen, wenn auf die interessanten Mechanismen der Signalübermittlung und der Regulation der Immunantwort durch diese Interferone ausführlich eingegangen würde. Zusammen-

Tab. 6. Einige wichtige Funktionen der Interferone (nach Balkwill, 1989)

Funktion	IFN-α	IFN-β	IFN-γ
Zytotoxisch	Ja		Ja
Zytostatisch	Ja	Ja	Ja
Induktion von Resistenz gegen Virusinfektionen	Ja	Ja	Ja
Induktion von MHC Klasse I	Ja	Ja	Ja
Induktion von MHC Klasse II	Nein	Nein	Ja
Aktivierung von B-Zellen			Ja
B-Zell-Proliferation	Nein		
B-Zell-Differenzierung			Ja
Stimulation von T-Zell-Wachstum			Ja
Antitumor-Aktivität	Ja	Ja	Ja
Induktion von Fieber	Ja	Ja	Ja
Adjuvansaktivität in Impfstoffen			Ja

fassend sind die vielfältigen Funktionen der Interferone in der Tabelle 6 dargestellt.

Im Zusammenhang mit der Pferdeinfluenza ist von Interesse, daß die Interferone des Typs I zwei unterschiedliche Funktionen haben, mit denen sie in die Abwehr von Virusinfektionen eingreifen. Bekannt ist die Fähigkeit von IFN-α und -β, nichtinfizierte Zellen unempfänglich für eine Virusinfektion zu machen. Neu, aber ebenso wichtig für die Eliminierung von Virusinfektionen ist die Fähigkeit dieser Interferone, den Tod virusinfizierter Zellen durch Apoptose zu induzieren, wie Tanaka et al. (1998) vor kurzem zeigen konnten. Bisher war angenommen worden, daß der Untergang virusinfizierter Zellen durch Apoptose eine Konsequenz der Virusinfektion sei. Jetzt zeigt sich, daß sie vermutlich Teil der unspezifischen Abwehrstrategie des Organismus ist.

Dieser kurze Überblick zeigt, daß die Zytokine eine wichtige Rolle bei der Abwehr von Infektionskrankheiten spielen und einzeln oder in Kombination einen therapeutischen Wert bei der Behandlung einiger Infektionskrankheiten haben könnten.

Neben dem zellulären besitzt das humorale Immunsystem eine wichtige Bedeutung für die Abwehr der Influenzainfektion. Im Idealfall kommt es nach natürlicher Infektion zu einer Stimulation der B-Zellen im Zusammenwirken von Antigenen und aktivierten T-Zellen und nach Ausreifung der B-Lymphozyten zu Plasmazellen zur Antikörperproduktion.

3.4 Antikörper

Als Träger der spezifischen humoralen Immunreaktion sind die B-Lymphozyten die zweite wichtige Zellpopulation des Immunsystems. Die Bezeichnung „B-Lymphozyt" geht auf den ersten Nachweis antikörper-

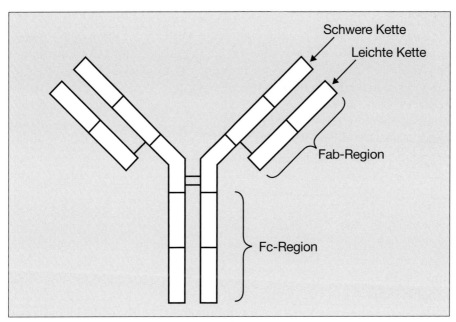

Abb. 13. Vereinfachte Darstellung eines IgG-Moleküls

produzierender Zellen in der Bursa fabricii der Vögel zurück. Obwohl Säugetiere keine Bursa fabricii besitzen, wurde die Bezeichnung auch für die entsprechenden Zellen bei ihnen beibehalten. Milz und Blinddarm der Säuger werden als Bursa-Äquivalent bezeichnet. Unreife Vorläufer-Zellen sind im Knochenmark angesiedelt. Reife B-Lymphozyten tragen auf ihrer Oberfläche Antikörpermoleküle, die als Rezeptoren für Antigene wirken. Binden diese Antikörper passende Antigene, wirkt dies als Signal für die endgültige Reifung zur Plasmazelle, deren einzige Aufgabe die Synthese spezifischer Antikörper ist. Durch Signalstoffe von Makrophagen und T-Helfer-Zellen werden Teilungen der B-Zellen veranlaßt, sie bilden Klone von Zellen, die spezielle Antikörpermoleküle produzieren.

Die Antikörper sind Teil der Gammaglobulinfraktion des Serums. Sie lassen sich aufgrund ihres Aufbaus und ihrer Funktion in fünf Klassen unterteilen. Diese werden als Immunglobulin (Ig) A, G, M, D und E bezeichnet. Die Antikörper bestehen aus verschiedenen Bausteinen, den schweren und leichten Ketten, die sich zu einer Y-förmigen Struktur zusammensetzen. Am Antikörpermolekül (Abb. 13) werden zwei wichtige Regionen unterschieden, die als Fab-Abschnitt und Fc-Abschnitt bezeichnet werden. Fab steht für Fragment-Antigen-Bindung, d. h., es bezeichnet den Teil der Moleküls, der für die Bindung an das Antigen verantwortlich ist. Fc steht für Fraction Complement, weil es nur Komplement binden kann. Über die Fab-Region, die aus einer schweren und einer leichten Kette besteht und den offenen Schenkeln des Y entspricht, erfolgt die Bindung des Antikörpermoleküls an die Antigene. Der Stiel des Y, die Fc-

Region, ist für die Bindung des Antikörpers an die Zellmembran und für die Reaktion mit dem Komplement verantwortlich. Sie kann kein Antigen binden, enthält nur nichtvariable Bereiche und bestimmt die Zuordnung des Antikörpermoleküls zu einer Immunglobulin-Klasse. Die Fab-Region kann verschiedene Formen annehmen, die mit Ausnahme der körpereigenen Proteine an alle möglichen Proteine passen. Erkennen diese Strukturen körperfremde Proteinstrukturen, binden sie sich und damit das Antikörpermolekül an diese. Der Fc-Teil bindet dann an die Zellmembran und an Komplement und löst damit eine Kaskade von Immunreaktionen aus, an deren Ende die Zerstörung des Krankheitserregers oder der mit diesem infizierten Körperzelle steht.

Wenn man die Gestalt der verschiedenen Antikörperklassen betrachtet, fällt auf, daß ihre Bauprinzipien weitgehend gleich sind. Dies ist eine Vorbedingung für die Produktion gewaltiger Mengen von Immunglobulinen verschiedener Klassen nach Infektionen und anderen Antigenreizen. Sowohl die leichten als auch die schweren Ketten besitzen konstante und variable Regionen. Die konstanten Regionen sind bei allen Immunglobulin-Klassen gleich, d. h., die verschiedenen Ig-Moleküle einer Klasse unterscheiden sich nur in einem relativ kleinen Anteil, der variablen Region, die auch die antigenbindende Stelle enthält. Die Zugehörigkeit zu einer bestimmten Immunglobulin-Klasse wird durch die schweren Ketten bestimmt. IgG, IgD und IgE sind Einzelmoleküle. Das IgA bildet im Serum Dimere, d. h., es sind zwei Moleküle zusammengelagert. In den Hohlorganen liegt das sogenannte sekretorische IgA (sIgA) als Monomer (Einzelmolekül) vor. Das IgM ist immer ein Pentamer, d. h., fünf Einzelmoleküle sind ringförmig aneinandergebunden. Es ist damit das größte Immunglobulin.

Antikörper binden sich an alle Proteine, mit denen sie in Kontakt kommen, und lösen sich wieder von ihnen, wenn die Oberfläche des vorübergehend gebundenen Proteins nicht der des Antikörpers entspricht. Nur bei „passenden" Antigenen dauert die Bindung so lange, daß weitere Immunreaktionen stattfinden können. Es muß ausreichend viele Antikörper unterschiedlicher Spezifität geben, damit möglichst jedes körperfremde und potentiell pathogene Protein erkannt werden kann. Gleichzeitig muß sichergestellt werden, daß es keine starke Bindung an körpereigene Proteine gibt, denn dies könnte der Beginn der Zerstörung körpereigener Gewebe und Strukturen im Sinne einer Autoimmunkrankheit sein.

Nach einer Infektion mit Influenzaviren oder anderen Viren entsteht eine Vielzahl von Antikörpern, die gegen die verschiedenen Epitope (Antigenregionen) der Virusantigene gerichtet sind. Hinter jeder gegen ein bestimmtes Epitop gerichteten Antikörperspezifität steht ein Klon von B-Lymphozyten. Die humorale Immunreaktion gegen eine Virusinfektion wird daher von einer Vielzahl von Klonen von B-Lymphozyten getragen,

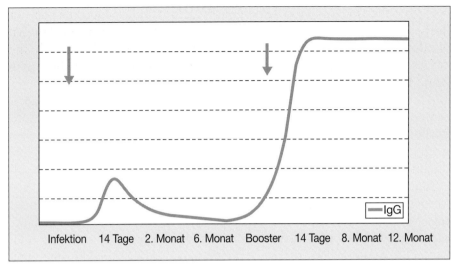

Abb. 14. Antikörperproduktion nach Infektion und Booster, schematisch

die gegen jeweils eines der verschiedenen Epitope gerichtet sind. Die humorale Reaktion auf eine Virusinfektion ist deshalb ein polyklonales Geschehen, das sich aus vielen monoklonalen Reaktionen auf die verschiedenen Antigen-Epitope zusammensetzt.

Nach Infektion mit einem Virus dauert es ca. eine Woche, bis mit den üblichen serologischen Methoden Antikörper im Blut nachweisbar sind (Abb. 14). Man nennt diese serologisch negative Phase Latenzzeit. Anschließend kommt es zu einem Anstieg der Antikörperkonzentration. Bei einer späteren erneuten Infektion mit demselben Virus werden die Antikörper schneller als bei der Erstauseinandersetzung produziert, die Latenzzeit ist deutlich kürzer als nach der Primärinfektion. Die erzielten Antikörpertiter sind höher als nach dem Erstkontakt. Man nennt diese Reaktion auch Boosterreaktion. Antikörper nach Boosterreaktion liegen nicht nur in höheren Titern vor, sondern sie persistieren in Abhängigkeit vom erreichten Maximaltiter für längere Zeit und haben eine breitere Spezifität. Wiederholen sich Kontakte mit demselben Virus immer wieder, können Boosterreaktionen ausbleiben. Auch die Neubildung von Antikörpern der Klasse IgM kann unterbleiben.

Antikörper der Klasse IgM sind die ersten nach einer Infektion gebildeten Antikörper. Sie reagieren mit den eingedrungenen fremden Antigenen. Da sie verhältnismäßig schnell wieder verschwinden, stellen sie die Grundlage einer frühen serologischen Diagnostik dar. Sie werden in einer späteren Phase der Infektion oder in der Rekonvaleszenz durch IgG abgelöst. Auch die Antikörper der Klasse IgA werden früh in einer Infektion wirksam, z. B. im Schleim des Respirationstraktes. Sie kommen vor allem in Sekreten vor und haben dadurch sehr früh mit eindringenden Influenzaviren Kontakt. IgA kommt auch in Serum und in Muttermilch vor. Im Falle der Influenza kann IgA bei erwachsenen Organismen mit größerer Regelmäßigkeit in der Frühphase der Infektion nachgewiesen werden als IgM.

Die übrigen Antikörper spielen im Zusammenhang mit Infektionen keine Rolle und werden deshalb hier nicht besprochen.

Antikörper der Klasse IgG gegen Pferdeinfluenzaviren gehen diaplazentar von trächtigen Stuten auf die Frucht über. Diese maternalen Antikörper sollen dem Fohlen in der ersten Zeit des Lebens, in der es selbst noch kein voll funktionierendes Immunsystem besitzt, einen Schutz gegen die im Milieu der Mutter vorhandenen Erreger bieten.

Maternale Antikörper persistieren in Fohlen gewöhnlich über 3–6 Monate. Die Dauer der Persistenz wird durch die sog. Halbwertzeit der IgG-Moleküle bestimmt. Sie beträgt ca. fünf Wochen oder nach genaueren Angaben 38 Tage. In dieser Zeit halbiert sich die Anzahl der IgG-Moleküle derselben Spezifität. Da keine neuen IgG-Moleküle zugebildet werden, ist die Dauer der Nachweisbarkeit maternaler Antikörper in erster Linie abhängig von der Höhe der ursprünglich zugeführten Antikörperkonzentration. Bei hoher Ausgangskonzentration wird man den Antikörper länger nachweisen können als bei niedriger. Die Nachweisbarkeit der maternalen Antikörper wird zusätzlich beeinflußt durch die Qualität (Empfindlichkeit) der angewandten Testmethode.

Die Berichte über die Nachweisbarkeit maternaler Antikörper gegen Influenzaviren bei Fohlen sind entsprechend sehr uneinheitlich. So berichteten Van Oirschot et al. (1991) von einer sehr kurzen Persistenz. Liu et al. (1985) beobachteten ebenfalls einen schnellen Rückgang der Antikörperkonzentration. Schon vier Wochen nach der Geburt waren bei 50 % der untersuchten Fohlen keine Antikörper gegen Viren des Subtyps A/Equi 1 und schon zwei Wochen nach der Geburt gegen den Subtyp A/Equi 2 nachweisbar. Hier dürfte sich auch auswirken, daß viele erwachsene Pferde nur relativ niedrige Antikörpertiter gegen die beiden equinen Subtypen der Influenzaviren besitzen, wobei die Titer gegen den Subtyp A/Equi 1 meist höher sind als die gegen den Subtyp A/Equi 2. Andere Berichte sprechen von einer Persistenz bis sechs Monate.

Da bei Fohlen während der ersten fünf bis sechs Lebensmonate mit maternalen Antikörpern gegen Pferdeinfluenzaviren gerechnet werden muß, wird empfohlen, die erste Schutzimpfung gegen Pferdeinfluenza nicht vor dem sechsten Lebensmonat durchzuführen (Knorr, 1992). Von größerem Interesse wäre allerdings die Frage, ob maternale IgA-Antikörper neugeborenen Fohlen einen Schutz vor Influenza vermitteln. Darüber gibt es in der neueren Literatur keine Untersuchungen. Obwohl Liu et al. (1985) annehmen, daß die große Masse der von Fohlen aus Stutenmilch aufgenommenen Antikörper IgG und IgM sind, muß doch davon ausgegangen werden, daß Stutenmilch auch in wirksamen Konzentrationen IgA-Antikörper enthält. Dies wäre besonders für Infektionen in Hohlorganen von großer Bedeutung. In Stutenmilch enthaltene IgA-Antikörper gegen Antigene von Influenzaviren können bei Fohlen eindringende Influenzaviren neutralisieren und damit ebenfalls eine Schutzwirkung ausüben. Nach Wilson (1993) werden bei Fohlen ohne maternale Antikörper tödlich endende primär virusbedingte Pneumonien beobachtet.

3.5 Komplement

Die wichtigste Komponente des unspezifischen humoralen Abwehrsystems ist das Komplement. Es wurde im 19. Jahrhundert entdeckt und ist das erste der ausführlich untersuchten Plasmaproteine. Der Begriff „Komplement" wird heute für einen Komplex von zusammenwirkenden Proteinen und Glykoproteinen des Blutes benutzt, der in allen Vertebraten zu finden ist. Die wichtigste Funktion dieser Proteine ist die Erzeugung und Regulation von Entzündung, die Opsonierung, d. h. Erkennbarmachung, von fremden Materialien für die Phagozytose und die Vermittlung der direkten Zytotoxizität gegen eine Vielzahl von Zellen und Mikroorganismen. Vereinfacht dargestellt, besteht das Komplement aus mehreren Komponenten (s. u.), deren Beschreibung hier zu weit führen würde. Sie werden als C1 (mit mehreren Untergruppen), C2, C3 (mit mehreren Untergruppen), C4, C5, C6, C7, C8 und C9 bezeichnet. Die Proteine des Komplement-Systems können in zwei Gruppen eingeteilt werden, die das System aktivieren und in den Reaktionsprozeß einbezogen sind. Es gibt zwei Wege zur Aktivierung, den klassischen und den alternativen. Der klassische Reaktionsweg ist zuerst entdeckt worden. Der alternative Weg ist jedoch der ältere und primitivere. Der entscheidende Schritt zur Entfaltung der biologischen Aktivität des Komplements ist die Bildung der wichtigsten Spaltprodukte von C3 und C3b. Alle Komponenten können in Abhängigkeit von ihrer Interaktion mit C3 in funktionelle Gruppen eingeteilt werden. Der klassische Weg benötigt Antikörper der Klassen IgG1, IgG2, IgG3 oder IgM in Bindung an ihre entsprechenden Antigene in Immunkomplexen für die Aktivierung des Komplements. Dagegen kann der alternative Weg ohne Antikörper aktiviert werden. Es genügen wiederholte Polysaccharidstrukturen oder andere Polymere zu seiner Initiierung. Beide Wege führen zur Bildung von Proteasen mit identischer Spezifität. Die Endkomponenten der Komplementkette werden Membran-Attack-System genannt, denn C5b–9 muß an die Membran binden, wenn diese verändert oder beschädigt werden soll. Nach der Aktivierung können die Komponenten des Komplementsystems an die Membran einer Zelle gebunden werden, die das aktivierende Enzym des klassischen oder alternativen Weges trägt. Ein klassisches Beispiel für die Komplementwirkung ist die Lyse einer virusinfizierten Zelle bei gleichzeitiger Anwesenheit von Antikörpern gegen Virusantigene.

Funktionen des Komplements:
1. Lyse fremder Zellen (auch Mikroorganismen und Viren) durch Komplexe aus C5 und C9 nach Anlagerung eines bei der Spaltung des C3 entstehenden Fragments an das fremde Antigen,
2. Aktivierung immunkompetenter Zellen durch bei der Spaltung von C3 und C5 entstehende Peptide C3a und C5a,
3. Opsonierung durch Anlagerung von C3 an Antigen-Antikörper-Komplexe unter Förderung von deren Phagozytose.

Das Komplement spielt bei der Abwehr der Influenza eine wichtige Rolle, indem es virusinfizierte Zellen in Verbindung mit Antikörpern (Antigen-Antikörper-Komplexe auf der Oberfläche der infizierten Zelle) lysiert oder in Antigen-Antikörper-Komplexen gebundene Viruspartikel zerstört.

Das Komplement ist hitzelabil, d. h., es kann durch Erwärmung auf 56 °C für 30 Minuten inaktiviert werden. In der Labordiagnostik der Influenza macht man sich dies zunutze. Für die Komplementbindungsreaktion zum Nachweis von Antikörpern gegen Influenzaviren (s. u. „Diagnostik"), bei der der Komplementverbrauch gemessen werden soll, werden die auf Antikörper zu untersuchenden Seren auf 56 °C erwärmt, um das in ihnen befindliche Komplement zu inaktivieren.

Für vertiefende Studien zum Thema Immunologie der Influenza werden die Arbeiten von Ada und Jones (1986), Scherle und Gerhard (1986), Claman (1987), Süss (1980), Fleischer (1989), Rouse et al. (1988), Kabelitz (1989), Balkwill (1989), Schapiro et al. (1990), Yamada et al. (1986) sowie das Buch „Fundamental Immunology" von William E. Paul (1989) empfohlen.

4 Diagnostik

Die klinischen Symptome allein sind keine ausreichende Grundlage für die Diagnose einer Influenza. Immer wieder wurde in der Vergangenheit versucht, Leitsymptome der Influenza festzulegen, die eine rein klinische Diagnose erlauben. Bisher ist es jedoch nicht gelungen, eine Falldefinition nur anhand klinischer Kriterien vorzunehmen. Die klinischen Symptome sind deshalb keine ausreichende Grundlage für die Unterscheidung der Influenza von anderen respiratorischen Erkrankungen, weil die klinischen Verläufe der Influenza sehr vielgestaltig sein und sich mit denen anderer respiratorischer Infektionen überschneiden können.

Als für die Influenza typisches Symptom wird sowohl beim Pferd als auch beim Menschen das plötzlich einsetzende hohe Fieber mit Temperaturen von 39,1–40,6 °C angesehen. Doch gibt es auch Influenzainfektionen, die zu einer Erkrankung ohne deutliche Erhöhung der Körpertemperatur führen. Ein weiteres typisches Symptom der Pferdeinfluenza ist der frequente trockene Husten. Während der Epizootie von 1984 beobachteten wir demgegenüber eher feuchten Husten als typisch für die umlaufende Erkrankung, die durch virologische Untersuchungen als Influenza bestätigt worden war (Jaeschke und Lange, 1987). Hinzu kommen allgemeine Symptome wie Anorexie, Lethargie und seröse Nasenausflüsse, die auf eine Influenza hinweisen können. Auch eine schnelle Ausbreitung der Infektion im Bestand nährt den Verdacht auf eine Influenza. Besitzen die Pferde keine ausreichende Immunität, kann man tatsächlich eine Verbreitungsgeschwindigkeit der Influenza beobachten, die einem Buschfeuer ähnelt. Befinden sich aber in dem Bestand auch Pferde, die eine stabile Immunität besitzen, kann die Ausbreitung auf andere nichtimmune Tiere langsamer erfolgen.

Besonders schwierig ist es, in einem Einzelfall eine Influenza anhand der klinischen Symptome richtig anzusprechen. Das liegt vor allem daran, daß die verschiedenen Erreger respiratorischer Erkrankungen ähnliche Symptome hervorrufen. Auch die Schwere der Erkrankung ist kein sicherer Hinweis auf eine Influenza, obwohl ein Teil der Influenzafälle schwerer als triviale Erkrankungen der oberen Atemwege verlaufen kann. Hinter einer leicht verlaufenden respiratorischen Erkrankung kann sich deshalb durchaus auch eine Influenza verbergen. Desgleichen können hämatologische Untersuchungen allenfalls dann auf die Ätiologie einer Atemwegserkrankung hinweisen, wenn das Bild nicht durch Infektionen mit anderen Erregern oder deren Reaktivierung (z. B. Herpesviren) überlagert wird. Anders ist natürlich die Situation während einer erwiesenen Influenza-Epizootie. Dann kann man schon aufgrund der in Nachbarbeständen auftretenden Influenza annehmen, daß auch ein einzeln gehaltenes Tier mit einer Atemwegserkrankung eine Influenza hat.

Erschwerend kommt hinzu, daß sich schon zwei bis drei Tage nach den ersten Symptomen bakterielle Superinfektionen durch erneute Fieberanstiege ankündigen können. Nicht selten steigen die Körpertemperaturen jetzt bis auf 41 °C, die Nasenausflüsse werden mukopurulent, der Husten wird schwerer, es entwickeln sich Bronchopneumonien und Pleuritiden, die besonders bei Fohlen fatal ausgehen können, wenn sie nicht antibiotisch behandelt werden. Wird der Tierarzt in einen Bestand gerufen, in dem bereits seit einigen Tagen die Influenza umläuft, kann das typische Influenzabild durch die bakterielle Superinfektion überlagert und verwischt sein.

Deshalb muß gelten, daß nur virologische oder serologische Laboratoriumsuntersuchungen die Diagnose sichern und die Ätiologie der ablaufenden Erkrankung klären. Sie geben zudem nähere Auskünfte über die Art der umlaufenden Influenzaviren. Beweiskräftig sind nur die Anzüchtung des zugrundeliegenden Influenzavirus, der Nachweis seiner Antigene, seines Genoms oder der gegen seine Antigene gerichteten Antikörper. Dennoch veranlassen die Tierärzte nur sehr selten eine virologische Untersuchung. An dieser Stelle sei die dringende Empfehlung ausgesprochen, nach Möglichkeit wenigstens bei einem Teil der erkrankten/infizierten Pferde eines Bestandes eine Virusisolierung anzustreben. Dies liegt nicht nur im Interesse der Überwachung und Bekämpfung der Pferdeinfluenza, sondern auch im Interesse der Tiere und des Tierarztes. Von einem richtigen Management der Influenza hängen ihr klinischer Verlauf, das Auftreten oder Ausbleiben ernster Komplikationen und das spätere Schicksal der betroffenen Pferde ab (s. a. Wilson, 1993).

Der bisher mit einer Virusdiagnostik verbundene finanzielle Aufwand und vor allem ein hoher Zeitbedarf bis zum Vorliegen einer Diagnose haben die Tierärzte dazu bewegt, auf eine virologische oder serologische Diagnostik zu verzichten und sich auf die klinischen Symptome zu verlassen. Ursache für diese Zurückhaltung ist vermutlich auch die in der Tierärzteschaft als unumstößlich geltende These, daß es gegen Virusinfektionen keine Chemotherapie gäbe. In diesem Buch wird gezeigt werden, daß es durchaus Möglichkeiten einer Chemotherapie gegen Pferdeinfluenza gibt.

4.1 Klinische Laboratoriumsdiagnostik

Wie beim Menschen gibt es auch beim Pferd eine Reihe klinischer Laborparameter, die auch im einfachen Praxis- oder Kliniklabor bestimmt wer-

> Blutkörperchensenkungsgeschwindigkeit
>
> Blutbild – Leukozyten
>   – Monozyten
>   – Thrombozyten
>
> Serumeisen
>
> Fibrinogen
>
> Tiefer Rachenabstrich oder Luftsackspülwasser
>   – Virologische Untersuchung (Anzüchtung/PCR)
>   – Antigennachweis (z. B. Directigen Flu A Assay)
>   – Bakteriologische Untersuchung inkl. Antibiogramm
>
> Serologische Untersuchung auf Influenza-Antikörper

Abb. 15. Schema empfehlenswerter Untersuchungen im Praxislabor bzw. im Speziallabor

den können. Sie können die klinische Diagnose und die Differentialdiagnose zu anderen respiratorischen Erkrankungen erleichtern und erlauben es, eine fundiertere klinische Verdachtsdiagnose zu stellen, die dann durch virologische Untersuchungen erhärtet werden sollte. Viele dieser Parameter können auch für die Verlaufskontrolle der Influenza nützlich sein. Sie sind vor allem für die frühzeitige Erkennung von Komplikationen und von bakteriellen Superinfektionen unbedingt erforderlich.

Einen Hinweis auf die Influenza kann der informierte Tierarzt bereits aus dem plötzlichen Beginn und der rasanten Ausbreitung der Erkrankung im Bestand gewinnen. Im Vordergrund der auf eine Influenza hinweisenden Symptome stehen der Husten und das Fieber. Der Husten tritt bereits am 1.–3. Krankheitstag auf, er ist frequent, trocken und rauh. Ebenfalls am 1. Tag bereits tritt das Fieber auf, das Werte um 40 °C (Maximalwerte um 41 °C) erreicht. Hinzu kommt ein zunächst seröser, später muköser bis mukopurulenter Nasenausfluß (Gerber, 1969, 1970).

Zu den klinischen Laborparametern gehören die Blutsenkungsgeschwindigkeit (BSG), das Differentialblutbild, Leukozyten- und Thrombozytenzahl, das Gesamtprotein und der Hämatokrit, ferner Eisenwert, Quick, Fibrinogen und Antithrombin-III-Spiegel. Hinzu kommen vor allem bei einem zweiten Fieberschub nach zwei bis drei Tagen bakteriologische Untersuchungen einschließlich Antibiogramm, um eine gezielte antibiotische Behandlung zu ermöglichen. Das Schema eines empfehlenswerten diagnostischen Vorgehens im Praxislabor zeigt die Abbildung 15.

Bei der Influenza des Pferdes ist die **BSG** in der Regel leicht erhöht, manchmal normal, während sie beim bakteriellen Infekt deutlich erhöht ist. Die **Leukozytenzahl** ist erniedrigt (Werte bei 4000–5000 gegenüber normal um 10000–12000/mm^3). Das **Differentialblutbild** zeigt eine Lymphopenie. Neutrophile sind normal oder leicht vermehrt. Später (3.–7. Tag) können Monozytose und Eosinophilie im Verlauf der Infektion eintreten und als Hinweise auf eine beginnende Überwindung der Infektion gewertet werden.

Erhöhte **Fibrinogen**werte weisen auf die Gefahr der Bildung von Mikrothromben und Emboli hin. Die Serumfibrinogenkonzentration kann als ein unspezifischer diagnostischer Marker für entzündliche Krankheitsprozesse gelten, die mit Gewebezerstörungen einhergehen. Als eine solche Erkrankung kann die Influenza gelten, bei der es zu massiven Epithelschäden an den Atemwegen, Schäden an den Gefäßendothelien sowie zu Parenchymschäden in Leber und Herz kommen kann. Dies gilt besonders für schwere Verlaufsformen und bei bakteriellen Superinfektionen. Die Bestimmung der Fibrinogenkonzentration liefert deshalb wertvolle Hinweise auf die Schwere der Erkrankung und den Beginn einer bakteriellen Superinfektion, die als schwere Komplikation der Influenza angesehen werden muß. Man gewinnt auf diese Weise ferner Informationen über den Übergang in die Rekonvaleszenz und den Erfolg einer antibiotischen Therapie. Das Fibrinogen hat daher auch prognostische Bedeutung und sollte regelmäßig bestimmt werden und die Therapie begleiten.

Als Normalwert wird beim Pferd nach Meyer-Wilmes (1989) eine Fibrinogenkonzentration im Plasma von 100–400 mg/100 ml angesehen (Schalm-Methode). Bei perakut verlaufenden Infektionen oder zu Beginn einer schweren Erkrankung werden Konzentrationen zwischen 500 und 600 mg/100 ml beobachtet. Erhöhungen über diesen Wert hinaus sind bei bakteriellen Superinfektionen zu finden. In der Regel erreichen die Fibrinogenkonzentrationen ihren Höhepunkt am 3.–4. Krankheitstag.

Verschiedene Blutparameter nach experimenteller Infektion mit A/Equi 2/Kentucky/91 zeigt die Tabelle 7 (nach Gross et al., 1998).

Tab. 7. Blutparameter (Mittelwerte) bei experimentell mit A/Equi 2/Kentucky/91 infizierten Pferden (Gross et al., 1998)

Tage nach Infektion	Weiße Blutzellen		Lymphozyten		Fibrinogen	
	Training	Stallruhe	Training	Stallruhe	Training	Stallruhe
–6	9,2±0,8	10,1±1,1	5,2±0,5	5,6±0,5	302±10	304±9
1	8,8±0,3	9,7±0,1	5,0±0,2	5,4±0,7	336±24	358±57
4	8,1±0,6	7,9±0,8	3,6±0,5	5,1±0,4	598±71	550±97
8	8,0±0,3	8,8±0,8	3,8±0,3	4,1±0,6	740±81	641±71
14	12,2±1,0	10,6±0,4	5,8±0,8	5,6±0,5	598±66	550±25
21	10,7±0,8	12,1±0,4	4,0±0,3	4,5±0,2	429±20	415±29
28	8,9±0,7	10,7±0,8	4,3±0,3	4,8±0,5	306±21	337±27

Die Bestimmung des Fibrinogens könnte wertvolle Hinweise auf den Verlauf einer Influenza und insbesondere auf die Entstehung bakterieller Komplikationen bieten, wenn sie häufiger genutzt würde.

Das **C-reaktive Protein** (CRP) ist ein Akutphase-Protein, das beim Menschen die Auslösung der Komplementkaskade signalisiert und daher als Hinweis auf den Beginn einer Abwehrreaktion gewertet werden kann. Mit seiner Hilfe kann man beim Menschen zwischen virusbedingten und bakteriell bedingten Erkrankungen unterscheiden, weil bei Virusinfektionen niedrigere Werte als bei bakteriellen Infektionen gefunden werden. Das CRP eignet sich auch zur Verlaufskontrolle einer antibakteriellen Therapie. Beim Pferd scheint das CRP nicht diese Bedeutung zu haben, oder es fehlen entsprechende Erfahrungen und Nachweisverfahren (Jaeschke, G., pers. Mitt. 1999). In der Literatur finden sich keine Hinweise auf seine diagnostische Bedeutung.

Bei komplizierten bzw. schwer verlaufenden Influenzafällen muß mit Parenchymschäden der Leber und des Herzmuskels gerechnet werden. Gelegentlich findet man einen Ikterus oder Subikterus mit erhöhten Glutamat-Oxalazetat-Transaminase(GOT)- und Laktatdehydrogenase-(LDH)-Werten sowie eine Hyperbilirubinämie. Vor allem bei älteren Pferden, aber auch bei jungen – nichtimmunen – Tieren findet man bei entsprechender Aufmerksamkeit Hinweise auf eine Herzbeteiligung in Form einer Myokarditis. Auf eine Herzbeteiligung weisen die Muskelenzyme Kreatinkinase (CK) und Aspartataminotransferase (AST) sowie LDH hin. Im Elektrokardiogramm (EKG) findet man veränderte ST-Strecken und T-Wellen, eine verbreiterte Erregungsausbreitung in den Kammern (QRS), verlängerte P-R-Strecke im EKG sowie Sinusarrhythmien (Wilson, 1993).

4.2 Virologische Laboratoriumsdiagnostik

Wie vorher gesagt, können nur Laboratoriumsuntersuchungen die Diagnose sichern, die Ätiologie der ablaufenden Atemwegserkrankungen klären und nähere Auskünfte über die Art der umlaufenden Influenzaviren geben.

Wie bei den meisten anderen Virusarten auch ist eine Darstellung des Influenzavirus im Lichtmikroskop aufgrund der geringen Größe nicht möglich. Nur Pockenviren können lichtmikroskopisch dargestellt werden. Eine Darstellung der anderen Viruspartikel ist nur im Elektronenmikroskop möglich, wobei das Ergebnis der Untersuchung von der Menge der vorhandenen Partikel abhängt, weniger als 10^3 Partikel können nicht erkannt werden. Aus diesem Grund sowie aufgrund des technischen Aufwandes ist es nicht sinnvoll, Proben von erkrankten Tieren oder Menschen direkt im EM auf Influenzaviren zu untersuchen.

Tab. 8. Methoden der Influenzadiagnostik

Methode	Material	Testverfahren	Anforderungen
Virusnachweis	Rachen- oder Nasenabstrich*	Anzüchtung im embryonierten Hühnerei; Anzüchtung in Zellkulturen	Spezialisiertes Laboratorium
Antigennachweis	Rachen- oder Nasenabstrich*	Monoklonaler Enzym-Immunoassay	Spezialisiertes Laboratorium
		Direkte Immunfluoreszenz	Spezialisiertes Laboratorium
		Directigen Flu A Assay	Praktiker (im Stall)
Genomnachweis	Rachen- oder Nasenabstrich*	Polymerase-Kettenreaktion (PCR)	Spezialisiertes Laboratorium
Antikörpernachweis	Blutprobe (Serumpaare!)	KBR	Einf. diagn. Laboratorium
		HAH-Test	
		HiG-Test	Spezialisiertes Laboratorium
		Indirekte Immunfluoreszenz	
		Antikörper-ELISA	

* Nasenabstrich wegen starker mikrobieller Kontamination weniger geeignet

Die Laboratoriumsdiagnostik der Influenza (Tab. 8) erfolgt deshalb entweder durch Isolierung des Virus, durch Nachweis seiner Antigene, seiner Nukleinsäure oder von gegen seine Antigene gebildeten Antikörpern. Hierfür ist ein entsprechend ausgerüstetes Laboratorium erforderlich, das sowohl über die konventionellen Methoden und die entsprechenden Referenzstämme und -antikörper als auch über molekularvirologische Methoden verfügt.

4.2.1 Untersuchungsmaterialien

Als Untersuchungsmaterialien für Virusanzüchtung, Antigennachweise oder Genomnachweise werden mit Watteträgern gewonnene Schleimproben aus dem Nasopharynx oder Luftsackspülflüssigkeit der Pferde benutzt. Zur Gewinnung des Schleims aus dem Nasopharynx können Watte- oder Gazetupfer benutzt werden, die sich an einem 60 cm langen Träger aus rostfreiem Stahl befinden. Dieser Träger wird vor und nach dem Gebrauch im Autoklaven sterilisiert und kann immer wieder benutzt werden. Watte- oder Gazetupfer sollten ebenfalls steril benutzt werden. Zur Entnahme der Probe wird der Tupfer soweit wie möglich in den Nasopharynx eingeführt. Nach Chambers et al. (1995a) kann er bis zu 30 cm tief durch die Nasenöffnung eingeführt werden (bei Fohlen 20 cm). Für die sichere Entnahme der Probe kann es erforderlich sein, das Tier zu sedieren. Der Tupfer muß so am Träger befestigt sein, daß er sich nicht im Nasopharynx löst. Keinesfalls sollte man die Schleimprobe an den

Nasenöffnungen entnehmen, weil diese sehr stark mit Bakterien und anderen Mikroorganismen (Hefen, Pilze) kontaminiert sind.

Es ist wenig sinnvoll, später als drei Tage nach Beginn der Erkrankung Proben für die Virusanzüchtung zu entnehmen, weil die Zahl infektionstüchtiger Viren nach drei bis vier Tagen drastisch zurückgeht. Man kann jedoch auch in späteren Proben (drei bis sieben Tage nach Krankheitsbeginn) mit entsprechenden Methoden noch virusspezifische Antigene oder Genome nachweisen (siehe dort).

Nach der Entnahme der Probe aus dem Nasopharynx wird der Tupfer vom Träger gelöst und in ein Fläschchen mit 5 ml Transportmedium (am besten Zellkulturmedium, das mit Penicillin, Streptomycin, Gentamycin und Amphotericin gemischt ist) übertragen. Falls kein Kulturmedium verfügbar ist, sollte der Tupfer in sterile physiologische Kochsalzlösung verbracht werden. In diesem Fall ist jedoch wegen der Begleitflora, die bei massivem Wachstum die Virusanzüchtung durch freiwerdende Endotoxine stören oder die empfindlichen Viruspartikel durch proteolytische Enzyme zerstören kann, der unmittelbare Transport ins Laboratorium dringend erforderlich. Im Laboratorium wird der Tupfer ausgedrückt und die Flüssigkeit als Rohmaterial für die Virusisolierung benutzt. Obwohl mit sterilen Tupfern gearbeitet wurde, muß mit einer massiven bakteriellen Kontamination des Tupfers gerechnet werden. Daher ist der Zusatz von Antibiotika und Antimykotika zur Unterdrückung der Begleitflora unbedingt erforderlich. Die Proben sollten so schnell wie möglich in ein Laboratorium transportiert werden. Bis dahin ist eine Kühlung anzuraten, jedoch dürfen die Proben nicht in einem normalen Gefrierfach oder -schrank bei -18 bis $-20\,°C$ eingefroren werden, weil dadurch viele Viruspartikel inaktiviert werden. Allenfalls ist eine Aufbewahrung in flüssigem Stickstoff oder in einem Tiefgefrierer bei $-70\,°C$ möglich. Es empfiehlt sich ferner, im virologischen Labor die Proben durch bakteriendichte Filter zu filtrieren und von den teilweise massiven mikrobiellen Verunreinigungen zu trennen.

Für den Nachweis von Antikörpern gegen Influenzaviren werden Blutproben benötigt, die zur Infektionsdiagnostik zu Beginn und 10–14 Tage nach Beginn der Erkrankung (Serumpaare) entnommen wurden. Die Blutproben sollen in Röhrchen ohne Zusatz von Gerinnungshemmern transportiert werden. Eine Aufbewahrung im Kühlschrank sollte bis zur vollständigen Blutgerinnung gewährleistet sein. Die Blutproben dürfen nicht eingefroren werden. Erst nach Abtrennung vom Blutkuchen können die Seren über mehrere Tage im Kühlschrank aufbewahrt oder für längere Zeit eingefroren werden.

4.2.2 Virusisolierung und Typisierung

Die Isolierung von Influenzaviren ist wegen der erforderlichen technischen Voraussetzungen nur in wenigen spezialisierten Laboratorien möglich. Da die Viren wegen des Fehlens eigener Stoffwechsel- und Synthesefunktionen auf lebende Wirtszellen angewiesen sind, kann man sie nur in Zellkulturen oder embryonierten Hühnereiern anzüchten. Vor der Einführung dieser Systeme wurden Viren in Versuchstieren und „Kulturen" von Gewebestückchen, z. B. Trachealringen, vermehrt.

Für die Anzüchtung von Influenzaviren stehen embryonierte Hühnereier und Zellkulturen zur Verfügung. Am häufigsten benutzt werden MDCK-Zellen (Madin Darby Canine Kidney). Daneben kann die Isolierung auch mit Erfolg in Vero-Zellen (African Green Monkey Cells) versucht werden. Auf die Technik wird hier aus Platzgründen nicht weiter eingegangen. Sie müssen ohnehin in spezialisierten Laboratorien ausgeführt werden. Da man an den biologischen Systemen zur Virusanzüchtung nicht immer einen Effekt der Virusvermehrung erkennen kann, müssen weitere Methoden zur Erkennung der Virusvermehrung angeschlossen werden. Selbst Viren, die in Zellkulturen einen durch den Untergang infizierter Zellen bedingten zytopathischen Effekt (CPE) verursachen, kann man nicht allein anhand des CPE identifizieren.

Als Methode der Wahl für die Typisierung neuisolierter Viren wird im Falle der Influenza der Hämagglutinationshemmtest (HAH) mit postinfektionellen Frettchenseren empfohlen. Postinfektionelle Frettchenseren besitzen überwiegend stammspezifische Antikörper, so daß Übereinstimmungen oder Unterschiede zwischen Isolat und Referenzstämmen besonders gut erkennbar sind. In Kaninchen oder Hühnern hergestellte Antiseren sind Hyperimmunseren. Sie besitzen eine starke Kreuzreaktivität mit anderen als dem homologen Stamm und sind daher für eine genaue Typisierung eines Isolates oder für die Erkennung von Variationen nicht geeignet. Diese Untersuchungen benötigen inklusive Feintypisierung zwei bis drei Wochen bis zum Vorliegen eines Ergebnisses. Der Befund „Influenza" ist nach drei bis vier Tagen möglich, wenn schon im ersten Versuch eine Virusanzüchtung erfolgt. Nicht selten müssen klinische Materialien über mehrere Blindpassagen geführt werden, bis eine Virusanzüchtung gelingt.

Zur Beschleunigung des Verfahrens kann man bereits nach einer Kultivierungszeit von ca. 16 Stunden, also vor dem Entstehen eines zytopathischen Effekts, in der Zellkultur virusspezifische Antigene nachweisen. Dazu benutzt man die direkte Immunfluoreszenz mit monoklonalen Antikörpern gegen stammspezifische interne Antigene der Influenzaviren. Der Befund „Influenza", oder beim Menschen „Influenza A oder B", ist mit dieser Schnellmethode bereits am Tag nach dem Ansetzen des Anzüchtungsversuchs verfügbar. Auf relativ einfache Weise kann man mit dem Hämadsorptionstest die Vermehrung hämagglutinierender Viren in einer Zellkultur erkennen. Es ist jedoch nicht möglich, aus dem positiven Befund auf die Vermehrung von Influenzaviren zu schließen, weil es auch andere Virusarten mit hämagglutinierenden Eigenschaften gibt.

4.2.3 Antigennachweis

Eine Schnelldiagnose der Influenza ist durch Nachweis typspezifischer, interner Antigene der Influenza-A-Viren in Nasopharynxsekreten erkrankter Pferde möglich. Die Tests arbeiten mit monoklonalen Antikörpern gegen das Nukleoprotein der Influenza-A-Viren und zeichnen sich in der Regel durch eine hohe Nachweisempfindlichkeit aus.

Wie Chambers et al. (1994) ausführten, sind die derzeit zur Diagnostik der Pferdeinfluenza benutzten Verfahren mit einer Reihe von Nachteilen belastet. Die Virusanzüchtung aus Nasensekreten dauert zu lange (mindestens drei Tage) und kann falsch-negative Ergebnisse bringen. Die Polymerase-Kettenreaktion (PCR) erfordert durch Versand der Probe und Befundübermittlung ebenfalls zu lange Zeit (ca. zwei Tage) und ist technisch zu aufwendig. Jedoch gibt es neue Entwicklungen, die in naher Zukunft praxisreif sein werden. Sie bieten bereits innerhalb einer Stunde ein Ergebnis. Die PCR wird in dieser Version also als Schnelltest geeignet sein (s. dort). Der Nachweis virusinfizierter Zellen in Nasenschleimproben mittels direkter Immunfluoreszenz hängt von der Qualität der Probe, von der Verfügbarkeit eines Fluoreszenzmikroskops und von gut geschultem Personal ab. Der Befund einer serologischen Untersuchung zum Nachweis von Antikörpern steht schließlich frühestens nach 14 Tagen zur Verfügung, weil mit den üblichen einfachen serologischen Tests Serumpaare untersucht werden müssen, die im Abstand von 10–14 Tagen entnommen werden. Der Tierarzt erhält das serologische Ergebnis erst, wenn die Tiere wieder gesund sind, d. h., es ist für Tierbesitzer und Tierarzt ohne jeden praktischen Nutzen. Auch die Ergebnisse der Virusanzüchtung helfen dem Tierarzt in der Regel wenig, es sei denn, er kann die ersten Proben zu Beginn einer Epidemie in einem größeren Bestand entnehmen und aufgrund der Ergebnisse therapeutische Entscheidungen für den Rest des Bestandes treffen. Besonders wichtig und unverzichtbar ist die Virusanzüchtung für die Überwachung der Influenza. Sie dient der Charakterisierung umlaufender Viren, die mit anderen Methoden nicht möglich ist, der Erkennung neuer Varianten und der Entscheidung über die richtige Zusammensetzung der Impfstoffe.

Antigennachweisverfahren sind interessant, weil sie bei hoher Nachweisempfindlichkeit und Spezifität teilweise innerhalb kurzer Zeit ein Ergebnis liefern können. Wenn sie so konstruiert sind, daß sie einfach auszuführen sind, bieten sie gegenüber anderen diagnostischen Verfahren erhebliche praktische Vorteile, denn sie können in der Praxis ausgeführt werden und liefern nach weniger als einer Stunde das Ergebnis. Dafür gibt es mehrere Möglichkeiten: In einem virologischen Laboratorium selbst hergestellte Enzym-Immunoassays, kommerzielle Enzym-Immunoassays und kommerzielle Antigenschnelltests.

Selbst hergestellte Enzym-Immunoassays mit monoklonalen Antikörpern wurden von Cook et al. (1988) und von Lehmann (1997) beschrieben. Sie können jedoch nur in einem spezialisierten Laboratorium hergestellt und durchgeführt werden. Für die Praxis könnte ein ursprünglich für die Humanmedizin entwickelter sogenannter Influenza-A-Schnelltest mit der Bezeichnung Directigen Flu A Assay von Becton & Dickinson von Interesse sein, dessen Eignung für die Pferdeinfluenza in mehreren Untersuchungen gezeigt wurde (Chambers et al., 1994; Morley et al. (1995); Lehmann, 1997). Vergleichsuntersuchungen von Lehmann (1997) in unserem Laboratorium zeigten den Nutzen dieses Tests für die praktische Influenzadiagnostik. Von Vorteil sind die einfache Durchführbarkeit und die kurze Reaktionsdauer. Schon nach 15 Minuten liegt das Ergebnis vor. Der Test könnte vom Tierarzt direkt im Bestand durchgeführt werden. Morley et al. (1995) erzielten mit dem Directigen Flu A Assay im Vergleich zur Virusanzüchtung folgende Ergebnisse: In Nasenschleimproben von erkrankten Pferden erkannte der Directigen-Flu-A-Test in 33–45 % der Fälle virusspezifische Antigene, während nur aus 7 % derselben Proben eine Virusanzüchtung gelang. Dagegen waren 95–98 % der untersuchten Sekretproben von nicht erkrankten Pferden negativ.

Ähnlich interessant könnten neuere für die Humaninfluenza entwickelte Schnelltests zum Antigennachweis sein, so der FLU A/B Assay von Roche, der FLU-OIA-Test von BIOSTAR/BIOTA (in Deutschland vertrieben durch VIVA Diagnostika) und der ZstatFLU-Test (ZymeTx Inc.). Es kann ohne große prophetische Gabe vorausgesagt werden, daß in naher Zukunft weitere einfache Tests zum Antigennachweis auf den Markt kommen werden. Die Beschleunigung dieser Entwicklung ist vor allem dem Bedarf an schneller Influenzadiagnostik für die Chemotherapie mit Neuraminidasehemmern in der Humanmedizin zu verdanken. Sie könnte auch für die Influenza der Pferde interessant sein, weil diese Tests interne Antigene der Influenzaviren (RNP) messen, die eine gute Antigenverwandtschaft mit humanen Influenza-A-Viren zeigen.

Typische Ergebnisse von Antigennachweistests sind im Vergleich zur Virusanzüchtung in der Tabelle 9 gezeigt (nach Lehmann, 1997). Die Ergebnisse des Vergleichs zeigen, daß die Antigennachweissysteme empfindlicher sind. Sie waren über einen längeren Zeitraum positiv als die Virusanzüchtung. Sie bestätigen auch die Erfahrung, daß selbst bei frischen Infektionen nicht immer die Virusanzucht gelingt. Ob das an der gelegentlich anzutreffenden geringen Qualität des Abstrichmaterials oder an der Methode liegt, mag hier offenbleiben. Wichtig ist der Befund, daß mit den Antigennachweisverfahren die Influenza sicherer diagnostiziert werden konnte als mit der Virusanzucht im embryonierten Hühnerei, die gemeinhin als „Goldstandard" der Virusdiagnostik angesehen wird. Die lange Nachweisbarkeit von viralen Antigenen kann damit erklärt werden, daß diese länger in Nasen- und Rachensekreten, Zelltrümmern und Leukozyten nachweisbar sind als intakte, infektionstüchtige Viren. Wie

Tab. 9. Virusanzüchtung und Antigennachweise (RNP) bei erkrankten Pferden der Epizootie 1993/1994

Pferd	Datum der Probe	Virus-anzucht	Antigen-ELISA*	Directigen Flu A Assay	KBR
1	11.12.1993	Positiv	Positiv	Positiv	< 1:5
	24.12.1993	n. u.	Positiv	Positiv	> 1:320
	7.1.1994	n. u.	Positiv	Positiv	n. u.
	14.1.1994	n. u.	Positiv	Negativ	n. u.
	31.1.1994	n. u.	Negativ	Negativ	n. u.
	15.3.1994	n. u.	Negativ	Negativ	n. u.
2	11.12.1993	Positiv	Positiv	Positiv	< 1:5
	24.12.1993	n. u.	Positiv	Positiv	1:80
	7.1.1994	n. u.	Positiv	Positiv	n. u.
	14.1.1994	n. u.	Negativ	Negativ	n. u.
	31.1.1994	n. u.	Negativ	Negativ	n. u.
	15.3.1994	n. u.	Negativ	Negativ	n. u.
3	11.12.1993	Negativ	Positiv	Positiv	< 1:5
	24.12.1993	n. u.	Positiv	Positiv	> 1:320
	7.1.1994	n. u.	Positiv	Positiv	n. u.
	14.1.1994	n. u.	Positiv	Negativ	n. u.
	31.1.1994	n. u.	Negativ	Negativ	n. u.
	15.3.1994	n. u.	Negativ	Negativ	n. u.
4	11.12.1993	Negativ	Positiv	Positiv	< 1:5
	24.12.1993	n. u.	Positiv	Positiv	1:160
	7.1.1994	n. u.	Positiv	Positiv	n. u.
	14.1.1994	n. u.	Positiv	Negativ	n. u.
	31.1.1994	n. u.	Negativ	Negativ	n. u.
	15.3.1994	n. u.	Negativ	Negativ	n. u.
5	11.12.1993	Negativ	Positiv	Positiv	< 1:5
	24.12.1993	n. u.	Positiv	Positiv	1:160
	7.1.1994	n. u.	Positiv	Positiv	n. u.
	14.1.1994	n. u.	Positiv	Positiv	n. u.
	31.1.1994	n. u.	Positiv	Negativ	n. u.
6	7.1.1994	Positiv	Positiv	Positiv	< 1:5

* Selbst hergestellter Enzym-Immunoassay mit monoklonalen Antikörpern gegen RNP-Antigen; n. u. = nicht untersucht

oben im Zusammenhang mit der Virusanzüchtung ausgeführt, können in der Regel nur innerhalb der ersten sechs Tage nach Beginn der Erkrankung Influenza-A-Viren angezüchtet werden. Danach sinkt vermutlich die Anzahl infektionstüchtiger Viruspartikel auf den Schleimhäuten unter die Nachweisbarkeitsgrenze im Anzüchtungsversuch. Es befindet sich jedoch noch ausreichend Ribonukleoprotein im Schleim des Respirationstraktes und im Zelldetritus, so daß ein Nachweis dieses Antigens mit empfindlichen Methoden möglich bleibt. Überraschend ist die lange Persistenz der Antigene. Die jeweils in der Tabelle angefügten Ergebnisse der Komplementbindungsreaktion (KBR) beweisen zusätzlich das Vorliegen einer Influenza-A-Infektion. In Untersuchungen von Morley et al. (1995) an Nasensekreten erkrankter Pferde erwies sich der Directigen Flu A Assay von Becton & Dickinson ähnlich wie in unseren Untersuchungen als empfindlicher und länger positiv als die Virusanzüchtung.

4.2.4 Genomnachweis

Die Polymerase-Kettenreaktion (PCR) ist ein molekularbiologisches Verfahren, mit dessen Hilfe in vitro von einem bekannten Abschnitt einer DNS oder RNS durch exponentielle (Basis-2-)Vervielfältigung Millionen von Kopien hergestellt werden können. Im Falle einer RNS setzt dies eine Umschreibung in DNS mit einer reversen Transkriptase voraus. Im Gegensatz zu der früher üblichen Hybridisierung, die für eine verläßliche Aussage eine große Zahl gleicher Genomabschnitte erforderte, kann man mit der PCR die DNS vorher vervielfältigen und diese dann mit einer ausreichend hohen Zahl der gewünschten Genomabschnitte durch Hybridisierung nachweisen. Das nachzuweisende Genomteil muß in der PCR ebenso bekannt sein wie die auf dem Doppelstrang daran anschließenden Abschnitte. Der amplifizierte Bereich des Genoms muß spezifisch für das zu untersuchende Virus und genetisch stabil sein. Die PCR ist sehr empfindlich. Über die Diagnose der Pferdeinfluenza mit Hilfe der PCR wurde von Donofrio et al. (1994) berichtet. Die Autoren benutzten Primer, die eine Genomsequenz von 212 Basenpaaren auf dem konservierten Segment 7 (dem Matrixgen) des humanen Influenzavirus A/Bangkok/1/79 (H3N2) amplifizierte. Sie stellten auf diese Weise Amplifikationsprodukte von entsprechender Größe mit den Pferdeinfluenzaviren A/Equi 1/Prague/1/56 (H7N7), A/Equi 2/Miami/1/63 (H3N8), A/Equi 2/Kentucky/79 (H3N8) und A/Equi 2/Kentucky/91 (H3N8) in Allantoisflüssigkeit bzw. Nasenschleimproben von Pferden her. Die Produkte konnten mit Hilfe einer mit P32 markierten Hybridisierungsprobe nachgewiesen werden, die für eine innere Region des Targets spezifisch war. Pferden, die mit A/Equi 2/Kentucky/91 infiziert waren, wurden über zehn Tage lang täglich Schleimproben aus den Nasen entnommen. Mit Hilfe der PCR konnte virusspezifisches Genom länger nachgewiesen werden als Viren mittels Virusanzüchtung.

Nachteile der PCR sind der hohe technische Aufwand, obwohl die Vermeidung von Kontaminationen durch fremde Nukleinsäuren heute einfacher zu erreichen ist als früher, und der Bedarf an spezialisiertem Personal. Hinzu kommen die hohen Kosten, die normalerweise vom Tierbesitzer kaum getragen werden können. Ferner ist sie wie der Antigennachweis kein Ersatz für die Virusanzüchtung, wenn es um die Überwachung der Antigendrift der Pferdeinfluenzaviren geht. Dafür ist nach wie vor die zeitaufwendige Anzüchtung von Virusstämmen erforderlich, weil nur so Veränderungen der Oberflächenantigene, d. h. neue Varianten, erkannt werden können. In naher Zukunft wird eine Version der PCR, die Multiplex-RT-PCR, als zuverlässige Schnellmethode eingeführt werden, die innerhalb einer Stunde ein Ergebnis liefern soll (pers. Mitt. R. Heckler, 1999).

4.2.5 Antikörpernachweis

Die Ätiologie der Influenza kann auch durch serologische Untersuchungen geklärt werden. Dazu müssen meist Serumpaare auf Antikörper gegen Influenzaviren untersucht werden. Serologische Verfahren zum Nachweis von Antikörpern beruhen im Prinzip auf der Herbeiführung von Antigen-Antikörper-Reaktionen, die immer eintreten, wenn Antikörper mit passenden Antigenen gemischt werden. Die Bildung von Antigen-Antikörper-Komplexen kann in der Virologie direkt nur mit dem Elektronenmikroskop sichtbar gemacht werden. Man benötigt deshalb zur Erkennung von Antigen-Antikörper-Komplexen zusätzliche Nachweissysteme. Die verschiedenen serologischen Verfahren unterscheiden sich prinzipiell durch die Methode des Nachweises dieser Reaktion.

Das kann durch Einsatz eines weiteren bekannten Antigen-Antikörper-Systems erfolgen, das mit dem nachzuweisenden System um das zugegebene Komplement konkurriert (Komplementbindungsreaktion). Antigen-Antikörper-Komplexe können im Agargel durch Präzipitationslinien sichtbar gemacht werden (Immunodiffusion). Man kann das eingesetzte Antigen an einen Träger binden, z. B. an vorbehandelte Erythrozyten (passive Hämagglutination oder Hämolyse-im-Gel-Test), an Latex- oder andere Partikel. Man kann die Bindung von Antikörpern aus dem Patientenserum gegen bekannte Antigene durch einen zweiten – markierten – Antikörper gegen die Immunglobuline der untersuchten Spezies erkennbar machen. Die Markierung erfolgt mit einem Fluoreszenzfarbstoff (Immunfluoreszenz), mit Isotopen (Radioimmunoassay), mit einem Enzym (Enzym-Immunoassay) oder mit einem Licht emittierenden Indikator (Lumineszenz-Immunoassay).

Weiterhin kann man bestimmte biologische Eigenschaften von Viren durch Antikörper im Patientenserum hemmen, z. B. die Agglutination von Erythrozyten (Hämagglutinationshemmtest), die Adsorption von Erythrozyten an virusinfizierte Zellen (Hämadsorptionshemmtest) oder den zytopathischen Effekt durch Patientenseren neutralisieren (Neutralisationstest, Plaquereduktionstest). Der Hämagglutinationshemmtest ist immer noch der wichtigste serologische Test zum Nachweis von Antikörpern mit dem Ziel der Diagnostik einer Influenza, der Bestimmung der Immunitätslage und der Typisierung neuer Virusisolate (Hirst, 1942). Abbildung 16 zeigt eine Mikrotiterplatte, in der ein Hämagglutinationshemmtest ausgeführt wurde.

Der Hämolyse-im-Gel-Test (HiG) verbindet die Adsorptionsfähigkeit von Influenzaviren oder deren Hämagglutininen an Erythrozytenrezeptoren und die Lyse der so beladenen roten Blutkörperchen durch Anti-

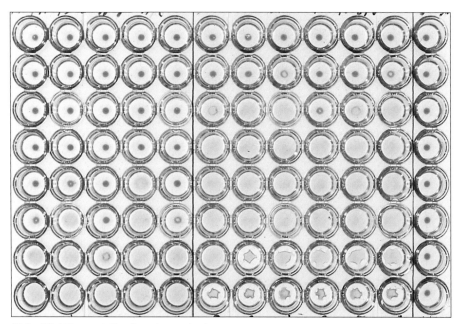

Abb. 16. Hämagglutinationshemmtest

körper im Beisein von Komplement. Abbildung 17 zeigt eine HiG-Testplatte, in der drei Referenzseren in einer Verdünnungsreihe getestet wurden. Die Hämolysehöfe nehmen in ihrem Durchmesser in Abhängigkeit von der in der Verdünnung enthaltenen Antikörperkonzentration fast linear ab. Bei der Untersuchung eines Referenzserums mit bekanntem Antikörpergehalt läßt sich aus einem derartigen Ansatz eine Eichkurve erstellen, an der die Hämolysehöfe bzw. die Antikörpertiter untersuchter Patientenseren abgelesen werden können.

Die verschiedenen serologischen Verfahren unterscheiden sich nicht nur durch die unterschiedliche Art des Nachweises und der Quantifizierung der Antigen-Antikörper-Reaktion, sondern auch durch unterschiedliche Nachweisempfindlichkeiten und Störanfälligkeiten (falschpositive oder falsch-negative Reaktionen). Hinzu kommen Nachweismöglichkeiten für die verschiedenen Antikörperklassen, die im Falle des IgM oder IgA den Verzicht auf die Untersuchung eines Serumpaares und damit eine schnellere Serodiagnostik erlauben.

Der Tierarzt muß wissen, wie er die Ergebnisse einer serologischen Untersuchung zu interpretieren hat. Das Vorhandensein von Antikörpern gegen bestimmte Viren oder Antigene wird als Hinweis auf eine Auseinandersetzung mit dem entsprechenden Virus gewertet. Dabei kann nicht ohne weiteres eine Aussage über den Zeitpunkt der Infektion gemacht werden. Antikörper können das Produkt einer kürzlich aufgetretenen oder einer länger zurückliegenden Infektion sein und damit entweder auf eine frische Infektion oder auf Immunität hinweisen. Ohne weitere

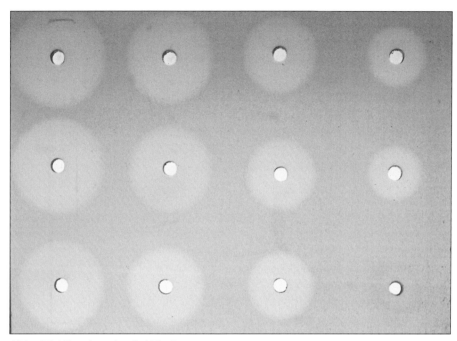

Abb. 17. Hämolyse-im-Gel-Test

Untersuchungen ist das Ergebnis daher nur von anamnestischer Bedeutung. Erst, wenn man durch Untersuchung zweier im Abstand von 10–14 Tagen gewonnenen Blutproben (Serumpaare) Anstiege der Antikörperkonzentrationen (Titer) um mindestens das Vierfache nachweist oder wenn man mit speziellen Techniken früh auftretende und relativ schnell wieder verschwindende Antikörperklassen (IgM, IgA) feststellt, ist der Beweis für das Vorliegen einer akuten Infektion möglich. Gelegentlich kommen Einzelseren in der KBR zur Untersuchung. Werden in ihnen hohe Antikörpertiter gegen Influenzaviren nachgewiesen, dann können diese als Hinweis auf das Vorliegen einer Influenzainfektion vor zwei bis acht Wochen gewertet werden.

Bei der Klassifizierung der virusspezifischen Antikörper ist die Untersuchung von Serumpaaren nicht nötig. Bei vielen modernen Testverfahren entfällt auch die Titration, d. h. die Herstellung von Verdünnungsreihen zur Bestimmung der Antikörperkonzentration. Unter den genannten Voraussetzungen kann mit serologischen Methoden ebenso sicher wie durch Virusanzüchtung das Vorliegen einer Infektion bewiesen werden.

Serodiagnostische Verfahren, die auf dem Nachweis der Steigerung der Antikörperkonzentration beruhen, bringen durch den Zwang zur Untersuchung von Serumpaaren eine Verzögerung der Ergebnisse um etwa zwei Wochen mit sich. Diese Verzögerung kann nur durch Nachweis früh auftretender und schnell verschwindender Antikörperklassen vermieden werden (IgM, IgA), der mit den einfachen Verfahren nicht möglich ist.

Tab. 10. Serologische Verfahren zur Diagnostik der Influenza

Test	Antigenspezifität	Besonderheiten
Komplementbindungsreaktion (KBR)	Interne Antigene, speziell RNP	typspezifisch, Serumpaare erforderlich, einfach, für Massenuntersuchung geeignet (Mikromethode), keine Immunitätsstudien möglich, Antikörper verschwinden nach 2–3 Monaten
Hämagglutinationshemmtest (HAH)	Hämagglutinin	stamm-, subtypspezifisch, Serumpaare, Problem unspezifische Inhibitoren, geeignet für Diagnostik und Typisierung (!), Immunitäts- und Durchseuchungsstudien
Hämolyse-im-Gel-Test (HiG)	Hämagglutinin	Serumpaare, keine Verdünnungsreihen nötig, Messung des Hämolysehofes, abhängig von Komplement, geeignet für Immunitäts- und Durchseuchungsstudien
Neuraminidase-Hemmtest	Neuraminidase	stamm-, subtypspezifisch, für Typisierung kompliziert, nur für spezialisiertes Laboratorium
Neuraminidase-Lektin-Test	Neuraminidase	stamm-, subtypspezifisch, für Typisierung, Immunitäts- und Durchseuchungsstudien, nur spezialisierte Laboratorien
Immunfluoreszenz, direkt	interne und Oberflächenantigene	Direktnachweis von Virusinfektion in Schleimhautzellen oder Zellkultur, geeignet für schnelle Diagnostik, spezialisiertes Laboratorium
Immunfluoreszenz, indirekt	interne und Oberflächenantigene	Antikörpernachweis in Patientenseren, Differenzierung von Immunglobulin-Klassen IgM, IgA und IgG, spezialisiertes Laboratorium
Enzym-Immunoassays	Hämagglutinin RNP	Differenzierung von Immunglobulin-Klassen, Zuordnung von Antikörpern zu Varianten oder Stämmen problematisch
	RNP	typspezifische Antikörper, für Serodiagnostik geeignet, Differenzierung von Immunglobulin-Klassen

Für die Serodiagnostik der Influenza werden überwiegend Antikörper gegen typspezifische interne Antigene oder das Hämagglutinin bestimmt. Die Antikörper gegen die Neuraminidase werden leider in der Regel unberücksichtigt gelassen, obwohl sie ebenfalls interessante Auskünfte geben und die Drift der Influenzaviren häufig nicht an beiden Oberflächenantigenen parallel verläuft. Ein Grund für die Unterbewertung der Neuraminidase kann in der komplizierten Technik des Neuraminidasehemmtests gesehen werden. Auch die durch den Test bedingte Belastung der Mitarbeiter mit Schadstoffen beschränkt dessen Anwendung. Hier könnte der von Luther et al. (1979, 1983) beschriebene Lektin-Neuraminidasehemmtest eine Verbesserung sein, der sich in unseren Händen als sehr brauchbar erwiesen hat.

Eine Zusammenfassung der wichtigsten serodiagnostischen Verfahren für die Influenza zeigt die Tabelle 10.

Der Hämagglutinationshemmtest wird durch sialinsäurehaltige Proteine belastet, die in Seren, Sekreten und Urin vorkommen. Sie haben eine starke Affinität zu der Rezeptorbindungsstelle am Hämagglutinin und hemmen dessen Bindung an Erythrozyten. Damit täuschen sie die Anwesenheit von Antikörpern vor, die die Hämagglutination hemmen. Diese sialinsäurehaltigen Proteine werden als unspezifische Inhibitoren bezeichnet. Für den Hämagglutinationshemmtest sind besonders die in den Seren enthaltenen Inhibitoren störend. Sie müssen vor Testansatz entfernt werden. Dazu gibt es verschiedene Verfahren, deren Auswahl sich zum Teil nach der Tierart richtet, aus der die Seren stammen, und zum Teil nach den benutzten Viren. Bei den natürlich vorkommenden unspezifischen Inhibitoren der Hämagglutinationsaktivität in Pferdeseren handelt es sich nach Kawaoka (1991) vorwiegend um Alpha-2-Makroglobuline.

Nach unseren Erfahrungen ist gegenwärtig die Vorbehandlung der Seren von Pferden, Frettchen und Menschen mit Receptor Destroying Enzyme (RDE) die am besten geeignete Methode zur Beseitigung der unspezifischen Inhibitoren. Dagegen ist die Behandlung mit Kaolin oder Hitze+Perjodat+Typsin weniger effektiv. Eine Vorbedingung für die Anwendung von RDE ist die Bestimmung der wirksamen Konzentration vor Testansatz.

Durch die Vorbehandlung der Seren zur Beseitigung unspezifischer Inhibitoren ergeben sich je nach Methode unterschiedliche Vorverdünnungen, die bei der Testauswertung berücksichtigt werden müssen. So ergibt sich bei RDE-Behandlung eine Vorverdünnung der Seren von 1:10, d. h., der niedrigste nachweisbare Antikörpertiter ist 1:10. In Publikationen kann man daher schon aus den Titerangaben erkennen, ob eine ausreichende Beseitigung der Inhibitoren erfolgte oder nicht.

Ein Beispiel für eine typische serodiagnostische Klärung einer Epidemie von Atemwegserkrankungen zeigt die Tabelle 11. Dafür wurden Serumpaare von 23 Pferden aus der Berliner Epizootie 1989 untersucht. Bei den angegebenen Zahlen handelt es sich um geometrische Mittelwerte der nachgewiesenen Antikörpertiter.

Tab. 11. Beispiel für die Serodiagnostik von Influenzafällen (Mittelwerte)

Virusstamm	1. Serum	2. Serum	Steigerungsfaktor
A/Equi 1/Prague/56 (H7N7)*	27,2	27,2	1,0
A/Equi 2/Miami/63 (H3N8)*	6,1	32,2	5,3
A/Equi 2/Kentucky/81 (H3N8)*	5,2	29,3	5,6
A/Equi 2/Berlin/84 (H3N8)*	5,0	48,5	9,7
A/Equi 2/Berlin/89 (H3N8)*	5,0	67,2	13,4
Typspezifisch – KBR	2,6	134,6	51,8

* HAH-Test

Diese Ergebnisse sind so zu interpretieren, daß bei den untersuchten Pferden
a) eine Influenza vorgelegen hat (Titersteigerung > vierfach in der KBR),
b) eine Infektion mit einem Virus des Subtyps A/Equi 2 bestand (Titersteigerung gegen Equi-2-Viren > vierfach im HAH-Test),
c) das ursächliche Virus der Variante A/Equi 2/Berlin/89 nahegestanden hat, weil gegen sie die höchste Titersteigerung nachgewiesen wurde.

Man kann diese Aussage daraus ableiten, daß in der KBR (letzte Zeile der Tabelle) eine Titersteigerung des Antikörpermittelwertes von 2,6 auf 134,6 (Faktor 51,8) erfolgte. Außerdem konnten mit den Virusstämmen des Subtyps A/Equi 2 signifikante Titersteigerungen und mit dem aktuellen epidemischen Stamm A/Equi 2/Berlin/89 die höchste Steigerung von 5,0 (negativ) auf 67,2 (Faktor 13,4) nachgewiesen werden. Man kann aus diesem Beispiel aber auch erkennen, wie leicht man bei der Wahl eines falschen Virusstammes für den Antikörpernachweis zu einer falschen Aussage kommen kann. Hätte man in der hier gezeigten Untersuchung als einzigen Vertreter des Subtyps A/Equi 2 den Stamm Miami/63 oder Kentucky/81 benutzt, würde aus der Titersteigerung um den Faktor 5,3 bzw. 5,6 eine Infektion mit diesem Virus abzuleiten gewesen sein, obwohl die Infektion in unserem Beispiel durch ein Virus der Driftepisode von 1989 verursacht war. Man kann deshalb annehmen, daß manche der irreführenden oder schwer zu interpretierenden Mitteilungen über angeblich noch zirkulierende „veraltete" Varianten in der Literatur auf diesem Fehler beruhen.

Eine schnellere serologische Diagnose ist mit der indirekten Immunfluoreszenz und mit Enzym-Immunoassays möglich, weil diese Tests gezielt Antikörper der Klasse IgM und IgA erkennen können, die früh auftreten und schnell wieder aus dem Serum verschwinden. Spezifische IgM- und IgA-Antikörper sind bereits in Erstseren vorhanden, die kurz nach Beginn der Erkrankung entnommen wurden. Bei Organismen, die sich vorher mehrfach mit Influenzaviren auseinandergesetzt haben, kommt es allerdings nicht mehr regelmäßig zur Bildung von spezifischem IgM. Da auch erwachsene Pferde eine längere Geschichte mit Influenzaviren haben, können bei einer Infektion mit Influenzaviren Antikörper der Klasse IgM nicht regelmäßig nachgewiesen werden. Regelmäßiger kommt es noch zur Bildung von IgA-Antikörpern, deren Nachweis daher empfehlenswerter ist. Ein Nachteil beider Tests ist, daß sie nicht kommerziell angeboten werden und für die Selbstherstellung nur in spezialisierten Laboratorien geeignet sind. Bei erwachsenen Pferden, bei denen frühere Auseinandersetzungen mit Influenzaviren zu erwarten sind, kann aus einer Einzelblutprobe vom 3.–7. Tag nach Beginn der Erkrankung der Nachweis von IgG-Antikörpern gegen RNP mittels Immunfluoreszenz geführt werden. Da bei hinsichtlich der Influenza „erfahrenen" Pferden nach erneuter Infektion mit einer schnellen Boosterreaktion gerechnet werden kann, bei der hohe Antikörpertiter erreicht werden, erübrigt sich die Untersuchung einer zweiten Blutprobe. Beweisend für das Vorliegen einer Influenza ist bei diesem Test ein hoher IgG-Titer gegen RNP. Mit demselben Test können auch IgA-Antikörper in erhöhten Titern nachgewiesen werden (Noss et al., 1998).

4.3 Fazit

Für die praktischen Bedürfnisse des Tierarztes kann aufgrund der beschriebenen technisch bedingten Zeitverluste der konventionellen Diagnostik der schnelle Antigennachweis, z. B. mit dem Directigen-Flu-A-Test, dem FLU A/B Assay von Roche oder einem anderen Schnelltest, das am besten geeignete Verfahren sein, um Aufschluß über die Ätiologie der im Bestand umlaufenden Erkrankungen zu gewinnen. Informationen über die Immunitätslage in der betreuten Pferdepopulation bietet am besten der Hämagglutinationshemmtest. Dennoch wäre es im Interesse der Überwachung der Pferdeinfluenza von größter Bedeutung, wenn der Tierarzt zusätzlich Schleimproben für die Virusanzüchtung und Serumpaare für die Serodiagnostik (HAH-Test) entnehmen würde, auch wenn ihm dies keine für die Therapie wichtigen zusätzlichen Informationen bietet. Diese Materialien ermöglichen es dem mit der Überwachung betrauten Labor, neue Varianten zu erkennen und dadurch auf die richtige Zusammensetzung der Impfstoffe Einfluß zu nehmen. Indirekt gewinnt der Tierarzt also mit dieser auf den ersten Blick nutzlos erscheinenden Leistung eine bessere Möglichkeit zum Schutz der von ihm betreuten Pferdebestände.

Weiterführende Literatur zum Komplex Influenzadiagnostik: Chambers et al. (1994), Nicholson et al. (1998), Schild et al., (1972), Stuart-Harris and Schild (1976) und Wilson (1993).

5 Klinik der Influenza

5.1 Das Bild der Influenza

Schon in seinem 1903 erschienenen Buch beschreibt A. Schmidt (1903) Symptome der Influenza, die auch heute noch gültig sind. Allerdings war die Ätiologie der Erkrankung zu dieser Zeit ungeklärt, die Symptomatik konnte nicht klar von anderen ähnlichen Erkrankungen der Atemwege abgegrenzt werden. Dennoch trifft heute die Aufnahme des Erregers über die Nasenschleimhaut, die starke Kontagiosität, das hohe Fieber, die schwere Abgeschlagenheit, ja Depression, die Lichtscheu, die Schwellung der Augenlider, der mukopurulente Nasenausfluß, die Mitbeteiligung des Herzmuskels, die damals für Influenza und Brustseuche beschrieben wurden, für die Influenza der Pferde zu. Der Verdacht, daß die Influenza eine systemische Erkrankung ist, wurde bereits von Schmidt geäußert. Auch die Empfehlung, die ersten Tiere eines Ausbruchs zu isolieren, kann auch heute als sinnvoll angesehen werden.

Für den vorwiegend mit der Influenza des Menschen Befaßten ist die große klinische Ähnlichkeit dieser Infektionskrankheit bei Mensch und Pferd beeindruckend. Auch Beveridge (1977) wies auf die große Ähnlichkeit der Influenza bei verschiedenen Spezies, besonders bei Menschen, Pferden und Schweinen hin. Die Influenza ist verbunden mit einer Entzündung der Atemwege und einer reduzierten Aktivität der Zilien infolge Zerstörung der Schleimhautzellen. Damit wird die Reinigung der Atemwege behindert. Typische Zeichen der Pferdeinfluenza sind plötzliche Temperaturanstiege auf 39,1–40,6 °C, häufiger trockener Husten und eine extrem schnelle Verbreitung der Erkrankung unter Kontakttieren. Man kann die explosionsartige Ausbreitung im Bestand als diagnostisches Zeichen für eine Influenza ansehen, weil sie sich dadurch von anderen respiratorischen Erkrankungen unterscheidet, deren Ausbreitung eher schleppend erfolgt. Die Inkubationszeit ist kurz, meist beträgt sie nur einen oder zwei Tage. Auffallend ist die plötzlich eintretende Depression der Tiere mit Inappetenz, Bewegungsunlust, eine über längere Zeit – auch nach Ende der Influenza – bestehende Asthenie. Den zeitlichen Zusammenhang zwischen Virusvermehrung und klinischer Symptomatik zeigt Abbildung 18.

Der typische Influenzaausbruch in einem Bestand deutet sich bereits durch den plötzlichen Beginn und die schnelle Ausbreitung der Erkran-

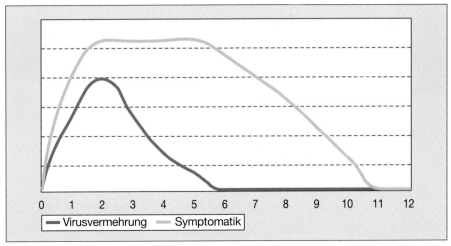

Abb. 18. Zeitlicher Zusammenhang zwischen Virusvermehrung und klinischer Symptomatik bei Pferdeinfluenza

kungen an. Eines der wichtigsten Symptome neben dem Fieber ist der frequente trockene, rauhe Husten. Er wird den mit der Betreuung der Pferde betrauten Personen zuerst auffallen. Der Husten beginnt bereits am ersten Tag der Erkrankung und ist bis zum dritten bis vierten Tag besonders intensiv. Später geht die Häufigkeit des Hustens zurück. Er wird feucht und produktiver. Wie von uns früher berichtet, kann bei manchen Ausbrüchen statt des trockenen schon zu Beginn ein eher feuchter Husten beobachtet werden, der auf eine zusätzliche Infektion bzw. Reaktivierung einer latenten Infektion mit EHV1 hinweisen könnte.

Ein ebenso wichtiges Leitsymptom der Pferdeinfluenza ist das Fieber, auch wenn es nicht bei allen Pferden auftritt. Besonders bei teilimmunen Tieren kann das Fieber ausbleiben. Es beginnt ebenfalls am ersten Krankheitstag und dauert vier bis fünf Tage. Nicht selten erreicht es Werte um oder sogar über 40 °C. Es wurden mehrere Fieberpeaks bei reiner Virusinfektion, d. h. ohne Hinzutreten bakterieller Superinfektionen beschrieben (Gerber, 1970). Über vier bis fünf Tage hinaus bestehendes Fieber kann als Hinweis auf eine bakterielle Superinfektion gewertet werden.

Häufig findet man einen zunächst serösen, später mukösen Nasenausfluß, der bei bakteriellen Superinfektionen purulent wird.

Erkrankte Pferde haben entzündete obere Atemwege. Die Nasenschleimhaut und die Konjunktiven sind hyperämisch. Nur bei einem Teil der erkrankten Tiere sieht man eine Laryngitis. Pharyngitis und Tracheitis sollen nach Gerber (1970) besonders bei bakteriellen Superinfektionen häufig sein. Endoskopisch zeigen sich eine Schwellung und hochgradige Rötung der Rachenschleimhaut (Jaeschke und Lange, 1993), die beim Menschen als „flammende Röte" bezeichnet wird. Sie könnte auf

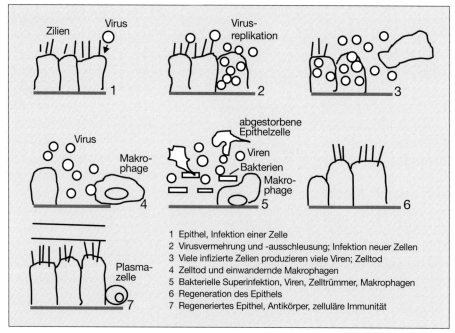

Abb. 19. Schädigung des Flimmerepithels im Atemtrakt durch Influenzaviren, schematisch

Durchflußstörungen und die Bildung von Mikrothromben zurückzuführen sein, die angesichts der erhöhten Fibrinogenwerte durchaus erklärlich wären.

Auch bei Fohlen werden hohes Fieber, Anorexie und Depression beschrieben. Bei Infektionen mit dem Subtyp A/Equi 2, die auch bei erwachsenen Pferden allgemein als schwerer angesehen werden als Infektionen mit A/Equi 1, kann es zu Pneumonien mit schweren virusbedingten Lungenläsionen kommen.

Eine Virämie scheint nicht immer einzutreten (Wilson, 1993). Dem widerspricht, daß man nicht selten Zeichen einer generalisierten Infektion sieht, zu denen Myositis, Myokarditis, Ödeme der Gliedmaßen und Enzephalitis (Koordinierungsstörungen) gehören. Ebenfalls nicht selten findet man einen Ikterus oder Subikterus als Hinweis auf eine Leberaffektion, für die auch die unter „Klinische Diagnostik" beschriebene Erhöhung der Fibrinogenkonzentration sprechen könnte. Erhöhte LDH-, GOT- und AST-Werte weisen auf Parenchymschäden sowohl in der Leber als auch im Herzmuskel hin. Nach Wilson (1993) kommt es besonders bei jungen und alten Pferden sowie bei in ihrer Abwehr geschwächten und gestreßten Tieren zu einer Virämie und zur systemischen Ausbreitung der Infektion.

Die Stelle der ersten Auseinandersetzung mit dem Influenzavirus ist die Epithelzelle des Atemtraktes (Abb. 19). Die Infektion dieser Zellen führt zu Hyperämie, Ödem, Nekrose und Desquamierung sowie herdförmiger

Erosion des respiratorischen Epithels. Es kommt zur Exsudation von eiweißreichen Flüssigkeiten in die Atemwege und Alveolen und zu einer Verklumpung der Zilien. Die Störung und partielle Zerstörung des mukoziliären Apparates behindern die Reinigungsmechanismen des Atemtraktes und fördern eine Ansammlung von Sekreten.

Die klinischen Erscheinungen sind zum Teil direkte Folge der Viruseinwirkung, zum Teil auf die Ansammlung von Trans- und Exsudaten, von Zelltrümmern und Entzündungszellen sowie auf die Abwehrreaktion zurückzuführen. Grundlage der klinischen Erscheinungen einer Influenza ist jedoch der Tod von Epithelzellen nach Infektion mit Influenzaviren im Zuge der Virusvermehrung und durch die Abwehrreaktion des Immunsystems. Prinzipiell können Zellen entweder durch Nekrose oder durch Apoptose sterben. Beide Mechanismen unterscheiden sich morphologisch und biochemisch. Im Prozeß der Apoptose kommt es zunächst zu einer Schrumpfung der Zelle, dann zur Entstehung hyperchromatischer Kernfragmente und zur Desintegration der Zellmembran sowie zur Entstehung apoptotischer Körper (s. Abb. 7). In mit Influenzaviren infizierten Zellkulturen konnte der Zelltod durch Apoptose nachgewiesen werden (Hinshaw et al., 1994). Nach neueren Untersuchungen könnte die Apoptose virusinfizierter Zellen auch durch Interferon α/β induziert und Teil der Abwehrreaktion des Organismus sein (Tanaka et al., 1998). Es kann angenommen werden, daß dies auch in vivo zutrifft. Virusbestandteile können eine Temperaturerhöhung induzieren. Fieber ist im Prinzip eine Abwehrfunktion des Organismus gegen die Infektion. Die vorübergehende Temperaturerhöhung behindert die Virusvermehrung, weil der für diese optimale Temperaturbereich (meist um 36 °C) überschritten wird. Deshalb sollte nicht sofort eine therapeutische Fiebersenkung angestrebt werden. Nur bei über längere Zeit, als Kontinua, bestehendem hohen Fieber bedarf es des therapeutischen Eingreifens des Tierarztes.

Die beschriebenen akuten Krankheitserscheinungen können sich zu chronischen Schäden entwickeln, so zu chronischen Bronchitiden und Lungenerkrankungen, sowie verminderter Leistungsfähigkeit. Die Tierärzte sollten wie die Humanmediziner daran denken, daß Influenzaviren direkte Schäden am Myokard verursachen können, die ausheilen müssen, bevor die Patienten wieder voll belastet werden. Wie beim Menschen erfordert die Influenza auch beim Pferd eine strikte Schonung der Erkrankten. Teilweise kommt es zu einem protrahierten Verlauf der Rekonvaleszenz. Auch in dieser Zeit bedürfen die Tiere der strikten Schonung. Folge einer zu frühen Belastung der Pferde kann wie beim Menschen eine dilatative Kardiomyopathie sein, die Ursache dauerhafter Leistungsminderung ist und durch richtige Schonung vermeidbar wäre. Bei Hochleistungspferden folgt im günstigsten Falle der Verkauf an Pferdefreunde – oder im ungünstigsten Fall die Schlachtung.

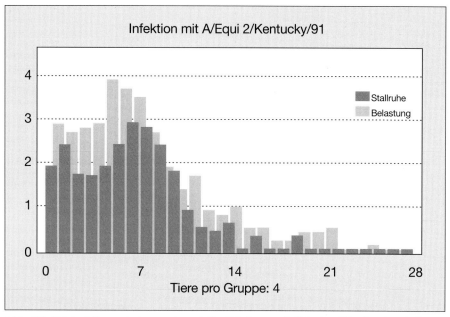

Abb. 20. Clinical Score bei experimentell mit Influenza infizierten Pferden (nach Gross et al., 1998)

Bei unkompliziertem Verlauf endet die akute Erkrankung innerhalb von zwei bis zehn Tagen. Aber auch dann kommt es erst nach ca. drei Wochen zu einer völligen Ausheilung der Epitheldefekte. Ungenügende Stallruhe während der Influenza kann zu einer Verlängerung der Erkrankung und zu schweren Krankheitsverläufen führen. Bei schweren Krankheitsverläufen kann es auch bei Pferden zu Todesfällen kommen. Ob es sich dabei um Tiere mit bestehenden anderen Grundkrankheiten oder Immunsuppressionen oder um völlig gesunde Pferde handelt, ist nicht bekannt.

In einer neuen Untersuchung an experimentell mit Influenzavirus A/Equi 2/Kentucky/91 infizierten Pferden untersuchten Gross et al. (1998) den Einfluß von Stallruhe oder Training auf den Verlauf der Influenza. Alle Pferde entwickelten nach der Infektion klinische Bilder einer Influenza mit Fieber, Husten, mukopurulentem Nasenausfluß. Die klinischen Symptome waren bei weiterhin trainierten Pferden an den Tagen vier bis sieben nach Infektion schwerer ausgeprägt als bei Pferden, denen Stallruhe verordnet worden war (Abb. 20). Dies führen die Autoren auf die häufigere Anorexie bei den belasteten Tieren zurück. Alle Pferde entwickelten vom ersten bis elften Tag nach der Infektion Fieber, alle waren vom ersten bis vierzehnten Tag tachypnoisch und tachykardisch. Alle Pferde zeigten Gewichtsverluste innerhalb von vier Tagen, wobei die geschonten Tiere 20 kg weniger als die trainierten verloren. Alle Pferde entwickelten am siebenten Tag nach Infektion eine Pneumonie mit

Tab. 12. Klinische Symptome bei experimentell mit A/Equi 2/Kentucky/91 infizierten Pferden (Gross et al., 1998)

Symptom	Trainingsgruppe (n = 4)		Stallruhe-Gruppe (n = 4)	
	n	Dauer (Tage)	n	Dauer (Tage)
Anorexie	4	2–9	3	3–8
Depression	3	4–9	1	2
Mukopurulenter Nasenausfl.	4	1–17	4	2–16
Husten	4	1–13	4	1–12
Fieber (> 38,5°C)	4	1–11	4	1–11
Tachykardie (> 50/min)	4	1–17	4	2–17
Tachypnoe (> 30/min)	4	1–14	4	1–14
Abnormale Lungengeräusche	4	1–18	4	2–15
Gewichtsverlust	4	4–28	4	3–17

Konsolidierung und Ödem, endoskopisch und durch transtracheale Aspirate konnte eine Entzündung der Atemwege von Tag sieben bis 21 gezeigt werden. Insgesamt war die Symptomatik bei geruhten Pferden leichter und schneller überwunden als bei belasteten Tieren. Die Ergebnisse der Untersuchungen zeigten, daß Training den klinischen Verlauf der Influenza negativ beeinflussen kann. Jedoch wurden die Pferde nicht weiter beobachtet, so daß unklar blieb, ob das Auftreten von Langzeitfolgen bei trainierten Pferden häufiger war als bei Tieren, die während der Influenza Stallruhe hatten (Tab. 12).

Nach Wilson (1993) traten klinische Symptome in partiell immunen Pferdebeständen seltener auf, wenn bei Auftreten der ersten Influenzafälle das Training des gesamten Bestandes sofort suspendiert wurde, während in Beständen mit fortgesetztem Training oder Turniereinsatz weit mehr Pferde klinische Symptome zeigten. In der Umgebung des Animal Health Service in Newmarket (Mumford, 1990) wurde während Influenza-Epizootien mit zahlreichen Erkrankungen bei Rennpferden beobachtet, daß in demselben Areal Zuchtbestände und Fohlen nicht erkrankten. Beide Beobachtungen weisen auf die Bedeutung der körperlichen Belastung und von Streß durch Training und Rennbetrieb für die klinische Symptomatik der Influenza und ihre Einführung in empfängliche Pferdepopulationen hin.

Normalerweise ist die Prognose der Pferdeinfluenza günstig, wenn innerhalb einer Woche eine deutliche Besserung des Zustandes eintritt und wenn die erwähnte strikte Stallruhe eingehalten wird. Bleiben die Komplikationen durch bakterielle Superinfektionen unbeachtet oder werden die Tiere nicht ausreichend geschont, kann es zu chronischen Erkrankungen und zu Todesfällen kommen. Normalerweise ist die Mortalität bei Pferdeinfluenza sehr gering. Nur bei Fohlen werden gelegentlich Todesfälle beobachtet.

Fohlen sind überhaupt anfälliger für Atemwegsinfektionen als erwachsene Pferde, so auch für die Influenza. Als Erreger von Atemwegsinfektionen spielen neben der Influenza auch andere Virusarten, wie Adenoviren, Rhinoviren und EHV eine wichtige Rolle. Hinzu kommen primäre bakterielle Infektionen, vor allem durch *Corynebacterium equi.* Streptokokken und Staphylokokken sind dagegen meist sekundäre Krankheitserreger (s. u.). Bei Fohlen kann es zu Todesfällen als Folge einer primären, teilweise fulminant verlaufenden Viruspneumonie kommen. Gefährlich sind auch durch Bakterien verursachte sekundäre Pneumonien.

Abweichend davon fiel die im März 1989 in den Provinzen Jilin und Heilongjiang aufgetretene Influenza-Epizootie durch eine hohe Morbidität von 81 % und vor allem durch die ungewöhnlich hohe Mortalität von maximal 35 % auf. Sie hatte ihren Höhepunkt im März/April und endete im Juni. Klinisch verliefen die Erkrankungen hochakut, neben Körpertemperaturen über 40 °C und Husten wurden häufig Bronchitiden und Pneumonien beobachtet. Außer Pferden erkrankten auch Maultiere, jedoch keine Esel. Erkrankungen von Menschen wurden nicht beobachtet. Bei unkompliziertem Verlauf endeten die Erkrankungen nach fünf bis sechs Tagen, maximal dauerten sie zwei Wochen. Im April 1990 kam es zu einer neuen Influenza-Epizootie, bei der – möglicherweise dank einer durch die erste Welle vorgebildeten Immunität – keine Todesfälle beobachtet wurden. Die Morbidität lag mit 41 % deutlich niedriger als beim ersten Ausbruch (Webster et al., 1991; Guo et al., 1992). Über ein späteres Auftreten dieses Virusstammes in Hongkong oder an anderen Stellen liegen keine Berichte vor.

Die Ausprägung der klinischen Erscheinungen ist von der Vorgeschichte des einzelnen Tieres hinsichtlich der Influenza abhängig, z. B. vom Immunitätsstatus infolge früherer Infektionen oder vorhergehender Schutzimpfungen. Hinzu kommen mögliche Verschleierungen des klassischen Bildes einer Influenza durch Reaktivierung einer latenten Herpesinfektion oder durch bakterielle Superinfektionen.

Mit bakteriellen Superinfektionen muß häufig gerechnet werden. Schon zwei bis vier Tage nach den ersten Influenzasymptomen können bakterielle Superinfektionen beginnen. Hinweise auf diese Komplikation, deren klinische Erscheinungen schwerer als die der Influenza sein können, bieten ein prolongiertes Fieber, feuchter produktiver Husten, purulenter Nasenausfluß sowie inspiratorische und expiratorische Lungengeräusche. Im Zuge der bakteriellen Superinfektion entstehen Bronchopneumonien und Pleuritiden, die letal ausgehen können, wenn sie nicht adäquat antibiotisch behandelt werden.

Nicht immer entsprechen die klinischen Verläufe einer Influenza den oben beschriebenen Bildern. In den achtziger Jahren wurden in Berlin mehrfach durch Virus- und Antikörpernachweise bestätigte Influenzaausbrüche mit untypischen klinischen Verläufen und atypischer Hämatologie beobachtet (Jaeschke und Lange, 1993). Die Monozytose blieb aus, während die Zahl der Lymphozyten mit zunehmender Krankheitsdauer sehr stark anstieg. Eine unklare klinische Symptomatik, bei der z. B. trotz erwiesener Influenza der Temperaturanstieg fehlte, könnte auf eine Maskierung des klassischen klinischen Bildes durch inkomplette Immunität zurückzuführen sein.

Die Ausprägung des klassischen Bildes der Influenza wird sicher derzeit durch die verfügbaren Impfstoffe und durch die von ihnen induzierte Immunität beeinflußt. Bei ungenügendem Impfschutz gegen die Infektion mit Influenzaviren können die Pferde trotz Impfung erkranken, die Krankheitsverkäufe können jedoch milder, die typischen Symptome weniger deutlich ausgeprägt sein oder fehlen. Seit 1989 haben wir derartige Impfdurchbrüche häufiger als früher beobachtet, ein Hinweis darauf, daß die Impfstoffe nicht ausreichend an die Drift der Influenzaviren angepaßt sind und die Wildtypviren immer weiter von den Impfviren wegdriften. Es könnte sich aber auch um eine Überlagerung durch eine reaktivierte Herpesinfektion handeln. Daß es im Zuge der Infektion mit Influenzaviren zu einer Reaktivierung von latenten Herpesinfektionen kommen kann, vermuteten auch Burrows et al. (1982).

Die wichtigsten Komplikationen der Influenza sind bakteriell bedingte Bronchopneumonien mit und ohne Pleuritis, chronische Pharyngitiden, Luftsackentzündungen, chronische Bronchitiden und Bronchiolitiden mit chronisch-obstruktiver Lungenerkrankung, pulmonale Hämorrhagien sowie Myokarditiden.

5.2 Bakterielle Superinfektionen

Menschen und Tiere sind ständig mit verschiedenen Mikroorganismen inokuliert, die im Respirationstrakt residieren oder durch Aerosole inhaliert werden. Dennoch ist eine Pneumonie ein relativ seltenes Ereignis. Ursache dafür ist ein sehr effektives Abwehrsystem, das oben beschrieben wurde. Es kann bei nicht beeinträchtigter Funktion die Mehrzahl mikrobieller Infektionen eliminieren und eine Kolonisierung im unteren Respirationstrakt verhindern. Die Funktionsfähigkeit des Abwehrsystems ist bei immunsupprimierten Organismen beeinträchtigt. Immunsuppressionen können bei körperlichem Streß (Hochleistungspferde), durch bestimmte Arzneimittel und vorübergehend bei Virusinfektionen eintreten. Bei Organismen, die unter einer Virusinfektion leiden, wird daher häufig eine nachfolgende bakterielle Besiedelung des Respirationstraktes beobachtet. In Analogie zum Menschen kann angenommen werden, daß die Mehrzahl der bakteriell bedingten Pneumonien des Pferdes auf der Basis einer Virusinfektion entstanden sind. Unter den Erregern bakterieller Superinfektionen scheint *Streptococcus zooepidemicus* eine besondere Bedeutung zu haben.

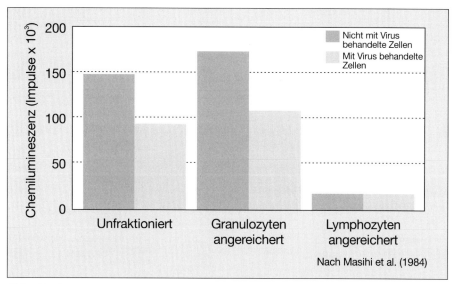

Abb. 21. Suppression von unfraktioniertem Leukozytengemisch, von angereicherten Granulozyten und von angereicherten Lymphozyten in vitro (Chemilumineszenz)

Die Ursachen dieser verstärkten Kolonisierung des Atemtraktes sind vielfältig. Eine wichtige Rolle dürfte spielen, daß die Virusinfektion die Epithelien des Respirationstraktes so vorschädigt, daß sich Bakterien ansiedeln und vermehren können. Eine wichtige Rolle spielt hierbei neben der direkten Zerstörung von virusinfizierten Epithelzellen mit ihrem für den Abtransport von fremden oder störenden Stoffen wichtigen Zilienapparat die Zerstörung der mukösen Schicht, die im gesunden Organismus die Epithelien des Atemtraktes bedeckt. Da sie Antikörper und unspezifisch wirkende Hemmstoffe enthält, ist sie nicht nur mechanisch die erste Barriere, die dem eindringenden Krankheitserreger im Wege steht, sondern auch das erste Bollwerk der unspezifischen und gegebenenfalls auch der spezifischen Abwehr. Eine Zerstörung dieser Schleimschicht durch vorhergehende Virusinfektion macht es Bakterien leichter, sich an Epithelzellen anzuheften. Das betrifft nicht nur primär pathogene Bakterienarten, sondern auch normalerweise harmlose Bewohner des Atemtraktes. Hinzu kommen Veränderungen der Abwehrmechanismen während der Virusinfektion, die vorübergehend eine adäquate Reaktion auf die Besiedelung mit Bakterien unterdrücken. So konnten wir sowohl in vitro als auch in vivo zeigen (Abb. 21), daß Infektionen mit Influenzaviren zu einer vorübergehenden Suppression der Reaktionsfähigkeit von CTL und Makrophagen führen (Masihi et al., 1984, 1985). Die kurze Phase der Immunsuppression dürfte ausreichen, um die Besiedelung mit Bakterien zu ermöglichen.

Von Bedeutung ist weiterhin, daß durch die Virusinfektion eine Störung der Funktion alveolärer Makrophagen verursacht wird. Wir konn-

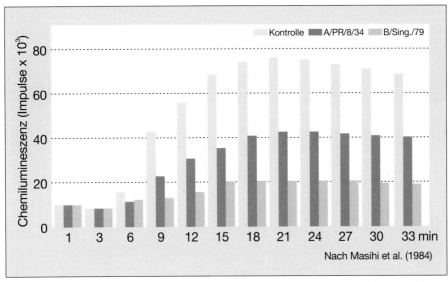

Abb. 22. Suppression von Leukozyten durch Influenzaviren in vitro (Chemilumineszenz)

ten zeigen (Abb. 22), daß die vorübergehende Immunsuppression nach Kontakt mit Influenzaviren in erster Linie Granulozyten betrifft (Masihi et al., 1984, 1985). Sie sind, wie oben gezeigt, die Abwehrorgane der ersten Linie, indem sie an die Orte einer Infektion wandern und direkt durch Aufnahme und Zerstörung von Erregern die erste Abwehrreaktion tragen sowie durch Sekretion unspezifisch wirkender Abwehrstoffe, wie der Interferone oder reaktiver Sauerstoffradikale, die Kaskade der spezifischen Immunreaktion induzieren. Sind sie in ihrer Reaktionsfähigkeit behindert, können bakterielle Superinfektionen um so besser Fuß fassen.

Die wichtigsten, bei bakteriellen Superinfektionen der Pferde während einer Influenza nachgewiesenen Erreger sind in der folgenden Aufstellung (Tab. 13) von Gerber (1970) zu entnehmen.

Die Zahl der isolierten Mykoplasmen muß vorsichtig bewertet werden. Man muß kritisch anmerken, daß zur Zeit der von Gerber beschriebenen Untersuchungen die technischen Möglichkeiten der Mykoplasmadia-

Tab. 13. Bei Pferden aus dem Atemtrakt isolierte Bakterienarten (Gerber, 1970)

Bakterienarten	Superinfektion (Zahl der Tiere)	Keine Superinfektion (Zahl der Tiere)
Saprokokken	9	4
Staphylokokken und Streptokokken (vor allem Str. equi)	18	4
Pyrokokken	6	6
Actinobacillus equuli	3	–
Mykoplasmen	4	2

gnostik deutlich schlechter als heute waren. Man kann daher nicht ausschließen, daß Mykoplasmen eine größere Bedeutung bei sekundären Infektionen auf der Basis einer Influenza hatten, als hier angegeben.

Wechselbeziehung zwischen Influenzaviren und Bakterien:
1. Das Virus schafft den Nährboden für Bakterien durch Zerstörung der schützenden Schleimschicht und ihrer Abwehrfunktion im Atemtrakt, Zerstörung von Epithelzellen,
Erschöpfung von Makrophagen.
2. Das Virus bewirkt eine vorübergehende Immunsuppression.
3. Bakterien fördern durch ihre proteolytischen Enzyme die Reifung infektionstüchtiger Influenzaviren durch Spaltung ihres HAo in HA1 und HA2 (Babiuk et al., 1988).

5.3 Spätfolgen der Influenza

Nach überstandener Influenza muß mit einer Reihe von Spätfolgen gerechnet werden. Sie betreffen vor allem die dilatative Kardiomyopathie, dauerhafte Lungenschädigungen und damit zusammenhängend eine über lange Zeit bestehende oder permanente Leistungsminderung, die besonders im Turnierbetrieb zur Aussonderung der betroffenen Tiere führen kann (Tab. 14).

Komplikationen und Spätfolgen der Influenza können durch Einhaltung der empfohlenen Stallruhe, Optimierung der Haltungsbedingungen (Luftqualität, Vermeidung von Streß, staubfreies Futter), Vermeidung von Transport, Anästhesie oder Operationen verhindert werden.

Tab. 14. Spätfolgen der Pferdeinfluenza (Gerber, 1993)

Obere Atemwege	Untere Atemwege
Sinusitis	Chronische Bronchiolitis
Chronische Laryngitis	Diffuse chronische Bronchitis
Chronische Pharyngitis	Bronchialasthma
Laryngeale Paralyse	Chronische Bronchitis mit Alveolaremphysem
	Chronische Bronchopneumonie

Zusammenfassung Klinik
Typisch für die Pferdeinfluenza sind:
– Plötzlicher Beginn
– Häufiger trockener und rauher Husten
– Seröser Nasenausfluß (bei bakterieller Superinfektion mukopurulent)
– Fieber, meist bis 40 °C, gelegentlich darüber
– Auffallende Rötung der Rachenschleimhaut

- Laryngitis, Pharyngitis, Tracheitis (z. T.)
- Apathie, Anorexie
- Submaxillare Lymphknoten schmerzhaft, wenig geschwollen
- Rhinitis, Konjunktivitis
- Pneumonie oder Bronchopneumonie entweder primär (virusbedingt) oder sekundär (bakteriell bedingt)
- Myokarditis
- Ikterus oder Subikterus
- Myositis
- Ödeme der Gliedmaßen
- Koordinierungsstörungen (Enzephalitis)

5.4 Therapie

Stallruhe ist solange die wichtigste therapeutische Maßnahme im Falle einer Influenza, wie keine Chemotherapie angestrebt wird. Erkrankte Tiere sollten in einem gut belüfteten, möglichst wenig mit Staub belasteten Raum gehalten werden. Da die Auswirkungen der Influenza viel länger als die offensichtlichen Symptome bestehenbleiben können, sollte mit den betroffenen Pferden über mehrere Wochen nach Überstehen der Influenza nicht gearbeitet werden. Als Richtwert gilt, daß zuvor an Influenza erkrankte Pferde für jeden Fiebertag eine Woche Stallruhe haben sollen. Zu frühe Belastungen sind die wichtigste Ursache für anhaltene Leistungsminderung, Myokardschäden und chronisch-obstruktive Lungenschäden (Gerber, 1970; Chambers et al., 1995b).

Da bei Pferden eine antivirale Therapie (s. u. „Chemotherapie") bisher nicht üblich ist, konzentriert sich die Behandlung der Influenza auf eine Milderung der Symptome. So sollte bei langanhaltendem, hohem Fieber, das zusammen mit den Exsudaten nicht selten zu merklichen Flüssigkeitsverlusten führt, eine ausreichende Flüssigkeitsversorgung sichergestellt werden. Beim Menschen gleicht man die Flüssigkeitsverluste mit Elektrolyt-Glukoseinfusionen aus. An Influenza erkrankten Pferden kann neben reinem Trinkwasser eine Elektrolytlösung angeboten werden. Häufig dürfte die Bereitstellung von ausreichenden Mengen Trinkwasser genügen. Die Gefahr einer Dehydrierung ist bei lethargischen und febrilen Pferden besonders hoch. Die Tiere stehen mit gesenktem Kopf und haben Mühe, ein in normaler Höhe angebrachtes Wasserbecken zu erreichen. Deshalb sollte ein Wasserbecken auf dem Boden aufgestellt werden.

Anhaltendes hohes Fieber kann mit Phenylbutazon gesenkt werden. In einer Untersuchung an experimentell mit A/Equi 2/Saskatoon/90 (H3N8) infizierten Pferden prüften Kästner et al. (1999) die Wirksamkeit von Clenbuterolhydrochlorid bei erkrankten Pferden. Von Clenbuterol ist bekannt, daß es als sympathikomimetisches Amin und Antagonist der

Beta-2-Rezeptoren den Atemwiderstand und die expiratorische Arbeit bei Erkrankungen der Atemwege reduzieren kann. Bei 24 infizierten Pferden, die alle klinische Symptome einer Influenza entwickelten, konnten zwischen einer Therapie mit Clenbuterol (zwei Gruppen mit verschiedener Dosierung = 16 Pferde) und Placebo (acht Pferde) keine Unterschiede im klinischen Verlauf festgestellt werden.

Ansonsten bieten sich sekretionshemmende und schleimhautabschwellende Präparate an. Bei starkem Husten kann auch eine Blockierung des Hustenreizes sinnvoll sein. Wilson (1993) warnt vor der Anwendung von Hustenhemmern, weil Husten ein Mechanismus zur Beseitigung von Sekreten ist.

Auch beim Pferd beeinträchtigt die Influenzainfektion wie beim Menschen die Blutgerinnung im Sinne einer Hyperkoagulabilität. Diagnostisches Leitsymptom ist eine Erhöhung des Fibrinogenwertes. Wegen der Gefahr von Embolien und Thrombenbildungen sollte an eine gerinnungshemmende Therapie gedacht werden.

Im Falle bakterieller Superinfektionen, insbesondere bei Pneumonien und Bronchopneumonien, ist eine antibiotische Therapie angezeigt. Der Einsatz von Antibiotika sollte nach Möglichkeit nach Isolierung der ursächlichen Bakterien und Testung der Antibiotikaempfindlichkeit erfolgen. In eiligen Fällen empfehlen Chambers et al. (1995) Procain-Penicillin oder Breitbandantibiotika. Viele sekundäre bakterielle Infektionen können mit Trimethoprim-Sulfamethaxol erfolgreich bekämpft werden. Bei Verdacht auf eine bakterielle Superinfektion sollte unbedingt und sofort eine nasopharyngeale Schleimprobe für die bakteriologische Untersuchung entnommen werden. Gleichzeitig ist der Beginn der antibiotischen Therapie mit einem Breitbandantibiotikum erforderlich. Bei Vorliegen des Antibiogramms sollte die Antibiose entsprechend dem Resistenzprofil der nachgewiesenen Bakterien gezielt umgestellt werden.

Bei wertvollen Tieren, die nicht rechtzeitig oder überhaupt nicht gegen Influenza geimpft worden sind, bietet sich trotz der beschriebenen – vorübergehenden – Nebenwirkungen eine antivirale Therapie mit Amantadin an. Im Herbst 1999 wurde für den Menschen ein erstes Präparat der neuen Gruppe von Chemotherapeutika, der sogenannten Neuraminidasehemmer, zugelassen (s. u. „Chemotherapie"). Da diese Substanzen in Tierversuchen bei verschiedenen Versuchstierarten gut verträglich und wirksam waren, könnte auch an eine Therapie an Influenza erkrankter Pferde gedacht werden. Sowohl für Amantadin als auch für die Neuraminidasehemmer gilt, daß die Therapie nur sinnvoll ist, wenn sie zu Beginn der Erkrankung eingeleitet wird.

Pferde mit respiratorischen Symptomen sollten für mindestens sieben Tage isoliert werden, um die Ausbreitung der Infektion zu verhindern. Besonders Jährlinge und Fohlen sollten so weit wie möglich von erkrankten Pferden entfernt gehalten werden. Tierpfleger und Tierärzte sollen nach Versorgung bzw. Behandlung der erkrankten Pferde Einweghandschuhe tragen oder mindestens anschließend die Hände gründlich waschen. Sehr günstig ist es, die Versorgung oder Behandlung erkrankter Pferde an das Ende des Tagesprogramms zu verlegen. Diese Maßnahmen bieten vor allem zu Beginn eines Influenzaausbruchs eine gewisse Chance, eine Ausbreitung auf den ganzen Bestand zu verhindern. Später ist eine Isolierung wenig erfolgversprechend.

Zusammenfassung Therapie
1. Symptomatische Behandlung
2. Bei Verfügbarkeit frühzeitige antivirale Chemotherapie
3. Bei bakterieller Superinfektion Antibiotika-Therapie
4. Vollständige Arbeitsruhe für mindestens einen Monat nach Abklingen der Atemsymptome (Faustregel: eine Woche Ruhe pro Tag Fieber)

5.5 Ratschläge für das praktische Vorgehen im Falle einer Influenza

Im Vordergrund der Maßnahmen gegen die Influenza sollte in der Praxis die regelmäßige Schutzimpfung stehen, um das Auftreten einer Influenza von vornherein zu verhindern (s. u. „Schutzimpfung"). Das gilt sowohl für Bestände von international und national eingesetzten Turnierpferden als auch für Zuchtbestände und Hobbyreitställe. Nur die Schutzimpfung bietet Sicherheit vor schweren Krankheitsverläufen, Komplikationen und bakteriellen Superinfektionen. Der Tierarzt sollte nicht dem Irrtum erliegen, daß die Influenza auf Turnierpferde beschränkt sei und deshalb nur dort eine Schutzimpfung gegen Influenza erforderlich wäre, auch wenn sie dort besonders spektakuläre Effekte verursachen mag. Der Ausbreitung der Influenzaviren bis in isolierte Kleinbestände oder auf Einzelpferde steht nichts entgegen (s. „Epidemiologie"). Wie im Kapitel „Schutzimpfung" ausführlich begründet, sollte der Tierarzt kürzere Impfintervalle als 12 Monate bevorzugen. Optimal sind Intervalle von 6 Monaten. Die Durchsetzung der regelmäßigen Schutzimpfung ist eine Aufgabe des Tierarztes. Er sollte die regelmäßige Wiederholungsimpfung gegen Influenza organisieren. Es macht keinen Sinn, auf Informationen über eine bevorstehende Influenza-Epizootie zu warten, um dann Maßnahmen zu ergreifen. Da praktisch jedes Jahr auch für die Pferde ein Influenzajahr ist, bedarf es einer lückenlosen Prophylaxe. Ebenfalls sinnvoll und empfehlenswert ist es, zur Verhinderung der Einschleppung der Influenza in einen Bestand eine Quarantäne für neueingestellte Pferde vorzusehen. Mit einem geeigneten Schnelltest zum Antigennachweis, z. B. mit dem Directigen-FLU-A-Test, können neuangekommene Pferde zusätzlich auf Influenzainfektionen untersucht werden. Das ist deshalb sinnvoll, weil nichterkrankte, infizierte Pferde ebenfalls vorübergehend Virusträger und -ausscheider sein können.

Für ein erfolgreiches Management eines Influenzaausbruches in einem Bestand ist eine Kombination von akkuraten epidemiologischen Erhebungen und von Anstrengungen zur Klärung der Ätiologie erforderlich. Zu den wichtigsten epidemiologischen Informationen gehören nach Wilson (1993) die gründliche Registrierung der klinischen Erscheinungen, die Art der Ausbreitung der Infektion, die Zahl der betroffenen Pferde und die Impfanamnese des Gesamtbestandes und der Einzeltiere, ferner Bewegung und Transport von Pferden innerhalb und außerhalb des Bestandes. Ebenso sollten Aktivitäten des Personals registriert werden, das in direkter Verbindung mit den Tieren steht.

Zur Klärung der Ätiologie des Ausbruches sollte unbedingt die Isolierung des verursachenden Virus angestrebt werden. Dazu müssen möglichst frühzeitig (z. B. im Interesse einer antiviralen Chemotherapie) Proben von sovielen Pferden wie möglich entnommen werden (s. u. „Diagnostik").

Bei Verdacht auf bakterielle Superinfektionen gehört dazu auch eine verläßliche bakteriologische Diagnostik inklusive Antibiogramm.

Bei Ausbruch einer Influenza ist ein abgestuftes Handeln sinnvoll. Wird der Tierarzt von der Erkrankung eines einzelnen Tieres in einem Bestand unterrichtet, kann er annehmen, daß es sich um den Indexfall eines Ausbruchs handeln könnte. In diesem Falle kann es sinnvoll sein, das Tier zu isolieren, wenn eine räumliche Trennung von den übrigen Tieren gewährleistet werden kann. Weitere Erkrankungen bei bereits infizierten Tieren machen auch eine Isolierung dieser Pferde notwendig. Gibt es bereits mehrere Erkrankungen im Bestand, ist eine Isolierung sinnlos. In diesem Fall sollte für Ruhe im gesamten Bestand gesorgt werden. Da mit Infektionen bei noch gesund erscheinenden Tieren gerechnet werden muß, sollte absolute Arbeitsruhe angeordnet werden. Es ist nicht sinnvoll, bei einem laufenden Ausbruch noch eine Schutzimpfung „gesunder" Pferde zu versuchen, es sei denn, der Indexfall hätte umgehend isoliert werden können. Da die Impfung bei bereits infizierten Pferden keine schädliche Wirkung (inaktivierte Impfstoffe) hat, könnten noch nichtinfizierte Pferde geschützt werden.

Für wertvolle nicht oder unregelmäßig geimpfte Turnierpferde, deren Leistungsfähigkeit schnell wiederhergestellt werden soll, kann eine Chemotherapie mit Amantadin sinnvoll sein. Das gleiche gilt für Pferde mit chronischen Grundkrankheiten. Der Nutzen der Neuraminidasehemmer zur Behandlung der Pferdeinfluenza sollte unbedingt geprüft werden. Beim Menschen und in Versuchstieren bewirkt sie eine Verkürzung und Milderung des Krankheitsverlaufes. Die Anwendung ist nur sinnvoll, wenn sie innerhalb der ersten zwei Tage nach Krankheitsbeginn eingeleitet wird. Bei frühzeitiger Anwendung kommt es bereits nach wenigen

Stunden zu einer merklichen Besserung des klinischen Zustandes, Komplikationen können verhindert werden.

Vom zweiten bis dritten Krankheitstag an muß mit bakteriellen Superinfektionen gerechnet werden. Wichtigste Hinweise sind ein erneuter Fieberanstieg und ein Wechsel von mukösen zu purulenten Nasenausflüssen sowie das Fortbestehen der Abgeschlagenheit und die im Kapitel „Klinische Diagnostik" genannten Marker. In diesem Fall ist eine Probeentnahme und die Einleitung einer schnellen bakteriologischen Untersuchung inklusive Testung der Antibiotikaresistenz isolierter Erreger erforderlich. Gutgeführte bakteriologische Laboratorien sind in der Lage, innerhalb von 24 Stunden einen Befund zu liefern. In eiligen Fällen kann mit Antibiotika mit breitem Wirkungsspektrum antherapiert werden. Bei Vorliegen des Antibiogramms wird dann gezielt therapiert.

Ein besonderes Problem stellt die teilweise lang anhaltende Abgeschlagenheit der Pferde dar. Da sich dahinter eine kardiale Schädigung verbergen kann, sind die Pferde einer gründlichen kardiologischen Untersuchung zu unterziehen. Körperliche Anstrengungen sollten nach Möglichkeit vermieden werden. Dem Tierbesitzer muß klargemacht werden, daß das betroffene Pferd einer strikten Schonung für mindestens zwei Monate, besser drei Monate, bedarf. Gegen Ende dieser Zeit kann das Pferd vorsichtig wieder belastet werden. Dabei sollte bedacht werden, daß kardiale Schädigungen auch gesunde und gut trainierte Pferde betreffen können, wenn sie an Influenza erkranken.

Praktisches Vorgehen bei und gegen Pferdeinfluenza
- Regelmäßige Impfung der Pferde in Intervallen von möglichst nur sechs Monaten
- Nach Möglichkeit getrennte Unterbringung der Zucht- und Jungtiere und der an Sportveranstaltungen teilnehmenden Pferde
- Einbeziehung von Zucht- und Jungtieren (Fohlen ab sechs Monate) in den Impfplan
- Bei Vorliegen einer Atemwegsinfektion frühzeitige Entnahme von nasopharyngealen Abstrichen und Serumpaaren (Frühphase und Rekonvaleszenz)
- Veranlassung oder Selbstdurchführung der Influenzadiagnostik mit einem schnellen Antigennachweis (z. B. Directigen-Flu-A-Test) – besonders wichtig bei Entscheidung für eine antivirale Chemotherapie
- Durchführung von Laboratoriumsuntersuchungen: z. B. Blutsenkungsgeschwindigkeit, Leukozytenzahl, Differentialblutbild, Fibrinogen
- Sofortige Isolierung erkrankter Pferde (nur zu Beginn des Ausbruchs sinnvoll)
- Tägliche Beobachtung der klinischen Symptome
- Überwachung der Körpertemperatur

- Evtl. symptomatische Therapie, antivirale Chemotherapie (Amantadin oder andere neue antivirale Chemotherapeutika)
- Strikte Arbeitsruhe für erkrankte Pferde (Faustregel: eine Woche pro Fiebertag)
- Sind mehrere Tiere im Bestand erkrankt, Schonung für den gesamten Bestand
- Für ausreichende Flüssigkeitszufuhr zur Vermeidung einer Exsikkose sorgen: Bereitstellung von ausreichend Wasser und Elektrolytlösungen
- Bei Verdacht auf bakterielle Superinfektion: sofortige Entnahme von Abstrichen zur bakteriologischen Diagnostik einschließlich Antibiogramm
- Sofortiger Beginn einer antibiotischen Therapie mit Breitbandantibiotika, bei Vorliegen des Antibiogramms gezielte Antibiose
- Kardiologische Diagnostik unter besonderer Berücksichtigung einer Myokarditis
- Bei Verdacht auf Myokarditis strikte Stallruhe für mindestens zwei Monate, anschließend vorsichtige Belastung, EKG-Kontrolle

6 Epidemiologie der Pferdeinfluenza

6.1 Subtypen der Pferdeinfluenzaviren

Die bei Pferden vorkommenden Influenzaviren sind keine isolierten Existenzen, sondern Teil einer Gruppe von Influenza-A-Viren, die bei zahlreichen Spezies eine Rolle spielen. Die ursprünglichen natürlichen Wirte der Influenza-A-Viren sind migrierende wilde Wasservögel. Bei ihnen findet man heute noch alle 15 bekannten Subtypen des Hämagglutinins und alle 9 Subtypen der Neuraminidase. Von ihnen sind bestimmte Subtypen auf Pferde, Schweine, Menschen und andere Säugerspezies übertragen worden, wo sie eigene Linien entwickelten. So kommen beim Menschen die Subtypen des Hämagglutinins H1, H2 und H3 vor, beim Pferd H3 und H7, beim Schwein H1 und H3. Diese Subtypen sind weiterhin bei Vögeln verbreitet. Bei Pferden kommen die Subtypen der Neuraminidase N7 und N8, bei Schweinen und beim Menschen N1 und N2 und bei Vögeln alle Subtypen von 1 bis 9 vor. Deshalb wird vermutet, daß in früheren Zeiten bei Wasservögeln ein gemeinsames Ur-Influenzavirus existierte, von dem alle heute bekannten Subtypen ausgegangen sind.

Die Influenza der Pferde wird, wie bereits vorher erwähnt, durch die zwei Subtypen A/Equi 1 mit der Oberflächenantigenformel H7N7 und A/Equi 2 mit der Formel H3N8 verursacht. Die Prototypen beider Subtypen sind A/Equi 1/Prague/56 und A/Equi 2/Miami/63 (Tab. 15). In den über 40 Jahren seit der ersten Isolierung eines Pferdeinfluenzavirus sind außer den beiden genannten keine weiteren Subtypen beim Pferd nachgewiesen worden. Es könnte daher sein, daß die Zahl der beim Pferd möglichen Subtypen der Influenzaviren ebenso begrenzt ist wie beim Menschen.

Viren des Subtyps A/Equi 2 verursachten nach ihrer Entdeckung durch Waddell et al. (1963) auf dem amerikanischen Kontinent, zunächst in den USA und später in verschiedenen südamerikanischen Ländern, ausge-

Tab. 15. Subtypen der Pferdeinfluenza

Subtyp	Erstisolierung	Hämagglutinin	Neuraminidase	Prototyp
A/Equi 1	1956	H7	N7	A/Equi 1/Prague/1/56
A/Equi 2	1963	H3	N8	A/Equi 2/Miami/1/63

dehnte Ausbrüche und schwere Epizootien. Wenig später wurden die ersten Epizootien in Europa beobachtet.

6.2 Infektionsquellen

Die wichtigsten Infektionsquellen für Pferdeinfluenzaviren sind infizierte und erkrankte Tiere. Aus Versuchen zur Virusisolierung ist bekannt, daß infizierte Pferde für ca. vier bis sechs Tage nach Beginn der Erkrankung infektiöse Influenzaviren ausscheiden. Bei einer Inkubationszeit von ca. einem Tag (manchmal kürzer) stellen infizierte Pferde bis zu sieben Tage lang Infektionsquellen für andere Tiere dar. Bei Tieren mit partieller Immunität kann sowohl die Dauer der Erkrankung als auch die Dauer der Virusausscheidung geringer sein als bei nichtimmunen Tieren. Die Ausscheidung des Virus erfolgt über ausfließenden Nasenschleim oder virusbeladene Schleimtröpfchen, die beim Husten ausgestoßen werden. Derartige Tröpfchen können in Aerosolen je nach Größe und Luftbeschaffenheit (Feuchtigkeit, schwebende Staubpartikeln) mehrere Minuten oder länger in der Luft schweben und dabei weite Strecken zurücklegen. Die Ausbreitung des Virus im Bestand wird durch Streß gefördert, wie er durch Training, Transport, Sport- und Verkaufsveranstaltungen verursacht wird. Ebenso spielen schlecht ventilierte und übersetzte Ställe eine negative Rolle. In der Nähe befindliche Tiere atmen die virusbeladenen Schleimtröpfchen ein und werden damit infiziert. Angesichts der hohen Kontagiosität der Influenzaviren reichen geringe Virusmengen für das Angehen der Infektion aus. Daneben müssen mit virushaltigem Schleim verunreinigte Gegenstände als Infektionsquellen angesehen werden. Jedoch sind Influenzaviren in der Außenwelt nur für kurze Zeit überlebensfähig. Ungeklärt ist, ob in der Umgebung der Pferde lebende andere Tierarten, wie Vögel und Katzen, als Infektionsquellen für Pferdeinfluenzaviren in Frage kommen. Da in Sperlingsvögeln Influenza-A-Viren (u. a. auch aviäre H7N7-Viren) nachgewiesen worden sind, wäre denkbar, daß sie als Infektionsquellen und Virusreservoire für Pferdebestände Bedeutung haben (Nestorowicz et al., 1987). Leider ist diese epidemiologisch interessante Frage bisher nicht untersucht worden. Ob Menschen als Infektionsquelle der Pferdeinfluenza eine Rolle spielen, ist ebenfalls unklar. Denkbar wäre, daß Tierpfleger oder Tierärzte bei Kontakt mit infektiösen Tieren oder infektiösen Sekreten (z. B. Nasenausflüssen) durch kontaminierte Hände und Gegenstände (Kleidung!) die Infektion mechanisch auf gesunde Pferde übertragen können.

6.3 Übertragungswege

Der wichtigste Übertragungsmechanismus der Influenza ist auch beim Pferd ohne Zweifel die Tröpfcheninfektion. Dabei werden durch Husten ausgestoßene virusbeladene Schleimtröpfchen durch benachbarte Tiere eingeatmet. Die kurze Inkubationszeit der Pferdeinfluenza begünstigt ihre Verbreitung in einem Bestand. Angesichts des zeitlich begrenzten Schwebens von virusbeladenen Aerosolen und der dabei zurückgelegten kurzen Wegstrecken können jeweils vor allem die benachbarten Tiere infiziert werden. Dennoch kann innerhalb weniger Tage eine von einem neueingestellten Pferd ausgehende Infektion einen großen Bestand erfaßt haben. Die von den Pferden durch das ständige Husten ausgestoßenen großen Virusmengen begünstigen die Ausbreitung. Bei Pferden dürfte außerdem der direkte Kontakt zwischen den Tieren die Übertragung der Influenza bewirken. Auch durch Klimaanlagen können Influenzaviren verbreitet werden, wenn dabei virusbeladener Staub transportiert wird. Die Rolle von Menschen (Tierpfleger, Trainer, Tierärzte) als mechanische Überträger der Pferdeinfluenzaviren ist nicht eindeutig geklärt. Es muß jedoch angenommen werden, daß in engem Kontakt zum erkrankten Tier stehende Menschen die Infektion auf andere Pferde übertragen können. Bei Bemühungen zur Eindämmung der Ausbreitung der Influenza ist diese Übertragungsmöglichkeit zu berücksichtigen (s. u. „Praktisches Vorgehen"). Über eine mögliche Gefährdung des Menschen durch die Pferdeinfluenza wird unter „Ökologie der Influenza" referiert.

Kennzeichnend für die Art der Ausbreitung auch der Pferdeinfluenza ist ein seinerzeit unter Influenzavirologen viel besprochener Influenza-B-Ausbruch während einer wissenschaftlichen Konferenz in Keystone/Colorado im Jahre 1983. Dabei kam es innerhalb von wenigen Tagen zu einer Ausbreitung der Influenza B vermutlich über die Klimaanlage des Vortragsraumes. Es erkrankten 99 von 348 teilnehmenden Wissenschaftlern. Da in der Umgebung des Tagungsortes zu dieser Zeit keine Influenza aufgetreten war, muß angenommen werden, daß einer der Teilnehmer die Infektion einschleppte. Mehrfach ist die Ausbreitung der Influenza durch Klimaanlagen in Flugzeugen diskutiert worden.

Das Ereignis weist auf zwei typische Charakteristika der Influenza hin, die auch für die Pferdeinfluenza gelten: Der Beginn des Ausbruchs ist explosionsartig, die Verbreitung der Infektion in einer Population vollzieht sich sehr rasch, und es ist nicht notwendig, daß die Organismen zum Zeitpunkt der Infektion durch andere Krankheiten vorgeschädigt oder durch Therapie oder Streß immunsupprimiert sind, um die Entwicklung einer Erkrankung zu ermöglichen.

Charakteristisch für Influenzaausbrüche beim Pferd sind der plötzliche Beginn und die schnelle Ausbreitung in der Population ähnlich einem Buschfeuer. In ungeschützten Beständen wird eine hohe Morbidität beobachtet. Ähnlich verhalten sich Influenzaausbrüche beim Menschen, bei Schweinen und bei Vögeln (z. B. klassische Geflügelpest).

Während eines von Webster und Guo (1991) beschriebenen Ausbruchs der Pferdeinfluenza in Nordchina im Jahre 1989 wurde eine Morbidität von 81 % und eine Mortalität von bis zu 35 % beobachtet. Dies sind sicher Extremwerte, die auf eine besondere Virulenz des auslösenden Virus zurückzuführen sind. In einer ein Jahr später eintretenden Epizootie in derselben Region war die Morbidität deutlich geringer (41 %), und es wurden keine Todesfälle beobachtet.

Im Gegensatz zur Influenza beim Menschen treten Pferdeinfluenza-Epizootien nicht streng saisonal auf. Sie sind häufig mit Verkaufs- oder Sportveranstaltungen assoziiert (Powell, 1985), bei denen Pferde aus verschiedenen Beständen, Ländern oder sogar Erdteilen zusammentreffen. Von einem durch Einschleppung infizierten Bestand aus kann sich die Infektion rasch auf andere Bestände ausbreiten. Nach Wilson (1993) treten die meisten Ausbrüche im späten Herbst, im Winter oder im Frühling auf. In Berlin fielen acht von 19 der seit 1965 beobachteten Influenzaausbrüche bei Pferden auf die Herbst-Winter-Monate. In der von uns intensiver untersuchten Periode von 1983 bis 1994 traten fünf von zehn Ausbrüchen im Herbst oder Winter auf.

Eine weitere Besonderheit der Influenza ist, daß es vor dem Ausbruch einer großen Epidemie nicht selten einen kleineren Ausbruch gibt, der als „Herald Wave" bezeichnet wird. Solche Herald Waves können gelegentlich auch bei der Pferdeinfluenza beobachtet werden.

Aufgrund des regen internationalen Tierhandels und der verschiedenen nationalen und internationalen Pferdesport-Veranstaltungen sind Influenza-Epizootien bei Pferden selten regional oder auf einen Bestand beschränkt. Ferner spielen möglicherweise Trainer und Pfleger sowie Sperlingsvögel (s. o.) eine Rolle bei der Ausbreitung der Infektion.

6.4 Populationsimmunität

Wie bereits ausgeführt, entwickeln Pferde nach einer Infektion mit Influenzaviren eine zelluläre und humorale Immunität. Diese Immunität wird von Gedächtniszellen getragen und ist vor allem auf das immunisierende Virus ausgerichtet. Sie deckt jedoch auch nahe verwandte Varianten ab. Obwohl die Immunität nach natürlicher Infektion nicht streng stamm- oder variantenspezifisch ist, sondern einen gewissen Schutz auch gegen eng verwandte Virusstämme vermittelt, reicht dies nicht aus, um vor einer Infektion mit stärker abweichenden Varianten zu schützen. Da Influenzaviren des gegenwärtig einzigen epidemiologisch relevanten Subtyps A/Equi 2 recht häufig neue Varianten hervorbringen, die sich deutlich von den vorhergehenden Varianten unterscheiden, können sich dieselben

Pferde erneut infizieren und erkranken. Durch die vorher aufgebaute Populationsimmunität findet eine Selektion der Mutanten statt, die sich immunologisch soweit von dem immunisierenden Virus entfernt haben, daß sie sich erneut in der Population verbreiten können. Infolge der hohen Variationsrate ist auch die Immunität nach natürlicher Infektion verhältnismäßig kurz wirksam, obwohl sie serologisch lange nachweisbar ist.

Ältere Pferde können teilweise eine lange Geschichte mit verschiedenen Varianten desselben Subtyps der Influenzaviren haben, ohne daß ihre Immunität gegen frühere Varianten sie vor Erkrankungen durch weitergehende Varianten schützen könnte. Allenfalls kann man bei solchen Tieren mildere Krankheitsverläufe beobachten. Im Klartext heißt das, daß die durch natürliche Infektion aufgebaute Populationsimmunität gegen Influenza nur von begrenzter Schutzwirkung ist. Auch beim Menschen wird nach häufigen Infektionen ein gewisser Basisschutz vermutet, der zwar nicht vor Neuinfektionen und -erkrankungen, jedoch vor schweren Krankheitsverläufen schützt. Es kann angenommen werden, daß die Verhältnisse beim Pferd ähnlich sind.

Die Ausbreitung der Influenza gelingt um so besser, je weniger immune Pferde die Bildung von Infektionsketten behindern. Je weniger Pferde immun sind, um so schneller erfolgt die Ausbreitung, je mehr Tiere geschützt sind, um so eher kann der Ausbruch von selbst erlöschen. Immunität erwerben die Pferde entweder als Folge der Immunreaktion auf eine natürliche Infektion oder durch die Schutzimpfung. Der Erfolg der Schutzimpfung ist davon abhängig, wie gut die Impfstoffe an die Variabilität der Viren angepaßt werden (s. a. unter „Schutzimpfung"). Mit dem Schutz einer Population kann erst gerechnet werden, wenn mindestens 70 % der Tiere ausreichend immunisiert sind, so daß es nach Kontakt mit dem Virus nicht zur Virusvermehrung und -ausscheidung kommt. Sind mehr als 70 % der Individuen einer Population derart geschützt, unterbleibt die Entwicklung von Infektionsketten, selbst wenn einzelne ungeschützte Individuen infiziert werden und erkranken.

Einen Hinweis auf die Bedeutung der Populationsimmunität gegen Pferdeinfluenza geben eigene Beobachtungen während der Epizootie in Berlin im Jahre 1989. Wie Tabelle 16 zeigt, waren bei knapp 93 % der erkrankten Pferde keine Antikörper gegen das aktuell zirkulierende Virus, in diesem Fall A/Equi 2/Berlin/5/89, nachweisbar. Bei knapp 62 % der

Tab. 16. Ausgangstiter von HAH-Antikörpern bei erkrankten Pferden in der Epizootie von 1989 (Angaben in Prozent)

Antikörpertiter	A/Equi 2/Miami/1/63	A/Equi 2/Berlin/5/89
< 1:10	61,8	92,6
1:10	25,0	7,4
1:20	13,2	0
1:40	0	0

Tiere wurden aber auch keine Antikörper gegen den in den Impfstoffen enthaltenen Prototypstamm A/Equi 2/Miami/1/63 gefunden. Das ist sehr beunruhigend, weil es sich bei den untersuchten Tieren um Sportpferde handelte, die nach den gültigen Impfvorschriften regelmäßig gegen Influenza geimpft sein sollten. Die wenigen Tiere, bei denen Antikörper gegen das Isolat von 1989 nachweisbar waren, waren aufgrund des niedrigen Antikörpertiters von 1:10 nach der gängigen Interpretation ebenfalls ohne Schutz. Bei keinem Pferd wurden Antikörpertiter von 1:40 oder mehr gegen den Impfstamm A/Equi 2/Miami/1/63 gemessen. Es ist bemerkenswert, daß selbst gegen diesen in allen Impfstoffen berücksichtigten, veralteten Virusstamm kein Pferd eine ausreichend schützende humorale Immunität besaß.

Wenn man Antikörpertiter als Maß für Immunität bewertet, dann zeigt dieses Beispiel, daß sogar in einer weitgehend regelmäßig gegen Pferdeinfluenza geimpften Population nur wenige Tiere ausreichende Antikörper gegen den in den Impfstoffen enthaltenen Prototyp des Subtyps A/Equi 2/Miami/1/63 besitzen. Folgt man der allgemein akzeptierten Ansicht, daß erst Antikörpertiter ab 1:40 Schutz bieten, dann würde überhaupt kein Schutz bestehen. Akzeptiert man eine Grenze von 1:20, wären in einer Population von angeblich regelmäßig geimpften Pferden nur 13 % der Tiere geschützt – allerdings nur gegen den veralteten Prototyp des Subtyps. Noch unbefriedigender war die Situation in bezug auf die 1989 als Ursache der Epidemie identifizierte Variante der Equi-2-Viren, die durch das Isolat A/Equi 2/Berlin/5/89 repräsentiert war. Gegen dieses Virus hatten mehr als 90 % der Tiere keine Antikörper, nur sieben Prozent hatten niedrige Antikörpertiter von 1:10. Dabei handelte es sich vermutlich lediglich um Kreuzreaktionen von Antikörpern gegen frühere Varianten, d. h., kein Tier besaß wirklich eine Immunität gegen die neue Variante. Es ist daher kein Wunder, daß diese Epidemie mit einer so hohen Erkrankungsrate verlief. Man muß aus diesem Befund den Schluß ziehen, daß die heutige Populationsimmunität selbst in geimpften Beständen nicht ausreicht, um Influenzaausbrüche zu verhindern.

Dennoch erkranken bei vergleichbarer Immunitätslage nicht alle infizierten Pferde an Influenza. Selbst bei der schon erwähnten chinesischen Enzootie von 1989 erkrankten „nur" 81 % der Tiere, obwohl sich das auslösende Virus in seiner Antigenität von den bisher bekannten Viren deutlich unterschied. Ähnliche Beobachtungen kann man beim Menschen machen. Es ist nicht genau bekannt, warum manche Tiere erkranken und andere nicht. Hier könnte die zelluläre Immunität eine Rolle spielen, die durch die serologischen Untersuchungen nicht erfaßt wird. Jedoch gibt es offensichtlich auch eine natürliche Resistenz, der beispielsweise eine genetisch bedingte schnellere Reaktionsfähigkeit der Abwehrmechanismen zugrunde liegen könnte. Unklar ist, wieweit bei dieser natürlichen Resistenz Interferon eine Rolle spielt. Unter epidemiologischen Gesichtspunkten ist wichtig, daß nichterkrankte infizierte Tiere ebenso wie erkrankte vorübergehend Virus ausscheiden und als unerkannte Infektionsquellen für andere Tiere die Ausbreitung der Infektion in der Population fördern können. Sie sind deshalb besonders gefährlich, weil sie nicht als Virusausscheider erkannt und deshalb nicht in Isolierungsmaßnahmen einbezogen werden.

Man kann die natürliche Resistenz durch sogenannte Immunmodulatoren stimulieren, bei denen es sich um Pflanzen- oder Pilzinhaltsstoffe (z. B. Lentinan), Zellwandbestandteile bestimmter Bakterienarten, ihnen entsprechende Syntheseprodukte oder um inaktivierte Pockenviren (z. B. in Duphamun oder Baypamun) handelt. In Tierexperimenten ist für einige der Immunmodulatoren eine Stärkung der natürlichen Resistenz gegen Influenzaviren des Menschen gezeigt worden (Masihi et al., 1987). Ob Immunmodulatoren von praktischer Bedeutung für die Prophylaxe der Pferdeinfluenza sein könnten, muß aus Mangel an entsprechenden Daten offenbleiben.

Mehr als durch die Populationsimmunität wird die Epidemiologie der Influenza durch die Eigenschaften der Influenzaviren beeinflußt. Die hohe Variabilität der Influenzaviren ermöglicht es ihnen, der durch vorhergehende Infektionen in einem Tier oder in einem Bestand aufgebauten Immunität zu entgehen. Die vorhandene Immunität spielt bei der Selektion neuer Varianten eine entscheidende Rolle. Sie haben nur dann eine Ausbreitungschance, wenn sie durch die vorhandene Populationsimmunität nicht mehr neutralisiert werden können.

6.5 Epidemiologische Bedeutung der Pferdeinfluenza

Wie bei vielen anderen Tierarten ist die Influenza auch bei Pferden weltweit verbreitet. Neben Pferden aller Rassen und Zuchten sind Esel und Maultiere empfänglich für Pferdeinfluenzaviren. Allerdings erkrankten bei der von Webster und Guo (1991) beschriebenen Epizootie in Nordchina im Jahre 1989 neben Pferden zwar Maultiere, aber keine Esel.

Epizootisch auftretende influenzaähnliche Atemwegsinfektionen der Pferde sind schon vor Jahrhunderten beschrieben worden (Zorn, 1888). Mehrere Autoren vermuteten, daß ein Teil dieser Erkrankungen durch Influenzaviren verursacht wurde (Beveridge, 1977). In Deutschland wurde im Winter 1933/1934 eine Epizootie von respiratorischen Erkrankungen beschrieben, die unter der Bezeichnung „Hoppegartener Husten" nach dem ersten Ort ihres Auftretens in Deutschland (Rennbahn Hoppegarten bei Berlin) in die Geschichte der Infektionskrankheiten der Pferde eingegangen ist (Waldmann und Köbe, 1934; Waldmann et al., 1934; Mayr et al., 1966). Die Ätiologie des Hoppegartener Hustens konnte damals nicht geklärt werden. Heute wissen wir, daß es sich dabei um Influenza gehandelt haben muß.

Im Jahre 1956 traten in Deutschland, der ČSSR und der UdSSR schwere Atemwegsinfektionen bei Pferden auf, die sich seuchenartig ausbreiteten. In der ČSSR konnte aus erkrankten Pferden ein Influenza-A-Virus isoliert werden (Sovinova et al., 1958), das heute unter der Bezeichnung A/Equi 1/Prague/1/56 als Prototyp des Subtyps A/Equi 1 gilt. Die Formel der Oberflächenantigene dieses Virus ist H7N7. In der Folgezeit wurde dieses Virus in weiten Teilen der Welt isoliert. Seit Mitte der siebziger Jahre sind in Mitteleuropa allerdings keine durch H7N7-Viren verursachten Epidemien mehr beobachtet worden.

Während einer Pferde-Influenza-Epizootie in den USA konnte im Jahre 1963 ein Virus isoliert werden, das sich ebenfalls als Influenza-A-Virus erwies. Es reagierte nicht mit Antikörpern gegen den schon bekannten Subtyp H7N7. Das neue Virus wurde deshalb als zweiter Subtyp der Pferdeinfluenzaviren angesehen, der mit der Oberflächenantigenformel H3N8 unter der Bezeichnung A/Equi 2/Miami/1/63 geführt wird (Waddell et al., 1963). Seit 1963 wurden Epizootien bis ca. 1980 durch den ersten oder zweiten Subtyp in unregelmäßigem Wechsel registriert. Danach gab es nur noch durch A/Equi-2-Viren verursachte Epizootien.

Im Gegensatz zu den Influenza-A-Viren des Menschen zeigten die Pferdeinfluenzaviren keine (A/Equi 1) oder zunächst nur eine geringere (A/Equi 2) Variabilität. Bis heute scheinen die Viren des Subtyps A/Equi 1 keine Tendenz zur Hervorbringung neuer Varianten zu zeigen, es wird sogar angezweifelt, daß dieser Subtyp überhaupt in Pferdepopulationen umläuft. Dagegen wurden die ersten Varianten des Subtyps A/Equi 2 schon im Jahre 1969 isoliert (Pereira et al., 1982), sechs Jahre nach ihrem ersten durch Isolate nachgewiesenen Auftreten. Allerdings kann angenommen werden, daß Equi-2-Viren auch schon davor aufgetreten waren. So beweisen seroarchäologische Untersuchungen, daß der Subtyp H3N8 um 1898 beim Menschen eine Pandemie verursachte. Die phylogenetische Analyse des NP-Gens zeigte, daß das Equi-2-Genom im späten 19. Jahrhundert erstmals aufgetreten sein muß. Es wird angenommen, daß equine und humane H3N8-Viren einen gemeinsamen Ursprung haben (Webster und Guo, 1991, Guo et al., 1992). Insofern kann angenommen werden, daß der 1963 isolierte Prototyp des Subtyps A/Equi 2 für die Pferdebestände kein neues Virus, sondern bereits eine Variante des seit längerer Zeit zirkulierenden Subtyps war.

Die nach der ersten Isolierung des Subtyps aus Pferden nachgewiesenen Varianten zeigten in ihrer Antigenstruktur deutliche Unterschiede gegenüber dem Prototyp A/Equi 2/Miami/ 1/63. Das gilt sowohl für die Variante von 1969 als auch für das im Jahre 1971 in Japan isolierte Pferdeinfluenzavirus des Subtyps A/Equi 2, das sich sowohl deutlich von dem Prototyp als auch von den 1969 isolierten Varianten unterschied (Kono et al., 1972). Das Isolat stammte aus der ersten schweren Epizootie der Pferdeinfluenza in Japan. Im gleichen Jahr isolierten Benmansour et al. (1977) bei Influenzaausbrüchen in Algerien ein Virus, das den japanischen Varianten sehr nahestand. Im Jahre 1973 wurde ebenfalls eine Drift der Equi-2-Viren nachgewiesen (Powell et al., 1974). Weitere Driftepisoden beschrieben Klingeborn et al. (1980), Bürki (1981), Burrows et al. (1982), Pereira et al. (1982), Hinshaw et al. (1983), Higgins et al. (1985) sowie Lange und Jaeschke (1987) und Lange et al. (1992).

Die nächste bedeutende Drift ereignete sich um 1978/1979. Damals gab es in vielen Ländern Europas und in den USA große Influenzaausbrüche. Als Repräsentanten der neuen Varianten gelten die Stämme A/Equi 2/Fontainebleau/79 und A/Equi 2/Kentucky/1/81. Schon im Dezember 1983 und im Januar 1984 kam es zu einer erneuten Drift. Die während einer Epizootie in Berlin isolierten Virusstämme des Subtyps A/Equi 2 zeigten eine deutlich verringerte Kreuzreaktion mit dem Prototyp A/Equi 2/Miami/1/63 und auch mit den Repräsentanten der Varianten von 1978/1979. Als typischer Vertreter dieser neuen Varianten gilt der Stamm A/Equi 2/Berlin/1/84.

Im Jahre 1988 kam es in Deutschland zu neuerlichen Influenzaausbrüchen bei Pferden. In Berlin konnten nur serologische Diagnosen erhoben werden. Möglicherweise handelte es sich bei den Ausbrüchen von 1988 um eine Herald-Wave, die nicht selten einer wichtigen Epizootie vorangeht, denn im folgenden Jahr 1989 traten in zahlreichen Ländern der Erde umfangreiche Epizootien auf. In der ČSSR nahmen die Ausbrüche ihren Ausgang von einer Pferdesportveranstaltung, an der neben Pferden aus der ČSSR Tiere aus 7 weiteren europäischen Ländern teilnahmen (Pospisil et al., 1991). Die in dieser Zeit in den USA, in Großbritannien, der ČSSR und bei uns isolierten Viren waren untereinander ähnlich, unterschieden sich jedoch deutlich von früheren Varianten und vom Prototyp (Lange et al., 1992; Lehmann, 1997). Unsere Isolate, z. B. A/Equi 2/Berlin/5/89, reagierten kaum noch mit Antikörpern gegen den Prototyp A/Equi 2/Miami/1/63. Durch retrospektive serologische Untersuchungen des Ausbruchs von 1988 konnten wir zeigen, daß auch er bereits durch die neuen Varianten oder ihnen sehr nahestehende Viren verursacht worden sein muß.

In den folgenden Jahren kam es immer wieder zu neuen Ausbrüchen. Die Virusisolate entsprachen zunächst den Varianten von 1988/1989. Erst während des Ausbruchs im Jahre 1994 konnten wir erneut eine Drift der A/Equi-2-Viren nachweisen. Eine höchstwahrscheinlich lückenhafte Zusammenstellung der wichtigsten vermuteten oder nachgewiesenen Influenzaereignisse bei Pferden ist in Tabelle 17 gegeben.

6.5.1 Internationale Situation

Seit 1980 haben Pferdeinfluenzaviren des Subtyps A/Equi 1 (H7N7) keine Ausbrüche mehr verursacht, obwohl sie weiterhin bei der Überwachung

Tab. 17. Bekannte oder vermutete Ausbrüche von Pferdeinfluenza in der Geschichte (z. T. nach Böhm, 1965, 1966)

Jahr	Region (Land)
1328	Jemen
1780	China, Asien, Moskau
1781	Europa
1782	Amerika
1888	Deutschland
1889/1890	Deutschland (beim Menschen Pandemie H3N8)
1915	Deutschland
1933/1934	Deutschland = Hoppegartener Husten (Waldmann & Köbe, 1934)
1941	USA
1955	Schweden
1956	Deutschland, ČSSR (erstes Isolat H7N7!), UdSSR, angeblich auch Erkrankungen bei Pferdepflegern
1957	USA (H7N7)
1959	Ägypten, Iran, Venezuela, Honduras
1959/1960	Schweden
1963	USA (neuer Subtyp H3N8), Kanada (Isolat H3N8), Großbritannien (Isolat H7N7)
1964	Brasilien, Polen, Deutschland, Irland
1965	Brasilien, Schweiz (H3N8), Polen, Deutschland (erstes deutsches Isolat H3N8 in Berlin), Irland (H3N8), Ungarn, Frankreich (H3N8), Großbritannien (H3N8)
1966	Deutschland (H7N7)
1967	Deutschland (H7N7)
1969	Brasilien (H3N8 – erste Variante!)
1971	Japan (H3N8, ähnlich erster Variante aus Brasilien)
1972	Algerien (H3N8)
1973	Schweden, Schweiz, Großbritannien, Deutschland (H7N7), USA
1976/1977	Argentinien, Brasilien, Chile, Peru, Uruguay
1977/1978	Frankreich, Schweden (H3N8 mit neuer Variante – A/Equi 2/Fontainebleau/78)
1979	Italien (H3N8)
1981	USA (H3N8 ähnlich Fontainebleau = A/Equi 2/Kentucky/81)
1983/1984	Deutschland (Berlin H3N8 mit neuer Variante A/Equi 2/Berlin/1/84)
1985/1986	Argentinien, Brasilien, Chile, Peru, Uruguay
1986	Südafrika (H3N8)
1987	Indien, Deutschland (H3N8)
1988	Deutschland (H3N8), Argentinien, Brasilien, Chile, Peru, Uruguay
1989/1990	China, CSSR, Deutschland u. andere europäische Länder (H3N8 mit neuer Variante, z. B. A/Equi 2/Berlin/1–5/89), Argentinien, Brasilien, Chile, Peru, Uruguay
1989–1991	Hongkong (H3N8 aviären Ursprungs, deutliche Antigendifferenzen gegen bekannte H3N8-Viren
1991	Italien (H3N8)
1993/1994	Deutschland u. a. (H3N8)
1994	Deutschland u. a. (H3N8 mit neuer Variante – A/Equi 2/Berlin/1/94), Argentinien, Brasilien, Chile, Peru, Uruguay
1995	Argentinien, Brasilien, Chile, Peru, Uruguay

berücksichtigt werden. Berichte aus Polen und Kroatien, nach denen bei ungeimpften Pferden Serokonversionen gegen diesen Subtyp beobachtet wurden, könnten als Hinweis darauf gewertet werden, daß A/Equi-1-Stämme doch noch zirkulieren, jedoch keine Erkrankungen hervorrufen. Eine Publikation aus Ägypten meldete die Isolierung eines A/Equi-1-Virus bei einem Ausbruch im Jahre 1989. Singh (1994, 1995) berichtete über die simultane Isolierung von A/Equi-1- und A/Equi-2-Viren während einer Epidemie in Indien. Bisher hat es für diesen Befund keine Bestätigung gegeben. Madic et al. (1996) konnten 1994 in nichtgeimpften Pferden Antikörper gegen A/Equi-1-Viren nachweisen. Sie werteten diesen Befund ebenfalls als Hinweis auf eine weitere Zirkulation von Viren dieses Subtyps in Pferdepopulationen, obwohl das letzte A/Equi-1-Isolat aus dem Jahre 1980 stammt. Die Autoren sind deshalb der Ansicht, daß die A/Equi-1-Viren weiterhin in Impfstoffen gegen Pferdeinfluenza enthalten sein sollten, und empfehlen die Berücksichtigung der A/Equi-1-Viren bei der Überwachung der Pferdeinfluenza. Dennoch bezweifelt Webster (1993) die weitere Zirkulation von A/Equi-1-Viren in Pferdepopulationen.

Im Gegensatz dazu sind Pferdeinfluenzaviren des Subtyps A/Equi 2 häufig als Ursache von Influenza-Epizootien nachgewiesen worden. Viren dieses Subtyps sind sowohl in den USA als auch in anderen Ländern des amerikanischen Kontinents endemisch. So kam es seit 1976 zu zahlreichen Ausbrüchen in Argentinien, Brasilien, Chile, Peru und Uruguay. Die lokal produzierten oder importierten Impfstoffe, die nur alte A/Equi-2-Stämme enthielten, besaßen nur eine geringe Schutzwirkung.

Wie auf dem amerikanischen Kontinent sind auch in Europa Infektionen mit A/Equi-2-Viren häufig beobachtet worden. Die Häufigkeit der Beobachtungen schien davon abhängig zu sein, wie intensiv die Überwachung erfolgte. In Berlin wurden, wie nachfolgend ausgeführt wird, im Rahmen einer von der Klinik für Pferdekrankheiten der Freien Universität Berlin (Dr. med. vet. G. Jaeschke) und dem Influenzazentrum des Robert-Koch-Instituts (der Autor) getragenen Studie von 1983 bis 1994 zehn Influenzaereignisse registriert. Im gleichen Zeitraum konnten drei Driftperioden nachgewiesen werden. Da diese Drift bei der Impfstoffzusammensetzung unberücksichtigt blieb, häuften sich zum Ende der Beobachtungsperiode die Impfdurchbrüche. An anderen Stellen Deutschlands fand eine vergleichbare Überwachung der Pferdeinfluenza nicht statt. Entsprechend spärlich sind die Berichte über Ausbrüche. In Großbritannien wurden wie bei uns seit 1989 jährlich Influenzaausbrüche beobachtet. Dabei wurden ebenfalls verbreitet Impfdurchbrüche registriert, die auf eine mangelhafte Anpassung der Impfstoffe an die Drift der A/Equi-2-Viren zurückgeführt werden. Seit der Inkorporation einer „modernen" Variante (A/Equi 2/Suffolk/89) in die englischen Impfstoffe sind nach der Consultation of OIE and WHO Experts 1995 in Newmarket die Hinweise auf eine mangelnde Wirksamkeit der Impfstoffe ebenso zurückgegangen wie die Morbidität der Pferdeinfluenza. Da die Anpassung der Impfstoffe an die Drift nicht fortlaufend erfolgt, sondern auch noch mit Antigenen des Stammes von 1989 geimpft wird, ist anzunehmen, daß inzwischen die Zahl der Impfdurchbrüche wieder zunimmt.

Im Jahre 1998 wurden Ausbrüche von Pferdeinfluenza sowohl bei geimpften als auch bei nichtgeimpften Pferden beobachtet (Newton et al., 1999). Die Erkrankungen bei geimpften Pferden verliefen leichter als die bei nichtgeimpften. Als Erreger konnte ein Virus isoliert werden, das der amerikanischen Linie angehörte (s. u. „Drift der Pferdeinfluenzaviren"). Viren der amerikanischen Linie sind in den europäischen Impfstoffen gegen Pferdeinfluenza bisher nicht berücksichtigt.

Auch in Schweden wurden jährlich Influenzaausbrüche beobachtet. In einigen Jahren breiteten sich Seuchenzüge über das ganze Land aus. Die Häufung von Influenzaausbrüchen ähnlich der von uns in Berlin beobachteten wurde als Beweis für die Unwirksamkeit der Impfstoffe gewertet. Weshalb diese nicht leisten konnten, was man von ihnen erwartete, wurde offensichtlich nicht diskutiert. So kam man zu der fatalen Schlußfolgerung, daß die Impfpflicht keinen Sinn mache. Man hob nach dem „Versagen" der Impfstoffe die bis 1992 obligatorische Schutzimpfung der Pferde gegen Influenza auf. Damit zog man bedauerlicherweise den falschen Schluß aus der unbestritten geringen Schutzwirkung der gängigen Impfstoffe. Besser wäre es gewesen, nicht die Impfpflicht abzuschaffen, sondern für die regelmäßige Anpassung der Impfstoffe an die Evolution der Viren zu sorgen. Denn die englischen Erfahrungen mit der Inkorporation einer modernen Variante der Equi-2-Viren in die Impfstoffe (A/Equi 2/Suffolk/89), die zu einer merklichen Verringerung der Influenzaaktivität geführt hatte, zeigten die Berechtigung unserer schon 1987 erhobenen Forderung nach einer Anpassung der Impfstoffe an die Drift der Equi-2-Viren (Lange und Jaeschke, 1987).

Auch in Afrika wurden Ausbrüche von Pferdeinfluenza beschrieben, so 1994 in Nigeria (Adeyefa und McCauly, 1994).

Im Fernen Osten ergaben neuere Untersuchungen folgendes Bild: In Hongkong kam es erstmals 1992 auf einer Rennbahn zu einem Ausbruch der Pferdeinfluenza, der mehr als 30 % der Pferde erfaßte. Die Einschleppung der Infektion erfolgte durch Pferde aus Großbritannien und Irland. In Nordostchina kam es 1989–1990 zu einem schweren Ausbruch der Pferdeinfluenza durch ein H3N8-Virus (A/Equi 2) aviären Ursprungs (Guo et al., 1991; Webster et al., 1991). Die Sequenzanalysen der kompletten Gene für das Hämagglutinin, das Nukleoprotein und das M-Protein sowie partielle Sequenzanalysen der 3 Polymerasegene und des Neuraminidasegens ergaben, daß fünf der acht Gensegmente des während der Epizootie isolierten Stammes A/Equi 2/Jilin/1/89 (H3N8) eng mit aviären Influenzaviren eurasischer Herkunft verwandt sind.

Dagegen waren die Polymerasegene und das Neuraminidasegen unverändert und dem equinen H3N8-Virus zugehörig. Das Nukleoprotein des neuen Virus war eng mit dem bei Enten nachgewiesenen Subtyp H14 verwandt.

Während der erwähnten Epizootie erkrankten ca. 30 000 Pferde, mehrere hundert Tiere verendeten. Aus diesen Zahlen wurde eine Morbidität von 81 % und eine Mortalität von 31 % errechnet. In den großen Pferdepopulationen der Mongolei wurden auch früher häufig Influenzaausbrüche registriert, so 1974, ferner zwischen 1978 und 1983 und zwischen 1986 und 1988 jährlich und im Jahre 1992/1993.

6.5.2 Drift der Pferdeinfluenzaviren

Die Drift der Pferdeinfluenzaviren des Subtyps A/Equi 2 betrifft nach unseren Untersuchungen (Lange et al., 1992) sowohl das Hämagglutinin als auch die Neuraminidase. Aus den verschiedenen Driftereignissen ergibt sich eine Evolutionslinie, die man für beide Oberflächenantigene beobachten kann. Man kann die Drift sowohl mit serologischen Methoden unter Benutzung von postinfektionellen Frettchenseren als auch molekularvirologisch durch Analyse der Aminosäuresequenzen oder durch Bestimmung der Nukleotidsequenzen ermitteln. Beide Methoden ergeben übereinstimmend das Bild einer fortlaufenden Entwicklung unter Verringerung der Verwandtschaft oder Kreuzreaktivität mit dem Prototyp des Subtyps A/Equi 2/Miami/1/63. Da die Bestimmung der antigenetischen Eigenschaften der Neuraminidase technisch aufwendiger ist als die des Hämagglutinins, und da das Hämagglutinin für die Ausbreitung der Influenzaviren als Infektions-vermittelndes Antigen eine größere Bedeutung besitzt als die Neuraminidase, wurde diese in den Antigenanalysen bisher weitgehend unberücksichtigt gelassen. Dadurch ist das zweite Oberflächenantigen der Influenzaviren in den Untersuchungen zur Evolution der Equi-2-Viren – zu Unrecht – unterrepräsentiert. Die Natur würde sich nicht die Mühe der Variation dieses Oberflächenantigens machen, wenn es keine Bedeutung für die Wechselwirkung von Infektion und Immunität hätte. Wie weiter vorn ausgeführt wurde, besitzt die Neuraminidase durchaus ihre Bedeutung im Prozeß der Verbreitung der Influenza. Immunität gegen die Neuraminidase kann die Verbreitung des Virus, d. h. der Virusnachkommenschaft, im infizierten Organismus und in der Population behindern. Eigene Untersuchungen an humanen und equinen Influenzaviren zeigten, daß die Drift ähnlich wie die des Hämagglutinins, jedoch nicht parallel verläuft. Seit der Entwicklung des Lektin-Neuraminidasetests nach Luther et al. (1979, 1983) ist es relativ einfach, die Variation der Neuraminidase zu verfolgen. Unsere Beobachtungen zur Drift der Neuraminidase sind in der Tabelle 18 vereinfacht zusammengestellt.

Tab. 18. Drift der Neuraminidase von H3N8-Stämmen (Angaben in Prozent des Homologen Titers)

Virusstamm/ Antikörper	Miami/63	Kentucky/81	Berlin/84	Berlin/89
Miami/63	**100**	25	12,5	3,1
Kentucky/81	25	**100**	25	12,5
Berlin/84	12,5	12,5	**100**	12,5
Berlin/89	12,5	0	6,3	**100**

Eine Homologie von 100 % bedeutet, daß die Neuraminidasen des homologen Stammes und des untersuchten Stammes sehr eng miteinander verwandt sind. Die Abstufungen zeigen eine fortlaufende Verringerung der Verwandtschaft mit zeitlicher Entfernung vom Prototypstamm (A/Equi 2/Miami/63). Eine Homologie von 0 % bedeutet, daß mit der angewandten Methode keine Kreuzreaktion mehr nachweisbar war.

Eine sehr informative Übersicht über die Evolution der Hämagglutinine der Pferdeinfluenzaviren des Subtyps A/Equi 2 (H3N8) geben Oxburgh et al. (1994). Anhand der Nukleotidsequenzen des Hämagglutinins erstellten sie einen phylogenetischen Baum, der ein klares Bild der Evolution dieser Viren zeichnet. Auch andere Autoren beschreiben im Zusammenhang mit der ätiologischen Klärung von Epidemien neue Varianten. Doch machten sich nur wenige Autoren die Mühe, anhand verschiedener Virusstämme aus verschiedenen Zeiten die antigenetische Evolution zu zeigen. So beschrieben Benmansour et al. (1977) eine Drift des Hämagglutinins der H3N8-Viren in Algerien bei einem Ausbruch im Jahre 1972. Sie zeigten eine Übereinstimmung mit Varianten, die 1971 in Japan isoliert wurden. Binns et al. (1993) analysierten die Hämagglutinine von Isolaten aus 1989 genetisch und antigenetisch und zeigten deutliche Unterschiede zu den bis dahin bekannten Viren des Subtyps. Alstad et al. (1993) beschrieben eine Drift der beiden Oberflächenantigene beim Vergleich eines Isolates aus Alaska im Jahre 1991 mit anderen Virusstämmen und dem Prototyp von 1963. Berg et al. (1990) beschrieben ebenfalls eine Drift der A/Equi-2-Viren. Unsere eigenen Beobachtungen zur antigenetischen Drift von A/Equi-2-Viren in Berlin sind im Abschnitt 6.5.3 „Analyse von Influenzaausbrüchen in Berlin" näher beschrieben. Eine schematische Darstellung der Drift der Pferdeinfluenzaviren bietet die Abbildung 23.

Aus den verfügbaren Daten ergibt sich, daß sich die Pferdeinfluenzaviren des Subtyps A/Equi 2 durch Drift immer weiter von dem ersten Isolat von 1963 (Prototyp) A/Equi 2/Miami/1/63 entfernt haben. Mit serologischen Methoden kann eine Kreuzreaktion zwischen den neuen Varianten von 1989 und 1994 und dem Prototyp nicht mehr nachgewiesen werden. Die Drift der Equi-2-Viren verlief zwar langsamer als die der H3-Viren des Menschen, die praktisch jährlich neue Varianten hervor-

Subtyp	Oberflächen-antigen	Varianten						
		1956	1963	1969	1978	1984	1989	1994
A/Equi 1	HA	H7 --?						
	NA	N7 --?						
A/Equi 2	HA	?	H3	$\equiv$ H3^1	$\equiv$ H3^2	$\equiv$ H3^3	$\equiv$ H3^4	$\equiv$ H3^5
	NA	?	N8	?	?	N8^1	$\equiv$ N8^2	$\equiv$ N8^3

Die hochgestellten Zahlen symbolisieren die unterschiedlichen Varianten des Subtyps.

Abb. 23. Drift von Pferdeinfluenzaviren A/Equi 1 und A/Equi 2, schematisch

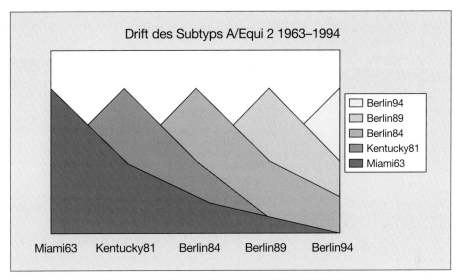

Abb. 24. Drift des Hämagglutinins von Influenza-A/Equi-2-H3N8-Viren

bringen, in bezug auf ihren Effekt ist sie aber mit der Drift der humanen Influenzaviren zu vergleichen, weil man Epidemien nur verhindern kann, wenn man statt der alten Varianten oder des Prototypstammes die neuen Varianten zur Immunisierung der Pferde benutzt. Eine schematische Zusammenfassung der Driftereignisse am Hämagglutinin der Equi-2-Viren ist in der Abbildung 24 gezeigt. Zur Abbildung ist anzumerken, daß 1963 erstmals Viren des Subtyps A/Equi 2 (H3N8) isoliert worden sind. Dies bedeutet aber nicht, daß diese Viren vorher nicht zirkuliert hätten, daher die Fragezeichen vor 1963 in Abbildung 23. Im Gegenteil lassen Antigenverwandtschaften zwischen dem Subtyp A/Equi 2(H3N8) und dem 1898–1899 beim Menschen eine Pandemie verursachenden H3N8-Virus vermuten, daß diese Viren schon viel länger zirkulieren.

Janet Daly (1996) zeigte in ihrer informativen und sehr interessanten

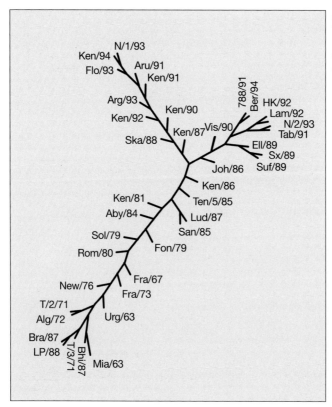

Abb. 25. Phylogenetischer Baum der Pferdeinfluenzaviren des Subtyps A/Equi 2 (nach J. Daly, 1996)

Dissertation, daß sich die umlaufenden Pferdeinfluenzaviren des Subtyps A/Equi 2 seit etwa 1984 in zwei Linien aufgespalten haben, eine „amerikanische" und eine „europäische" (Abb. 25). Die Vertreter beider Linien zeigen auch serologische Unterschiede. Obwohl anzunehmen ist, daß es angesichts des internationalen Austausches von Pferden durch Sportveranstaltungen und Handel zu Vermischungen beider Linien kommen wird, dürfte diese Entwicklung auch für die zukünftige Formulierung von Impfstoffen Bedeutung haben. Eine schematische Darstellung der Aufspaltung der Equi-2-Viren gibt die Abbildung 25, die der Dissertation von Daly entnommen ist. Nach neueren Informationen plant ein Impfstoffhersteller, dieser Entwicklung durch Aufnahme einer neueren amerikanischen Variante zusätzlich zu einer modernen europäischen Variante Rechnung zu tragen.

6.5.3 Analyse von Influenzaausbrüchen in Berlin

Die zehnjährigen Erfahrungen einer intensiven Zusammenarbeit zwischen der Pferdeklinik der Freien Universität Berlin und dem Influenzazentrum am Robert-Koch-Institut bieten Gelegenheit zu einer besonders umfassenden Darstellung des Geschehens der Pferdeinfluenza im Berliner

Raum. Sie vermitteln ein Bild der Verhältnisse in dieser Zeit (1984–1994) in der Bundesrepublik Deutschland. Sie sind sicher auch für die Verhältnisse außerhalb dieses Zeitraumes zutreffend. Außerdem zeigen sie, welche wichtigen Informationen über die Pferdeinfluenza in Deutschland gewonnen werden könnten, wenn es eine ähnlich funktionierende Zusammenarbeit von Klinik und Virologie, sprich eine gut funktionierende Überwachung gäbe. Die Leser mögen deshalb Verständnis für die ausführliche Darstellung unserer Beobachtungen haben.

Obwohl auch früher in Deutschland gelegentlich einzelne Influenzaausbrüche beschrieben worden sind, gibt es wegen des Fehlens eines Überwachungssystems keine flächendeckenden Informationen über Häufigkeit, Schwere und Ätiologie der Pferdeinfluenza. Im Mittelpunkt der Überwachung muß die antigenetische und genetische Variation der Pferdeinfluenzaviren stehen, denn sie erst gibt Aufschluß über das epidemiologische Verhalten der Influenza in Deutschland und die entscheidenden Hinweise für die Anpassung der Impfstoffzusammensetzung an die Variation der Viren. Eine solche Überwachung ist nicht möglich ohne enge Zusammenarbeit mit Kliniken und Praxen für Pferdekrankheiten. Zum Leistungsumfang muß auch eine routinemäßige virologische und serologische Influenzadiagnostik gehören.

Hier ist deshalb auch der richtige Platz, um den Kollegen der Berliner Pferdeklinik für ihre engagierte Zusammenarbeit zu danken, ohne die die virologischen, serologischen und epidemiologischen Untersuchungen nicht möglich gewesen wären. Die unermüdliche Bemühung um die Auffindung von Influenzaausbrüchen, die Sorge für rechtzeitig und richtig entnommene Untersuchungsmaterialien und die ständige Beratung zur Klinik und über andere mit der Influenza zusammenhängende Probleme waren die Voraussetzung für den Erfolg unserer Arbeit auf diesem Gebiet.

Wir analysierten die Influenzaereignisse in Berlin über den Zeitraum von 1983/1984 bis 1994/1995. Die Ergebnisse sind an anderen Stellen ausführlich beschrieben worden (Lange und Jaeschke, 1987; Lange et al., 1992; Lehmann, 1997). In diesem von uns beobachteten Zeitraum war praktisch jedes Jahr ein Influenzajahr.

Die erste näher untersuchte Epizootie begann in Dezember 1983 und endete im Januar 1984. Die dabei isolierten Influenza-A-Viren gehörten dem Subtyp A/Equi 2 an und zeigten eine deutlich verringerte Kreuzreaktion mit dem Prototypstamm A/Equi 2/Miami/63 und mit früheren Varianten aus den Jahren 1979 bis 1981, als deren Vertreter wir den Stamm A/Equi 2/Kentucky/81 benutzten. Bei diesem Ausbruch erkrankten ca. 500 Pferde vor allem auf der Trabrennbahn Berlin-Mariendorf. Die untersuchten Tiere hatten zu Beginn durchweg sehr niedrige oder überhaupt keine Antikörper gegen die während des Ausbruchs isolierten Viren und niedrige Antikörpertiter gegen den Prototyp und die Variante von 1981. Das kann als Hinweis auf eine neue Drift der Influenzaviren

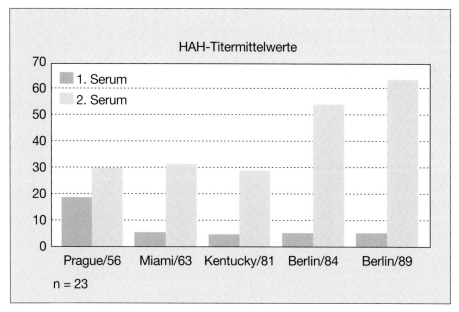

Abb. 26. Titeranstiege der Antikörper gegen das Hämagglutinin nach Infektion mit Pferdeinfluenzaviren

des Subtyps A/Equi 2 gewertet werden. Im April 1985 und im November 1986 erkrankten mehrere Pferde in kleineren Beständen an Influenza.

Der nächste große Ausbruch ereignete sich im März 1988, als ca. 120 Pferde auf der Trabrennbahn Berlin-Mariendorf erkrankten. Schon im August/September 1989 folgte ein weiterer Ausbruch mit ca. 250 erkrankten Tieren. Serologische und virologische Untersuchungen zeigten, daß hinsichtlich ihrer Ätiologie beide Ausbrüche zusammengehörten. Die 1989 gewonnenen Isolate zeigten erneut eine Drift gegenüber dem Prototyp. Sie unterschieden sich auch wieder von den Isolaten von 1983/1984. Unsere Isolate konnten einer Gruppe von Virusstämmen aus anderen Ländern zugerechnet werden, die etwa zur gleichen Zeit isoliert wurden, z. B. aus der ČSSR (Pospišil et al., 1991) und aus Großbritannien (Wood and Mumford, 1992; Mumford and Wood, 1993, Binns et al., 1993). Zu diesem Zeitpunkt muß es demnach in vielen Regionen Europas zu verbreiteten Epizootien der Pferdeinfluenza gekommen sein. Die Ähnlichkeit der in diesen Ausbrüchen isolierten Viren zeigt, daß die Drift kein regionales Ereignis ist, sondern in weiten Bereichen der Welt ungefähr zeitgleich und in gleicher Richtung erfolgt.

Im folgenden Jahr 1990 gab es nur kleinere Ausbrüche der Influenza in Reitbeständen, doch schon 1991 erkrankten in Mariendorf erneut ca. 200 Pferde. Die Isolate entsprachen noch weitgehend denen von 1989. Im November 1993 und im Dezember 1994 wurden weitere kleinere Ausbrüche beobachtet. Der im Jahre 1995 folgende größere Ausbruch

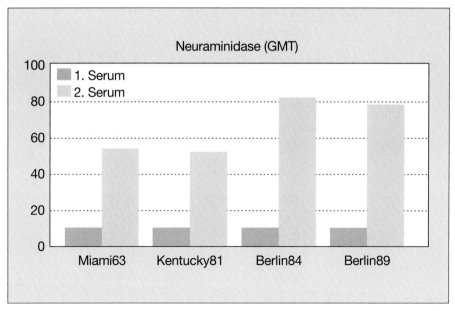

Abb. 27. Titeranstiege der Antikörper gegen die Neuraminidase nach Infektion mit Pferdeinfluenzaviren

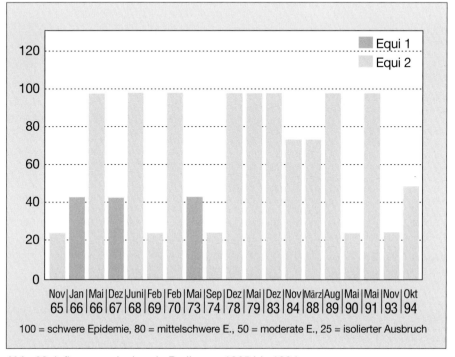

Abb. 28. Influenzaereignisse in Berlin von 1965 bis 1994

Tab. 19. Influenza in Berlin 1965–1994

Zeitraum	Besonderheiten	Subtyp//Stamm
November 1965	Isolierter Ausbruch	Isolat A/Equi 2/Berlin/1/65 (H3N8), nahe Miami, erstes deutsches Equi-2-Isolat
Januar 1966	Isolierter Ausbruch	Kein Isolat
Mai 1966	Epizootie	A/Equi 2*
Dezember 1967	Epizootie, milder als 1966	A/Equi 1
Juni 1968	Epizootie	A/Equi 2*
Februar 1969	Isolierter Ausbruch	A/Equi 2*
Februar 1970	Epizootie	A/Equi 2*
Mai 1973	Epizootie, mild	A/Equi 1 – letzter Equi-1-Ausbruch in Berlin!
September 1974	Isolierter Ausbruch	A/Equi 2*
Dezember 1978	Epizootie	A/Equi 2*
Mai 1979	Epizootie	A/Equi 2*
Dezember 1983/ Januar 1984	Epizootie	A/Equi 2/Berlin/84 – neue Variante
November 1984	Epizootie	A/Equi 2 – ähnlich Berlin/84
März 1988	Epizootie	Serologisch A/Equi 2 nahe Berlin/89
August/September 1989	Schwere Epizootie	A/Equi 2/Berlin/1–5/89 – neue Variante
Mai 1990	Isolierte Ausbrüche	A/Equi 2 nahe Berlin/89
Mai 1991	Epizootie	A/Equi 2/Berlin/1–2/91, nahe Berlin/89
November 1993 bis Januar 1994	Isolierte Ausbrüche	A/Equi 2/Berlin/1–2/93 und 1/94, nahe Berlin/89
Oktober 1994	Begrenzter Ausbruch	A/Equi 2/Berlin/1/95, ähnlich Berlin/94

* Isolate nicht nachgewiesen

konnte von uns nicht mehr genauer untersucht werden. Im Oktober 1994 isolierten wir ein Equi-2-Virus, das sich erneut deutlich von den Varianten von 1984 und 1989 unterschied. Mit dem Prototyp von 1963 und der Variante von 1981 gab es keine oder nur eine geringfügige Kreuzreaktion.

Die serologischen Befunde der Epizootien von 1988 und 1989 sind in den Abbildungen 26 und 27 hinsichtlich des Hämagglutinins und der Neuraminidase zusammengestellt. Dabei ergaben sich gegen die neuisolierten Virusstämme die höchsten Antikörpertiter.

Aus unseren Beobachtungen zwischen 1983/1984 und 1994 und früher publizierten Befunden aus Berlin (Keller und Jaeschke, 1984) ergibt sich die in der Tabelle 19 zusammengefaßte Geschichte der Pferdeinfluenza in Berlin von 1965 bis 1995. In diesem Zusammenhang darf aus historischen Gründen angemerkt werden, daß der Autor dieses Buches im Jahre 1965 als wissenschaftlicher Assistent des Instituts für Veterinärhygiene der FU Berlin das erste deutsche Pferdeinfluenzavirus des Subtyps A/Equi 2 isolierte und als A/Equi 2/Berlin/1/65 (H3N8) bezeichnete. Eine Klassifikation der Ausbrüche von Pferdeinfluenza in Berlin 1965–1994 gibt Abbildung 28.

Leider waren uns zur Zeit unserer Studien molekularbiologische Untersuchungen nicht möglich. Wir mußten deshalb auf Analysen der Aminosäuresequenzen des Hämagglutinins und auf Genomanalysen verzichten. Eine molekularvirologische Charakterisierung einiger unserer Isolate wurde später von Janet Daly (1996) im Animal Health Trust in Newmarket im Rahmen ihrer Dissertation durchgeführt. Sie bestätigte mit ihren Ergebnissen unsere serologischen Befunde. Sequenzanalysen zeigten, daß es sich bei den von uns isolierten neuen Varianten tatsächlich um Vertreter neuer Driftepisoden handelte.

7 Ökologie der Influenza

Die Influenza ist eine Viruskrankheit, für deren Verbreitung die ständige Evolution des Virus und die Wechselbeziehungen zwischen migrierenden wilden Wasservögeln, dem Menschen und verschiedenen Tierarten von entscheidender Bedeutung sind. Mit den nachfolgenden Ausführungen wird deutlich, daß es sich bei der Influenza um eine Zoonose handelt. Die Interspezies-Beziehungen sind jedoch sehr unterschiedlich. Für die Influenza des Menschen gilt, daß sie wegen der umfangreichen Virusreservoire bei verschiedenen Tierarten als unausrottbar anzusehen ist, dasselbe dürfte für die Influenza der Pferde gelten.

Beim Menschen sorgen jährliche Epidemien und alle 10–25 Jahre auftretende Pandemien für ständige Aufmerksamkeit. Schon in den relativ harmlos verlaufenden jährlichen Epidemien der letzten Jahre forderte die Influenza allein in Deutschland jeweils mehrere tausend Tote, die direkt oder indirekt auf die Wirkung der Influenzaviren zurückgehen. Noch katastrophaler wirken sich Pandemien aus, die entstehen, wenn durch Genreassortment entstandene neue Subtypen auftreten. Beispielsweise forderte die größte Pandemie der jüngeren Vergangenheit von 1918/1919 weltweit über 20, möglicherweise sogar bis 50 Millionen Tote, die Pandemien von 1957 und 1968/1969/1970 weltweit ca. 1 Million. Allein in der alten Bundesrepublik Deutschland starben 1969/ 1970 vermutlich mehr als 40 000 Menschen.

Bei den Influenza-A-Viren des Menschen und der Tiere kennt man inzwischen 15 Subtypen des Hämagglutinins und neun Subtypen der Neuraminidase (s. Tab. 2), die alle bei Wasservögeln vorkommen. Sie definieren sich durch Differenzen an den beiden Oberflächenantigenen Hämagglutinin und Neuraminidase. Diese haben ihre Grundlage in Aminosäureaustauschen an biologisch aktiven Positionen und schließen eine Kreuzreaktion mit anderen Subtypen aus (Webster et al., 1996). Eine Reihe von Influenzaausbrüchen bei Pferden, Schweinen und Hausgeflügel erinnern daran, daß die Influenza nicht nur die Menschen betrifft.

Vögel sind bei weitem die reichste Quelle für die verschiedenen Subtypen der Influenza-A-Viren (Tab. 20). Ja, es kann angenommen werden, daß die Influenza A ursprünglich eine Viruskrankheit der Vögel war. Erst im Laufe der Evolution sind bestimmte Subtypen auf andere Spezies übertragen worden. Bei Vögeln findet man die Influenzaviren nicht im Respirationstrakt wie bei den Säugern, sondern im Verdauungstrakt und

Tab. 20. Influenza-A-Subtypen bei wilden Wasservögeln in verschiedenen Regionen der Welt (nach Alexander, 1982)

Land	Hämagglutinin	Neuraminidase
USA	H1, **H3**, H6, **H7**, H11	N1, N3, N6, **N8**, N9
Kanada	Alle	Alle
Frankreich	H1, **H3**, H5	N2-5, **N8**
UdSSR	H3, H10	N, N5
Ägypten	H4, H11	N6
Japan	H1, **H3**, H5, H6, **H7**	N1, N2, N3, N5, **N7**, **N8**
BR Deutschland	H1, H2, **H3**, H4, H6, H11	N1, N2, N3, N5, N6, **N8**, N9
ČSSR	**H3**	N6
Ungarn	H4, H5, H6, H11, H?	N6
Israel	H7	N2
Rumänien	H1	N1
Großbritannien	**H3**, H6, H12	N2, **N8**

Fett hervorgehoben sind die für das Pferd wichtigen H- und N-Subtypen

vor allem in der Kloake. Die meisten bei den Vögeln nachgewiesenen Influenza-A-Viren verursachen bei ihnen keine Erkrankungen. Andere Subtypen können bei Vögeln milde bis schwere Erkrankungen verursachen oder schnell zum Tode führen (z. B. klassische Geflügelpest). Selbst in schwer verlaufenden Epizootien gibt es immer asymptomatische Tiere. Influenza-A-Viren wurden aus einem weiten Spektrum von Haus- und Wildvögeln auch ohne Krankheitssymptome isoliert. Die meisten Subtypen wurden in Enten nachgewiesen. Dabei handelt es sich sowohl um Wild- als auch um Hausenten besonders in China. Reservoire für Influenza-A-Viren findet man jedoch nicht nur bei Vögeln im asiatischen Raum, sondern auch an anderen Stellen der Welt, sogar in Deutschland. In der ehemaligen DDR wurden in den Regionen Potsdam und an der Ostsee verschiedene Subtypen aus Wasservögeln isoliert (Süss et al., 1994).

Bemerkenswert ist, daß die Subtypen des Hämagglutinins mit ganz verschiedenen Subtypen der Neuraminidase kombiniert sein können.

Auch Hausgeflügel und Stubenvögel können Quellen für Influenzaviren sein. Bei Untersuchungen auf Flughäfen wurden bei 20–25 % der untersuchten Sperlingsvögel (Passeridae) und Papageien (Psittacidae) Influenzastämme isoliert (Alexander et al., 1977). Von besonderem Interesse könnten hier die Sperlingsvögel sein. Ihr deutscher Vertreter, der Haussperling (*Passer domesticus*) kann fast als Kommensale des Pferdes bezeichnet werden. Er war ursprünglich in Eurasien zu Hause, ist heute aber praktisch weltweit verbreitet. Wie unter „Infektionsquellen" angedeutet, könnte der in Pferdeställen verbreitete Haussperling ein Überträger der Pferdeinfluenzaviren sein.

7.1 Interspezies-Übertragungen

Neuere phylogenetische Studien an Influenza-A-Viren ergaben spezies-spezifische Linien der viralen Gene. Sie zeigten auch, daß Interspezies-Übertragungen von der Tierart abhängig sind. Es gibt überzeugende Anhaltspunkte dafür, daß alle 15 HA-Subtypen in Wasservögeln überdauern, z. B. in Enten, Strandvögeln und Möwen. Wildenten können mit ihren jährlichen Wanderungen Influenza-A-Viren über weite Gebiete verbreiten, weil sie dabei mit großen Mengen anderer Tierarten in Kontakt kommen. Durch die Ausscheidung der Influenzaviren über den Kot, den die Wasservögel in das Wasser einbringen, werden andere Haus- und Wasservögel infiziert.

Untersuchungen zur Ökologie der Influenza führten zu der Hypothese, daß alle Influenzaviren der Säugetiere aus dem aviären Reservoir stammen (Webster et al., 1993). Phylogenetische Analysen der Nukleoproteine weisen darauf hin, daß die aviären Influenzaviren sich in fünf Linien entwickelt haben: Es wurden eine antike equine Linie, die über 15 Jahre nicht mehr beim Pferd isoliert wurde, eine neuere equine Linie, eine bei Möwen vorkommende Linie, eine Linie der Schweine und eine der Menschen unterschieden. Die Viren des Menschen und der Schweine sind genetische Geschwister, die einen gemeinsamen Ursprung haben. Es scheint, daß ihr gemeinsamer Vorläufer ein intaktes aviäres Influenzavirus war. So erhielt das klassische Schweineinfluenzavirus in Europa den kompletten Satz seiner acht Gene aus aviären Quellen. Phylogenetische Untersuchungen zeigten auch, daß alle bei Säugern vorkommenden Influenza-A-Viren direkt oder indirekt von einem gemeinsamen aviären Vorläufer abstammen.

Eine überraschende Erkenntnis aus phylogenetischen Analysen war auch, daß die aviären Influenzaviren im Gegensatz zu den humanen nicht sehr variabel sind (Webster et al., 1992). Aber auch die in Vögeln gefundenen Influenza-A-Viren anderer Spezies, z. B. des Menschen, zeigten keine Hinweise auf eine Drift während der Persistenz in Vögeln. Im Gegenteil: Die Influenzaviren scheinen sich in Wasservögeln in einer evolutionären Stase zu befinden. Es gibt keine Hinweise auf eine Evolution innerhalb der letzten 60 Jahre. Die wichtigste Erkenntnis aus phylogenetischen Studien ist, daß beispielsweise die alten H1N1-Viren, die die „Spanische Grippe" von 1918/1919 verursachten, ebenso wie die Viren, die Gensegmente für die Pandemien „Asia" von 1957 und „Hongkong" von 1968–1970 lieferten, immer noch in Wildvögeln zirkulieren, und daß sie nur wenige oder überhaupt keine Mutationen durchgemacht haben. Ebenso war der 1977/1978 erneut aufgetretene Subtyp H1N1 praktisch identisch mit den letzten Varianten von 1957 des Subtyps H1N1, der 1947 eine Pandemie verursacht hatte. Es wird vermutet, daß auch dieses Virus im Vogelreservoir überdauert hatte.

Da alle bekannten HA- und NA-Subtypen bei Vögeln nachgewiesen wurden, wird angenommen, daß Wild- und Hausvögel die wichtigsten Reservoire für Influenza-A-Viren und Ausgangspunkte für die Entstehung neuer Subtypen sind. Angesichts eines Reservoirs von 15 bekannten HA- und neun NA-Subtypen in Vogelarten, unter denen sich auch die beim Menschen, bei Pferden und Schweinen bekannten befinden, muß die Zahl der in der Natur vorkommenden Reassortanten gewaltig sein. Dennoch gewinnen nur wenige dieser neuen Reassortanten epidemiologische Bedeutung.

Für Interspezies-Übertragungen von Influenza-A-Viren spielt nach Scholtissek et al. (1985) das Nukleoprotein eine wichtige Rolle bei der Bestimmung der Wirtsspezifität.

Periodisch werden Influenza-A-Viren aus dem Vogelreservoir auf Menschen, Schweine, Pferde, Hausgeflügel und Meeressäuger übertragen. Sie verursachen dort große Ausbrüche der Influenza. Entweder werden das komplette Genom des Virus oder Gensegmente auf die neuen Wirte übertragen. Bei dieser Übertragung könnte das Schwein eine entscheidende Rolle spielen. Aviäre Influenzaviren vermehren sich in Menschen und anderen Säugern nur gering, weil deren Epithelzellen keine Rezeptoren für aviäre Influenzaviren besitzen. Bei Schweinen konnten Ito et al. (1996) dagegen in Epithelzellen der Trachea Rezeptoren sowohl für humane als auch für aviäre Influenzaviren nachweisen. Phylogenetische Untersuchungen von Webster et al. (1992) und Scholtissek et al. (1993) zeigten, daß Schweine mit Influenza-A-Viren aus verschiedenen Spezies infiziert werden können. In einer phylogenetischen Analyse von 100 verschiedenen Influenza-A-Viren konnten Scholtissek et al. (1993) zeigen, daß Gene der Schweineinfluenzaviren sowohl in aviären als auch in humanen Linien relativ häufig vorkommen. Während humane und aviäre Stämme nie gemischt wurden, können von Schweinen humane und aviäre Stämme häufig isoliert werden. Das Schwein könnte daher die Brücke sein, über die aviäre Influenzaviren Eingang in Menschen und andere Säuger finden und umgekehrt Viren aus diesen Spezies Eintritt in Vögel erhalten. In China aus Schweinen isolierte H3-Viren stammten vermutlich aus Vogelarten, während in Europa und Nordamerika aus Schweinen isolierte H3-Viren vom Menschen stammten (Castrucci et al., 1994). Das enge Zusammenleben von Menschen, Schweinen und Wassergeflügel in China könnte erklären, weshalb in den letzten Jahrzehnten alle Pandemien der Influenza des Menschen in China ihren Ursprung hatten.

Die Empfänglichkeit der Schweine für Influenzaviren von Menschen, Pferden und Vögeln ist von besonderer epidemiologischer Bedeutung. Neben den vom Menschen stammenden H1N1- und H3N2-Viren beherbergen Schweine auch schweineeigene Influenzaviren (Hinshaw et al., 1996). Die Isolierung eines H1N7-Virus aus Schweinen in Großbritannien (Brown et al., 1994), bei dem es sich um eine Rekombinante aus dem humanen H1N1- und dem equinen H7N7-(A/Equi-1)-Virus handelte, macht erneut deutlich, daß es bei Schweinen zu Rekombinationen zwischen Influenza-A-Viren verschiedener Spezies kommen kann, in diesem Beispiel zwischen humanen und equinen Viren.

Abweichend von der bisher geltenden Regel, daß aviäre Influenza-A-Viren nicht direkt auf andere Säuger als die Schweine übertragen werden können, lassen neuere Beobachtungen den Schluß zu, daß auch direkte Übertragungen aviärer Stämme auf andere Spezies möglich sind. So wird angenommen, daß das 1918/1919 beim Menschen aufgetretene H1N1-Virus, das die schwerste Pandemie der Neuzeit verursacht hatte, mit seinem kompletten Gensatz aviären Ursprungs war (Webster et al., 1991). Es trat zwar gleichzeitig bei Schweinen auf, aber es gibt keinen Beweis dafür, daß es zuerst bei Schweinen und dann beim Menschen auftrat. Das im Jahre 1957 beim Menschen für die Asia-Pandemie verantwortliche Virus des Subtyps H2N2 besaß drei Gene aus dem Vogelreservoir, nämlich das PB1-, das HA- und das NA-Gen. Die übrigen fünf Gene stammten aus dem zirkulierenden humanen Virus. Das im Jahre 1968 aufgetretene Hongkong-Virus (H3N2), das eine der schwersten Pandemien verursacht hatte, enthielt zwei durch Reassortment erworbene Gene aus dem Entenpool, das PB1 und das HA. Sechs Gene stammten aus dem vorher zirkulierenden H2N2-Subtyp.

1997 wurden bei Menschen in Hongkong Infektionen, Erkrankungen und Todesfälle von einem aviären Influenza-A-Virus des Subtyps H5N1 verursacht. Als Infektionsquellen wurden Vogelfarmen in Hongkong und Südchina und auf Märkten in Hongkong angebotene Vögel identifiziert. Nachdem alle in Hongkong vorhandenen Hühner und Enten getötet worden waren, erlosch die Infektion des Menschen. Nie vorher war dieses Virus beim Menschen oder anderen Säugern aufgetreten. Allerdings spricht die geringe Ausbreitungstendenz im Menschen doch eher dafür, daß jedenfalls die H5N1-Viren von 1997/1998 nicht in der Lage waren, eine Epidemie zu verursachen – weil ihnen die Passage im Schwein fehlte? Bei Geflügel hatte dieses Virus teilweise verheerende Ausbrüche mit gewaltigen Verlusten verursacht. Auch dieses Ereignis könnte ein Hinweis darauf sein, daß aviäre Influenzaviren doch direkt von Vögeln auf Säuger übertragen werden können. Auch bei Pferden wurde, wie schon weiter vorn beschrieben, ein ähnliches Ereignis beobachtet: Im März 1989 trat bei Pferden in Nordost-China (Provinzen Jilin und Heilongjiang) eine schwere Influenza-Epizootie auf. Die Morbidität betrug 81 %, die Mortalität lag in manchen Beständen bei maximal 35 %. Ein zweiter Ausbruch im April 1990 in Heilongjiang verlief milder als der erste. Die Morbidität erreichte nur noch 41 %, Todesfälle gab es nicht. Ursache der Ausbrüche, die insgesamt 14 000 Pferde erfaßten, war ein Influenza-A-Virus des Subtyps A/Equi 2 (H3N8), das sich deutlich von allen bisher bekannten Vertretern dieses Subtyps unterschied. Serologische Untersuchungen zeigten, daß dieses Virus vor 1989 in China nicht aufgetreten war. Die Sequenzanalyse der kompletten HA-, NP- und M-Gene sowie partielle Sequenzanalysen des NA-Gens und der drei Polymerase-Gene zeigten, daß vier der acht Gene von aviären Influenzaviren stammten. Das NP-Gen war eng mit dem NP-Gen eines bei Enten bekannten Influenza-A-Virus des Subtyps H14 verwandt (Webster und Guo, 1991). Phylogenetische Analysen der acht Gene lassen vermuten, daß sie kürzlich von aviären Viren übernommen worden sind. Das Auftreten dieses neuen H3N8-Virus, das nur entfernt mit den equinen H3N8-Viren verwandt ist, läßt vermuten, daß Pferde relativ empfänglich für aviäre Influenzaviren sind.

7.1.1 Wechselbeziehung Mensch – Pferd

Früher wurde mehrfach vermutet, daß Influenzaviren des Menschen auf das Pferd und Influenzaviren des Pferdes auf den Menschen übertragen werden könnten. Bis heute gibt es dafür keine eindeutigen Beweise. Aus der Tatsache, daß das Pferd in vergangenen Jahrhunderten das wichtigste Verkehrs- und Transportmittel war und viel engere Kontakte zwischen Menschen und Pferden bestanden als heute, könnte man ableiten, daß derartige Übertragungen vorgekommen sein könnten. Doch leider fehlen dafür die Beweise. Dennoch gibt es eine Reihe von Anhaltspunkten für eine solche Beziehung, die man zumindest diskutieren kann.

In von Beveridge (1977) zitierten Publikationen wird über 12 Pandemien beim Menschen im 18. und 19. Jahrhundert berichtet, bei denen gleichzeitig ähnliche Erkrankungen bei Pferden beobachtet wurden. Da man damals keine Möglichkeit der virologischen oder serologischen Klärung der Ätiologie hatte, muß offenbleiben, ob diese Annahmen berechtigt waren. Stuart-Harris und Schild (1976) zitierten zwei englische Quellen (Thompson, 1890; Creighton, 1894), die für diese Arbeit im Original nicht verfügbar waren. Danach hatte es zwischen 1688 und 1889 mehrere Ausbrüche von influenzaähnlichen Erkrankungen bei Pferden gegeben, die zeitlich mit Influenzaepidemien beim Menschen zusammenfielen. Die Autoren vermuteten ebenfalls einen ätiologischen Zusammenhang zwischen den Ereignissen beim Menschen und bei den Pferden. Spätere serologische Untersuchungen zeigten, daß in Seren von Ende des 19. Jahrhunderts geborenen Menschen Antikörper gegen das Hämagglutinin des Subtyps H3 enthalten waren, das mit dem H3 der Pferdeinfluenzaviren verwandt ist. Nach Tumova (1980) könnten diese Antikörper auf eine Pandemie von 1898 zurückgehen. Auch Todd et al. (1970) sehen in der Antigenverwandtschaft der 1898 beim Menschen und 1963 beim Pferd erstmals isolierten H3N8-Viren einen Hinweis auf die Möglichkeit einer Interspezies-Übertragung zwischen Mensch und Pferd. Fontaine und Fontaine (1973) sehen in den teilweise engen zeitlichen

Koinzidenzen von Influenzaausbrüchen bei Pferden und Menschen Anhaltspunkte für eine enge ätiologische Beziehung der Influenza des Menschen und der Pferde. Sie rekonstruierten, daß 1832 eine Epizootie der Pferdeinfluenza vor einer Influenzapandemie des Menschen (Europa, Amerika) abgelaufen sein muß. Ebenso ist nach ihrer Meinung der bereits erwähnten Pandemie beim Menschen von 1898/1899 um 1880–1890 eine Epizootie der Pferdeinfluenza vorausgegangen. Mehrfach ist berichtet worden, daß diese Pandemie durch ein H3N8-Virus verursacht war, das dem equinen Subtyp H3N8 (A/Equi 2) antigenetisch nahestand. 1898/1999 könnten daher ähnliche Verhältnisse geherrscht haben wie später 1918/1919. Im ersten Fall bestand die ungeklärte Beziehung zwischen einer Pandemie beim Menschen und einer Epizootie beim Pferd, im zweiten die etwas besser geklärte, aber nicht völlig aufgeklärte Verbindung zwischen einer Pandemie beim Menschen und einer Epizootie beim Schwein.

Gewisse Hinweise auf eine mögliche Beziehung zwischen der Influenza des Menschen und der Influenza des Pferdes könnten auch Ergebnisse experimenteller Übertragungen geben. Leider sind die publizierten Befunde eher widersprüchlich und nicht geeignet, Klarheit zu schaffen. Experimentelle Übertragungen von equinen H3-Viren führten bei Menschen zu Erkrankungen, Virusausscheidung und Serokonversion (Kasel et al., 1965). Andererseits gab es keine Beweise für eine natürliche Infektion von Menschen mit dem anderen equinen Subtyp H7N7. Experimentelle Infektionen mit H7N7-Viren führten nicht zu Erkrankungen bei Menschen (Tumova, 1980). Dagegen konnte Tumova natürliche Infektionen von Pferden mit humanen H1N1-, H2N2- und H3N2-Viren nachweisen, die während Ausbrüchen beim Menschen auftraten. Experimentelle Infektionen von Pferden zeigten, daß diese tatsächlich für humane A2- und A(H3N2)-Viren empfänglich waren (Blaskovic et al., 1969, Kasel et al., 1969). Über Epidemien bei Pferden durch humane Influenza-A-Viren ist jedoch nichts bekannt. Während der von uns durchgeführten zehnjährigen Beobachtung der Pferdeinfluenza in Berlin konnten wir keine Hinweise auf Infektionen von Pferden mit humanen Stämmen finden. Wir fanden in Seren von gesunden Pferden gelegentlich Antikörper gegen humane Influenza-A-Viren. Ihre große Seltenheit und die überwiegend sehr niedrigen Titer ließen uns jedoch eher auf Kreuzreaktionen schließen als auf Beweise für eine Auseinandersetzung von Pferden mit humanen Influenzaviren (unveröffentlicht).

7.1.2 Wechselbeziehung Mensch – Schwein

Klarer sind die Verhältnisse zwischen Schwein und Mensch. Für die bereits erwähnte schwerste Pandemie von 1918/1919 waren die gleichen Viren bei Schwein und Mensch für die Erkrankungen verantwortlich. Es ist jedoch nicht bekannt, ob sie zuerst beim Menschen oder beim Schwein aufgetreten waren. Darüber hinaus gab es im Laufe der Jahrzehnte immer wieder Berichte von Übertragungen zwischen diesen Spezies, ohne daß sich daraus Epidemien oder Pandemien entwickelt hätten. Interessant ist auch, daß das erste Influenza-A-Virus überhaupt 1930 vom Schwein isoliert wurde (Shope, 1931). Erst 1933 folgte die Isolierung eines humanen Influenza-A-Virus (Smith et al., 1933). Es gibt ausreichend Hinweise darauf, daß diese Viren eng miteinander verwandt waren (Davenport et al., 1953).

Unvergeßlich sind auch die Erkrankungs- und Todesfälle beim Menschen in Fort Dix, New Jersey (USA), die durch Schweineinfluenzaviren (A/New Jersey/1/76 H1N1) verursacht waren. Sie gaben Anlaß zu der Befürchtung, daß ähnlich wie 1918/1919 wiederum vom Schwein eine neue Pandemie beim Menschen ausgehen könnte. Verschiedene Länder, darunter auch die Bundesrepublik, produzierten monovalente Impfstoffe gegen diesen Virusstamm, um sie im Falle einer beginnenden Pandemie zum Schutz der Bevölkerung einsetzen zu können. Bei einer Massenimpfung mit monovalenten Impfstoffen traten in den USA vermehrt Fälle von Reye-Syndrom auf, die zum Abbruch der Aktion zwangen. Glücklicherweise blieben die Fälle in Fort Dix isoliert, es kam nicht zu einer Epidemie oder Pandemie. Die in den übrigen Ländern auf Vorrat produzierten Impfstoffe kamen nicht zur Anwendung.

Im Zusammenhang mit der Pandemie von 1918/1919 waren bei Schweinen besonders in den USA Massenerkrankungen an Influenza beobachtet worden, deren Erreger denen des Menschen eng verwandt waren. Auch die Symptomatik der Influenza der Schweine entsprach der beim Menschen (Webster et al., 1992). Seitdem zirkulierten in den USA diese H1N1-Viren in Schweinepopulationen, während sie in Europa wieder aus den Schweinebeständen verschwanden. Erst 1979 wurden in Italien erneut porcine H1N1-Viren nachgewiesen, von denen zunächst nicht genau bekannt war, ob sie aus den USA eingeschleppt worden waren (Nardelli et al., 1978, zit n. Webster et al., 1992). Auch bei uns konnten 1980/1981 Schweineinfluenzaviren aus Schweinebeständen isoliert werden (Vagt, 1983; Lange et al., 1984). Sie entsprachen den neuen Isolaten aus Italien. Im Hämagglutinin waren sowohl die italienischen als auch die deutschen Isolate verwandt mit dem in den USA beim Menschen isolierten A/New Jersey/1/76 (H1N1). Die seitdem in Europa zirkulierenden Schweineinfluenzaviren unterscheiden sich von den nordamerikanischen Stämmen dadurch, daß ihre für die internen Antigene kodierenden Gene aviären Ursprungs sind. In ihren Oberflächenantigenen zeigten die amerikanischen und europäischen Schweineinfluenzaviren eine gute Kreuzreaktion.

Zusätzlich zirkulieren in europäischen Schweinebeständen humane Influenzaviren der Subtypen H3N2 und H1N1. Zunächst handelte es sich bei den H3N2-Viren um Stämme, die der vom Menschen bekannten Variante A/Port Chalmers/1/72 nahestanden (Vagt, 1983; Lange et al., 1984; Havenith, 1993). Heute herrschen bei Schweinen neuere Varianten von humanen H3N2-Viren vor (Süss, J., pers. Mitt., 1998). Interessant ist, daß diese neueren Varianten für interne Antigene kodierende Gene aviären Ursprungs besitzen. Dies ist erneut ein Anhaltspunkt für Rekombinationen.

Im asiatischen Raum wurden H3N2-Viren aus Schweinen isoliert (Kida et al., 1988), deren HA-Sequenzen eine starke Ähnlichkeit mit zwei von Enten isolierten H3-Stämmen hatten. Dies könnte auf eine Interspezies-Übertragung von Enten auf Schweine hinweisen.

Die gleichzeitige Zirkulation von Influenzaviren des Schweines und des Menschen in den europäischen Schweinepopulationen weckte schon früh die Aufmerksamkeit der Virologen (Lange et al., 1984), weil befürchtet werden mußte, daß es dabei zu Reassortments kommen könnte, die zur Entstehung neuer Subtypen und von Pandemien führen könnten. Dennoch gelang es lange Zeit nicht, Beweise für das Entstehung von Rekombinanten zu finden. Erst 1994 wurden aus erkrankten Kindern in den Niederlanden Rekombinanten aus humanen H3N2-Viren und porcinen H1N1-Viren isoliert, deren Oberflächenantigene vom H3N2-Elternteil und die internen Antigene aus porcinen H1N1-Viren der aviären Linie stammten (Claas et al., 1994). Diese Viren waren jedoch nicht in der Lage, beim Menschen Epidemien auszulösen. Dennoch waren sie Anlaß für eine verstärkte Einbeziehung der bei Schweinen zirkulierenden Influenzaviren in die Überwachung der humanen Influenza. Aus Italien und Japan wurde ebenfalls über die Isolierung von Rekombinanten von humanen und porcinen Influenzaviren berichtet.

Von den aktuellen Influenzaviren des Menschen wird angenommen, daß sie durch Reassortment zwischen nicht vom Menschen stammenden Viren und den vorhergehenden Subtypen der humanen Influenzaviren entstanden sind. Es wird weiter angenommen, daß die Reassortments in Schweinen erfolgten, weil Schweine sowohl für aviäre als auch für humane Influenzaviren empfänglich sind. Es ist allerdings auch möglich, daß der 1977/1978 wieder beim Menschen aufgetretene Subtyp H1N1 komplett aus dem Vogelreservoir stammt, in dem er seit 1957 persistierte, ohne signifikante Variationen durchzumachen. Er entstammte also vermutlich nicht einer Rekombination. Dieses Virus traf bei älteren Bevölkerungsgruppen, die die Pandemie damals bereits erlebt hatten, auf eine schon während seiner Zirkulation zwischen 1947 und 1957 aufgebaute Immunität. Es kam deshalb überwiegend zu Erkrankungen bei jungen Erwachsenen und Kindern, die erst nach 1957 geboren wurden.

8 Schutzimpfung

Impfstoffe sind die wirksamsten und kosteneffektivsten Mittel zur Bekämpfung von Infektionskrankheiten. Ohne sie wäre es nicht möglich gewesen, früher gefährliche Infektionskrankheiten des Menschen und der Tiere zur Bedeutungslosigkeit (z. B. Poliomyelitis) zurückzudrücken oder auszurotten (z. B. Pocken des Menschen). Auch die Influenza kann nur durch die Schutzimpfung wirksam bekämpft werden.

Angesichts der weiten Verbreitung der Pferdeinfluenza und der von ihr verursachten wirtschaftlichen Verluste ist eine Bekämpfung dieser Seuche unbedingt erforderlich. Dafür ist die Schutzimpfung das wichtigste Instrument. Sie ist die einzige Möglichkeit, um sowohl einzelne Tiere als auch Pferdebestände vor einer Influenza zu schützen. Für eine wirksame Bekämpfung der Pferdeinfluenza ist es dringend erforderlich, daß möglichst viele Pferde regelmäßig geimpft werden. Für den Schutz eines Bestandes müssen mindestens 70 % der Tiere ausreichend immun sein. Die Verbreitung der Influenza in einem Bestand ist um so intensiver, je weniger Tiere einen ausreichenden Schutz nach überstandener Infektion oder nach Schutzimpfung besitzen. Deshalb sollte eine möglichst umfassende Immunisierung der Pferde angestrebt werden. Das gilt sowohl für Turnierpferde als auch für Zuchtbestände und einzeln oder in Gruppen gehaltene Hobbypferde. Angesichts der möglichen gesundheitlichen Folgen der Influenza kann man es fast als Gebot des Tierschutzes ansehen, für eine Schutzimpfung der Pferde gegen Influenza zu sorgen. Für die Durchsetzung der Schutzimpfung tragen die Tierärzte, aber auch Trainer, Organisatoren von Sport- und Verkaufs- oder Schauveranstaltungen sowie Vereinigungen eine besondere Verantwortung.

Im Deutschen Tierärzteblatt 6/1999 ist folgende Information der Bundestierärztekammer abgedruckt: „Auf der Verbandstagung der Deutschen Reiterlichen Vereinigung (FN) vom 26. bis 28. April 1999 ... wurde ... die Impfpflicht für alle Turnierpferde beziehungsweise Turnierponys beschlossen. Die hierzu verabschiedeten Durchführungsbestimmungen verfolgen das Ziel, einen ausreichenden Impfschutz gegen Influenzavirusinfektion zu sichern. Dies läßt sich nur erreichen, wenn eine halbjährliche Impfung mit aktuellen Impfstoffen für Turnierpferde beziehungsweise Turnierponys zur Regel wird ..." Dies ist ein gewaltiger Fortschritt für die Bekämpfung der Pferdeinfluenza und entspricht den Ergebnissen unserer eigenen Untersuchungen und den aus ihnen abgeleiteten Empfehlungen.

Bei der Stimulation der spezifischen Abwehr durch Impfstoffe gegen Influenza kommt es entscheidend darauf an, daß sowohl das humorale als auch das zelluläre Immunsystem aktiviert werden. Ein idealer Impfstoff muß in der Lage sein, beide Immunsysteme anzuregen. Dies leisten viele der heute verfügbaren Impfstoffe nur unvollkommen. Sie stimulieren jedoch eine Antikörperproduktion, die in der Regel ausreicht, für relativ kurze Zeit eine erneute Infektion mit einem im Impfstoff berücksichtigten Virus zu verhindern. Die Dauer der Antikörper-Persistenz ergibt sich einerseits aus der Halbwertzeit der Antikörpermoleküle und andererseits aus der Höhe der durch Impfung erzielten Ausgangstiter der Antikörper. Da die Impfstoffe nicht in der Lage sind, ein ausreichendes immunologisches Gedächtnis zu stimulieren, hält diese homologe Schutzwirkung nur für wenige Monate an.

8.1 Impfstoffe gegen Influenza

Prinzipiell sind heute vier verschiedene Impfstofftypen gegen Influenza denkbar (Tab. 21): Inaktivierte Vollpartikel, Spaltimpfstoffe, Subunitimpfstoffe und attenuierte Lebendimpfstoffe. Das Schwergewicht der Influenzaimpfstoffe liegt auf der Anwesenheit der Oberflächenantigene Hämagglutinin und Neuraminidase. Beim Pferd sind gegenwärtig nur inaktivierte Impfstoffe im Einsatz. Daneben wird für die Impfung von Menschen an Impfstoffen aus synthetischen Peptiden, an Vektorimpfstoffen und an Impfstoffen aus nackter DNS gearbeitet. Sie sind jedoch noch nicht praktisch einsetzbar. Für den Menschen ist zwischen 2000 und 2001 mit einem nasal applizierbaren Lebendimpfstoff zu rechnen.

8.2 Immunreaktion nach Schutzimpfung

Es ist bekannt, daß die inaktivierten Impfstoffe zwar die humorale Immunität, jedoch kaum oder nur unzureichend die zelluläre Immunität

Tab. 21. Heutige Influenzaimpfstoffe

Impfstoff-Typ	Eigenschaften
Inaktiviert – Ganzpartikel – Spalt- – Subunit-	Bevorzugte Stimulation der humoralen Immunität (Antikörper) Geringe Stimulation der zellulären Immunität, kaum immunologisches Gedächtnis. Stammspezifische Reaktion, Immunität kurzlebig (abhängig von Ausgangstiter der Antikörper und Halbwertszeit der Ig-Moleküle)
Lebend, attenuiert	Immunogene Wirkung ähnlich natürlicher Infektion, d. h. Stimulation von humoraler und zellulärer Immunität, immunologisches Gedächtnis, Immunität langlebiger, subtyp- und typspezifisch

stimulieren. Der Aufbau eines immunologischen Gedächtnisses ist ebenfalls nur sehr schwach ausgeprägt. Die Folge ist eine stammspezifische und relativ kurzlebige humorale Immunreaktion, die zu häufigen Neuformulierungen der Impfstoffe und zu regelmäßigen Wiederimpfungen zwingt. Ihre Dauer hängt im wesentlichen von dem durch die Impfung erreichten Ausgangstiter der Antikörper ab. Da die Antikörpermoleküle einem fortlaufenden Abbauprozeß unterworfen sind, verringern sich ihre Titer ständig. Je höher der Ausgangstiter war, um so länger kann man mit den verfügbaren serologischen Methoden Antikörper nachweisen. Im Falle der Influenza werden in der Regel durch die Impfung verhältnismäßig niedrige Antikörpertiter erreicht. Das gilt besonders für die Viren des Subtyps A/Equi 2. Entsprechend schnell sinken sie unter die Nachweisbarkeitsgrenze oder unter den Titer, der Immunität verspricht. Nur von Lebendimpfstoffen ist bekannt, daß sie das Immunsystem ähnlich breit aktivieren wie die natürliche Infektion. Folgerichtig beobachtet man nach Lebendimpfung eine gute Stimulation sowohl der zellulären als auch der humoralen Immunität. Sie besteht über Jahre bis lebenslang und ist subtyp- oder sogar typspezifisch. Im Falle der Influenza werden Lebendimpfstoffe aufgrund der hohen Variabilität der Viren jedoch nicht die Lösung des Problems bringen. Zudem muß zuvor die Frage geklärt werden, wieweit attenuierte Impfviren mit hoher Vermehrungsintensität mit Wildstämmen zu gefährlichen neuen Krankheitserregern rekombinieren können.

Die Problematik der inaktivierten Impfstoffe wird noch dadurch verschärft, daß im Streben nach möglichst reinen Antigenen ohne Nebenwirkungen der Weg zu Subunitvakzinen, gentechnologischen oder synthetischen Impfstoffen beschritten wurde. Es zeigte sich bald, daß die Konzentration auf die Oberflächenantigene der Influenzaviren unter Verzicht auf die internen Antigene ein Irrtum war, weil diese fast ausschließlich die B-Zellen und die Antikörperproduktion stimulieren. Die erzeugte Immunität ist deshalb auf die Oberflächenantigene des benutzten Virusstammes beschränkt und oft nicht in der Lage, Infektion, Virusvermehrung und Erkrankung durch wenig vom Impfstamm abweichende Varianten zu verhindern (Tab. 22).

Tab. 22. Immunogenität von Influenzavirusproteinen

Protein	Wirkung	Spezifität
Hämagglutinin	Stimulation von B-Zellen und Antikörperproduktion	Stammspezifisch
Neuraminidase	Stimulation von B-Zellen und Antikörperproduktion	Stammspezifisch
Interne Antigene (RNP, M)	Stimulation der zytotoxischen T-Zellen, NK-Zellen	Subtyp- und typspezifisch

Eine komplette Immunität kann gegen die meisten Virusinfektionen nur erreicht werden, wenn eine Aktivierung der zytotoxischen T-Lymphozyten (CTL) induziert wird, wie sie nach natürlicher Infektion oder Lebendimpfung normal ist. CTL können virale Antigene nur dann erkennen, wenn diese im MHC-Komplex Klasse II oder beim Pferd im ELA-Komplex von antigenpräsentierenden Zellen dargeboten werden (s. u. „Immunologie"). Dabei spielen neben der Präsentation der Peptide der Oberflächenantigene vor allem auch Peptide der internen Antigene der Influenzaviren, wie des Ribonukleoproteins, eine wichtige Rolle. Die Aufnahme dieser Antigene in antigenpräsentierende Zellen ist sehr schlecht, wenn sie gelöst, d. h. losgelöst vom Viruspartikel, dargeboten werden. Das erklärt, weshalb komplette Viruspartikel die CTL besser aktivieren als Spaltprodukte oder gereinigte Oberflächenantigene. Die stimulierende Wirkung der kompletten Viruspartikel ist selbst dann besser, wenn sie mit chemischen Mitteln inaktiviert wurden. Mit verschiedenen Konstrukten wird versucht, die immunisierenden Eigenschaften kompletter Viruspartikel nachzuahmen, z. B. mit Liposomen, meist doppelwandigen Bläschen aus verschiedenen Lipidbausteinen, in deren äußere Wand Virusantigene mit ihren hydrophoben Enden verankert werden (sog. Virosomen), Mizellen oder ISCOMS (s. u. „Neue Antigenpräsentationssysteme").

Die Fähigkeit eines Impfstoffes, Immunität zu erzeugen, wird als Immunogenität bezeichnet. Für die Bewertung von Impfstoffen wäre es wichtig, objektive Kriterien für die Immunogenität zu haben.

Ein direktes Maß für die Immunogenität oder die schützende Aktivität eines Influenzaimpfstoffs gibt es nicht. Die schützende Potenz kann nur im Belastungsversuch bestimmt werden. Da Influenzaviren bei Vermehrung im embryonierten Hühnerei nach wenigen Passagen ihre Pathogenität verlieren, sind Belastungsversuche nur bei natürlicher Infektion möglich, d. h., die Versuchsimpfung muß so erfolgen, daß die Versuchstiere anschließend die Chance haben, während einer Epidemie infiziert zu werden. Als Maß für die Schutzwirkung eines Impfstoffes benutzt man quasi als Surrogatmarker die durch die Impfung erzeugte Konzentration (Titer) von hämagglutinationshemmenden Antikörpern. Zwischen Antikörpertiter und dem Schutz vor einer Neuinfektion kann eine gewisse Korrelation bestehen, wenn immunisierende und infizierende Viren identisch sind (Davies und Gilli, 1989). Der Schutz wird selbst bei hohen Antikörpertitern um so schlechter, je größer die Unterschiede zwischen dem immunisierenden Stamm und dem infizierenden Stamm sind (Daly, 1996). Es ist deshalb nicht richtig, den Impferfolg nur am Antikörpertiter zu messen, wie es über Jahrzehnte sowohl in der Human- als auch in der Veterinärmedizin geschehen ist.

Immer wieder wurde versucht, Wildstämme nach ihrer ersten Anzüchtung für Belastungsversuche einzusetzen. Der schnelle Verlust der Pathogenität nach mehreren Passagen im embryonierten Hühnerei macht Belastungsversuche schwierig. Bei Benutzung infektiöser Rachenabstriche läßt sich der Virusgehalt nicht genau festlegen, außerdem muß mit bakteriellen Kontaminationen gerechnet werden, die die Ergebnisse beeinflussen können. Immer wieder wird daher versucht, die Serokonversion nach Belastungsinfektion als Maß für die Schutzwirkung von Impfstoffen zu nutzen. Auch dies ist ein unsicherer Marker, da auch bei Belastung immuner Tiere Serokonversionen auftreten.

Der Grad der Anpassung der Impfstoffe an die zirkulierenden Varianten der Influenzaviren bestimmt die Wirksamkeit der Schutzimpfung. Gute Impfstoffe gegen Pferdeinfluenza sind deshalb solche Impfstoffe, die nach Möglichkeit die aktuell zirkulierende Variante oder einen möglichst nahe mit dieser verwandten Stamm enthalten. Dies setzt eine gut funktionierende Überwachung der Pferdeinfluenza sowie eine enge Zusammenarbeit zwischen Referenz- und diagnostischen Labors, Zulassungsbehörde und Impfstoffherstellern voraus. Später soll gezeigt werden, daß die meisten Impfstoffe gegen Pferdeinfluenza heute trotz der teilweise erzeugten hohen Antikörpertiter nur einen ungenügenden Schutz vermitteln.

8.3 Zusammensetzung der Impfstoffe gegen Pferdeinfluenza

Auch für die Schutzimpfung der Pferde gegen Influenza werden derzeit nur inaktivierte Impfstoffe angeboten. Dabei handelt es sich um Vollvirus-, Spalt- oder Subunitimpfstoffe. Vollvirusimpfstoffe enthalten die kompletten gereinigten Viruspartikel. Die Spaltimpfstoffe bestehen aus gereinigten Viruspartikeln, die mit Tween-Äther gespalten wurden, wobei die Lipidanteile aus der Virushülle herausgelöst wurden. Die Lipidanteile stehen im Verdacht, für unerwünschte pyrogene Nebenwirkungen verantwortlich zu sein. Nach Verbesserung der Reinigungsverfahren zeigte sich, daß die Nebenwirkungsrate der Impfstoffe auch in Anwesenheit der Lipidanteile der Viren deutlich verringert werden konnte. Dies bestätigt den früheren Verdacht, daß die Nebenwirkungen der Impfstoffe vor allem durch Toxine verursacht waren, die aus kontaminierenden Bakterien in die Impfstoffrohprodukte gerieten. Für die Subunitimpfstoffe wurden die Oberflächenantigene der vorher gereinigten Viruspartikel durch Behandlung mit Detergenzien oder Proteasen aus der Virushülle herausgelöst und gereinigt. Diese Impfstoffe enthalten daher nur die Oberflächenantigene Hämagglutinin und Neuraminidase, nicht jedoch die internen Antigene Nukleoprotein und Matrixprotein. Da die Neutralisation von Influenzaviren durch Antikörper gegen die Oberflächenantigene erfolgt, hat man im Interesse einer größtmöglichen Reinheit der Impfstoffe auf alle anderen Virusbestandteile verzichtet.

Die Impfantigene befinden sich entweder in wäßriger Lösung oder an Aluminiumhydroxid gebunden, das hinsichtlich der Antikörperproduktion eine starke Adjuvanswirkung besitzt. Ein Impfstoff enthält als Adjuvans Quil A, das ist eine hochgereinigte Substanz aus der Rinde des in Südamerika heimischen Baumes *Quillaja saponaria Molina*. Das Quil A ist als eines der im nachfolgenden Text erwähnten modernen Adjuvanzien anzusehen. Es stimuliert sowohl die unspezifische Resistenz als auch die Entwicklung einer spezifischen Immunreaktion nach Impfung. Es ist auch Bestandteil der unter „Neue Antigenpräsentationssysteme" erwähnten ISCOMS (s. Abb. 21). Es ist möglich, daß Impfstoffe mit Quil A als Adjuvans eine bessere Immunreaktion und eine länger anhaltende Immunität bewirken als die anderen Impfstoffe.

Inaktivierte Vollpartikelimpfstoffe gegen Pferdeinfluenza wurden in den sechziger Jahren eingeführt. Nach einem großen Ausbruch in Westeuropa im Jahre 1969 wurde 1971 die Schutzimpfung gegen Pferdeinfluenza empfohlen, in Großbritannien und Frankreich wurde sie 1981 obligatorisch. In vielen Ländern müssen heute an internationalen Veranstaltungen teilnehmende Pferde einen gültigen Impfnachweis besitzen.

Während die frühen Impfstoffe die Prototypstämme der beiden Subtypen A/Equi 1/Prague/56 (H7N7) und A/Equi 2/Miami/63 (H3N8) enthielten, die formalininaktiviert und ungespalten in wäßriger Suspension oder mit einem Mineralöl als Adjuvans versetzt wurden, enthalten die heutigen Impfstoffe entweder komplette inaktivierte Viren oder Subunits sowie ein Adjuvans. Das Antigenangebot wurde durch eine Variante des Subtyps A/Equi 2 erweitert. Dabei handelt es sich in der Mehrzahl der Impfstoffe um einen Stamm, der die Drift von 1979–1981 repräsentiert, d. h. die Stämme A/Equi 2/ Fontainebleau/78 oder A/Equi 2/Kentucky/81. Als Vertreter der Drift von 1989 ist nur in einem Impfstoff A/Equi 2/Suffolk/89 enthalten (Tab. 23). Ein kürzlich umformulierter Impfstoff eines anderen Herstellers enthält die Variante A/Equi 2/Newmarket/93, die nach Daly (1996) ebenfalls noch der Driftepisode von 1989 zugeordnet werden kann. Trotz der bereits im Jahre 1995 publizierten Empfehlungen der OIE enthält kein einziger der in Deutschland angebotenen Impfstoffe gegen Pferdeinfluenza einen Vertreter der amerikanischen Linie. Jedoch wird es vermutlich im Jahre 2000 einen Impfstoff geben, der auch Antigene einer aktuellen amerikanischen Variante enthält. Wie wichtig die zusätzliche Aufnahme einer aktuellen Variante der amerikanischen Linie für europäische Impfstoffe sein kann, zeigt eine Publikation von Newton et al. (1999) über eine Influenza-Epizootie bei Pferden in Großbritannien, als deren Ursache ein Vertreter der amerikanischen Linie festgestellt wurde.

Generell induzieren diese Impfstoffe nur niedrige Antikörpertiter gegen die Virusstämme des Subtyps A/Equi 2. Die Antikörper persistieren in nachweisbaren Konzentrationen nicht länger als 3–4 Monate und fal-

Tab. 23. In Deutschland angebotene Impfstoffe gegen Pferdeinfluenza (Stand 1998)

Hersteller	Typ des Impfstoffs*	Influenza-Antigene
1	Kombination**	A/Equi 1/Prague/56 A/Equi 2/Miami/63 A/Equi 2/Fontainebleau/78
2	Kombination** und monovalent (nur Influenzaviren)	A/Equi 1/Prague/56 A/Equi 2/Miami/63 **A/Equi 2/Newmarket/2/93**
3	Kombination**	A/Equi 1/Prague/56 A/Equi 2/Frankreich/78?)
4	Kombination** und monovalent (nur Influenzaviren)	a) A/Equi 1/Prague/56 A/Equi 2/Miami/63 A/Equi 2/Kentucky/81 b) A/Equi 1/Prague/56 A/Equi 2/Miami/63 **A/Equi 2/Suffolk/89**
5	Kombination** und monovalent (nur Influenzaviren)	A/Equi 1/Prague/56 A/Equi 2/Miami/63 A/Equi 2/Kentucky/81

* Alle Impfstoffe sind inaktiviert und in wäßriger Suspension
** Kombiniert mit Tetanus- o. a. Antigenen

len in der Regel innerhalb eines Jahres auf die Werte vor der Impfung ab (Burrows und Denyer, 1982). Die Geschwindigkeit des Absinkens der Antikörpertiter unter protektive Werte ist von der durch die Impfung erzielten Ausgangskonzentration abhängig. Eine regelmäßige Wiederimpfung ist erforderlich, um jederzeit protektive Antikörpertiter zu erhalten. Entscheidend für den Schutz vor Influenza ist ja, daß ausreichende Konzentrationen neutralisierender Antikörper am Ort des Eindringens der Influenzaviren vorhanden sind, also in der auf den Epithelien der Atemwege liegenden Schleimschicht. Die kurzlebige Immunität nach Impfung ist ein Grund für die fortbestehende Empfänglichkeit der geimpften Pferde für weitere Infektionen. Ein weiterer wichtiger Grund ist, wie weiter unten ausgeführt, die fehlende Anpassung der Impfstoffe an die Variation der Equi-2-Viren.

Die bei uns üblichen Impfstoffe gegen Pferdeinfluenza sind sicher und wären wirksam, wenn sie der epidemiologischen Situation, d. h. der Zirkulation bestimmter Varianten des Subtyps A/Equi 2, angepaßt und in nicht zu großen Zeitabständen verabreicht würden. Dank der Inaktivierung der enthaltenen Influenzaviren sind sie nicht in der Lage, eine Influenza zu verursachen. Infolge der heute üblichen hohen Reinigung der Virusantigene wurden die früher beobachteten Nebenwirkungen stark reduziert (s. o.). Die heutigen Probleme mit dem ungenügenden Impfschutz sind nicht der Schutzimpfung selbst anzulasten, sondern die

Folge der falschen Zusammensetzung der Impfstoffe. Es wäre daher falsch, die Schutzimpfung wieder abzuschaffen.

Aufgrund von Erfahrungen beim Menschen kann man selbst bei unzureichend angepaßten Impfstoffen erwarten, daß bei regelmäßiger Anwendung eine gewisse Basisimmunität entsteht. Diese kann zwar nicht die Infektion und Erkrankung verhindern, aber die Krankheitsverläufe mildern, d. h., schwere Krankheitsverläufe verhüten. Das bedeutet aber nicht, daß es auf dem Boden einer durch Impfung abgemilderten Influenza nicht zu bakteriellen Superinfektionen kommen kann, wie die Erfahrungen des Winters 1998/1999 beim Menschen erneut zeigten. Ungeimpfte Pferdebestände werden in größerer Zahl und mit schwereren Krankheitsverläufen an Influenza erkranken als regelmäßig mit unzureichenden Impfstoffen geimpfte. Die Tierärzte sollten jedoch Druck auf die Impfstoffhersteller ausüben, damit endlich richtig an die Drift angepaßte Impfstoffe zur Verfügung gestellt werden.

Das oben gezeigte Fehlen ausreichender Antikörpertiter gegen die neuen Varianten, die mangelhafte Kreuzreaktion aktueller mit früheren Varianten und dem Prototyp des Subtyps sowie die Erfahrungen mit der Influenzaschutzimpfung beim Menschen erlauben die Schlußfolgerung, daß die meisten der in der Tabelle 23 aufgeführten Impfstoffe gegen Pferdeinfluenza nicht mehr in der Lage sind, gegen die zirkulierenden Influenzaviren des Subtyps A/Equi 2 zu schützen. Impf- und Belastungsversuche haben zudem gezeigt, daß Antigendifferenzen, die durch Tests mit postinfektionellen Frettchenseren erkennbar sind, klinische Bedeutung besitzen. Schon 1983 zeigten Mumford et al., daß Pferde, die mit Antigenen von A/Equi 2/Miami/63 geimpft worden waren, einer Belastungsinfektion mit der späteren Variante A/Equi 2/Newmarket/79 nicht standhielten. In einer neueren Impf- und Infektionsstudie von J. Daly (1996) wurden Pferde mit monovalenten Experimentalimpfstoffen immunisiert, die entweder den Stamm A/Equi 2/Arundel/91 oder den Stamm A/Equi 2/Newmarket/2/93 enthielten, zwei Virusstämme, die relativ nahe verwandt sind. Sie zeigen jedoch deutlich erkennbare serologische Differenzen und gehören der amerikanischen bzw. der europäischen Linie an. Die geimpften Tiere wurden danach mit Wildviren des Stammes A/Equi 2/Newmarket/2/93 infiziert. Die Ergebnisse des Versuchs sind in Abbildung 29 dargestellt. Sie zeigen, daß nur mit dem homologen Stamm ein ausreichender Schutz gegen die Belastungsinfektion erreicht werden konnte. Die mit einem relativ nahe verwandten Virusstamm erzeugte Immunität reichte nicht mehr aus, um einen größeren Teil der Tiere zu schützen.

Kürzlich publizierten Morley et al. (1999) Ergebnisse einer Placebokontrollierten Impfstudie, für die sie einen kommerziellen Impfstoff mit Antigenen von A/Equi 1/Prague/56 (H7N7), A/Equi 2/Miami/63 (H3N8) und A/Equi 2/Kentucky/81 (H3N8) benutzten. Die Impfung erfolgte vor

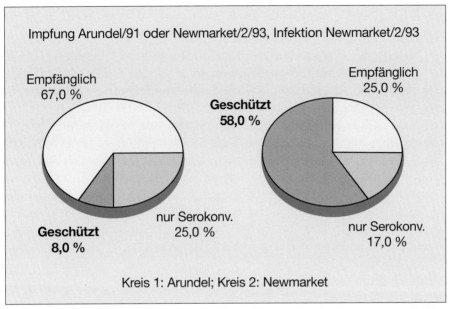

Abb. 29. Homologe und heterologe Schutzwirkung der Impfung gegen Pferdeinfluenzaviren (nach J. Daly, 1996)

einem natürlichen Ausbruch von virologisch gesicherter Pferdeinfluenza. Zwischen der geimpften und der Placebogruppe gab es weder Unterschiede in der Zahl der infizierten Tiere noch in der Symptomatik. Der einzige Unterschied bestand in der Dauer der Erkrankung. Geimpfte Tiere waren im Mittel 8,5 Tage (1–16 Tage) krank, nichtgeimpfte 11,5 Tage (3–46 Tage). Die Autoren schließen aus diesen Untersuchungen, daß der Impfstoff in bezug auf die Verhinderung der Erkrankung und der Milderung der Symptomatik völlig unwirksam war. Dem kann man nur hinzufügen: Bei der gewählten Antigenzusammensetzung ist das auch kein Wunder, denn die „modernste" Variante war ein Virus von 1981!

Deshalb kann man als wichtigste Ursache für die ungehemmte Zirkulation von Equi-2-Viren in den Pferdepopulationen der neunziger Jahre das regelmäßige Auftreten neuer Epizootien der Pferdeinfluenza und vor allem für die beobachteten Impfdurchbrüche die mangelhafte Anpassung der Impfstoffe an die Antigenvariation ansehen.

8.4 Einschätzung der internationalen Situation

Die OIE gab in Übereinstimmung mit unseren Ratschlägen im Jahre 1995 die folgenden, frei übersetzten, Empfehlungen für die künftige Impfpolitik:

A/Equi 1-Viren (H7N7)

Während eines internationalen Treffens von 1992 war empfohlen worden, daß der Equi-1-Anteil in den Impfstoffen (A/Equi 1/Prague/1/56) aus den Impfstoffen entfernt werden soll, wenn in den folgenden 5 Jahren keine Hinweise auf eine weitere Zirkulation von Stämmen dieses Subtyps gefunden werden. Die Berichte über das Vorkommen von Equi-1-Stämmen sind bisher nicht einheitlich. Mitteilungen aus Ägypten und Zentraleuropa über die Isolierung von Equi-1-Viren könnten bedeuten, daß Virusstämme dieses Subtyps doch noch zirkulieren, vielleicht ohne Erkrankungen hervorzurufen. Aus anderen Regionen gibt es keine Berichte über Virusisolate des Subtyps A/Equi 1. Da nicht mit Sicherheit ausgeschlossen werden konnte, daß A/Equi-1-Viren noch zirkulieren, wurde 1995 empfohlen, die Equi-1-Komponente zur Sicherheit weiterhin in der Impfstoff-Formulierung zu berücksichtigen.

A/Equi-2-Viren (H3N8)

In bezug auf die Equi-2-Viren gibt es aus weltweiten epidemiologischen Untersuchungen ausreichend Beweise dafür, daß die Wirksamkeit einiger konventioneller Impfstoffe sehr begrenzt ist. Ursache dafür ist die unzureichende immunogene Potenz einiger Impfstoffe. Die Antigendrift wird ebenfalls als ein wichtiger ursächlicher Faktor für die mangelhafte Wirksamkeit der Impfstoffe angesehen. Die Beobachtungen seit 1987 zeigen, daß neue Varianten aufgetreten sind. Diese repräsentieren zwei Linien, eine „amerikanische" und eine „eurasische". Vertreter beider Gruppen können in einer geographischen Region kozirkulieren. Beide Gruppen zeigen signifikante Unterschiede in der antigenetischen Kreuzreaktivität, die die Wirksamkeit eines heterologen Impfstoffes negativ beeinflussen. Der Originalprototyp der H3N8-Viren, A/Equi 2/Miami/1/63 ist für keine der beiden Gruppen repräsentativ.

Auf dieser Grundlage waren die OIE-Experten der Ansicht, daß zukünftig zu formulierende Impfstoffe neueste Repräsentanten sowohl der „eurasischen" als auch der „amerikanischen" Linie enthalten sollen (Anmerkung des Autors: Wenigstens in Deutschland entspricht heute (1999) kein Impfstoff dieser vernünftigen Empfehlung). Nach dem Stand von 1995 war die Ansicht korrekt, daß die H3N8-Viren in den letzten fünf Jahren nur geringfügige Veränderungen in den Aminosäuresequenzen der Hämagglutinine durchgemacht haben, und daß der Stamm A/Equi 2/Suffolk/89 immer noch als repräsentativ für die aktuellen eurasischen Viren gelten konnte. Inzwischen hat es 1994/1995 eine weitere vom OIE bestätigte Drift gegeben, die einen Ersatz von A/Equi 2/Suffolk/89 in den Impfstoffen notwendig macht (Anmerkung des Autors: In diese Gruppe ist unser letztes Isolat A/Equi 2/Berlin/1/94 einzuordnen). Als Vertreter der amerikanischen Linie war 1995 A/Equi 2/Kentucky/94 empfohlen worden. Außerdem wurde von den OIE-Experten empfohlen, A/Equi 2/Miami/63 zukünftig nicht mehr in die Impfstoffe zu inkorporieren (bisher nicht realisiert!).

Die OIE-Experten stellten ferner fest, daß die derzeitige Situation auf dem Gebiet der Schutzimpfung der Pferde gegen Influenza unbefriedigend sei. Ein System sollte etabliert werden, das den Tierärzten eine schnelle Reaktion auf eine signifikante Antigendrift durch angepaßte Impfstoffe ermöglicht, wie es in der Humanmedizin üblich ist. Dazu gehört, daß zumindest auf europäischer Ebene die Zulassungsbehörden Wege zu einer harmonisierten Verfahrensweise bei der Zulassung umformulierter Impfstoffe finden, und daß die Überwachungstätigkeiten von OIE und WHO institutionalisiert werden sollten. Dazu sollten die in die Überwachung involvierten Laboratorien definiert und akkreditiert werden. Sie sollten eine technische Übereinkunft über die zu benutzenden Verfahren treffen und jährliche Berichtsmechanismen installieren. In Notfallsituationen sollten Ad-hoc-Informationen möglich sein (in Deutschland bisher leider nicht durchgesetzt).

Ferner empfahlen die OIE-Experten, mindestens alle vier Jahre die Impfstoffe gegen Pferdeinfluenza zu aktualisieren, indem jeweils die letzte repräsentative Variante anstelle der vorhergehenden inkorporiert wird. Die Feststellung, welches die neueste repräsentative Variante ist, d. h., welcher Stamm in die Impfstoffe aufgenommen werden soll, ist eine der wichtigsten Aufgaben der internationalen Überwachung. Von der Realisierung dieser Empfehlung sind wir und andere Länder leider noch weit entfernt. Man vergleiche die Zusammenstellung der bei uns angebotenen Impfstoffe.

Welche Chancen bestehen, die Kenntnisse über die Drift der A/Equi-2-Viren umzusetzen?

Von den Impfstoffherstellern wird gegen die Empfehlung, die Impfstoffe fortlaufend der Drift der H3N8-Viren anzupassen, eingewandt, daß mit der Umformulierung Zeitverluste eintreten würden. Dem kann entgegengehalten werden, daß man durch fortlaufende Überwachung der Drift und enge Zusammenarbeit zwischen Herstellern, nationalen Institutionen und OIE mögliche Zeitverluste vermeiden bzw. minimieren kann. Referenzlaboratorien sollten den Herstellern Produktionsstämme zur Verfügung stellen, sobald diese auftreten. Ferner weisen die Erfahrungen aus der Humanmedizin darauf hin, daß sogar die jährliche Anpassung der Impfstoffe an die Drift von 3 verschiedenen Influenzaviren (gegenwärtig 2 A-Stämme und 1 B-Stamm) nicht zu einer Verzögerung der Verfügbarkeit der neuformulierten Impfstoffe führt. Im übrigen erlauben durch Rekombination erzeugte hochproduzierende Stämme eine schnelle Produktion großer Antigenmengen (Tab. 24).

Auch der Antigengehalt der Impfstoffe hat entscheidende Bedeutung für ihre Schutzwirkung. Bisher gibt es keine Standardanforderungen für

Tab. 24. Zeitbedarf für die Umformulierung eines Impfstoffes gegen Pferdeinfluenza

Stadium	Qualitätskontrolle	Zeit (Wochen)*
Isolierung einer neuen Variante	Keine	2–3
Charakterisierung des neuen Stammes	Vergleich mit vorhandenen Referenzstämmen	2–3
Entwicklung einer hochvermehrenden Mutante	Kontrolle der Identität der Antigene	2–4
Herstellung eines Seed lot	Stabilität, Freiheit von Fremdviren, Sterilität	4–6
Produktion, Vermehrung, Inaktivierung, Reinigung, Konzentration	Sterilität, Freisein von lebenden Viren, HA-Prüfung, NA-Prüfung	3
Endverdünnung	Potenzprüfung, Sterilität, Toxizität	3
Abfüllung	Sterilität, Identität, Protokoll für Zulassung	2
Verpackung	Identitätsprüfung	1

* Parallel laufen in späteren Phasen Immunogenitätsprüfungen an Versuchstieren und Pferden

Pferdeinfluenzaimpfstoffe. Die Aufnahme neuer Virusstämme in die Impfstoffe macht aber den entsprechenden Nachweis des Gehaltes an Hämagglutinin und adäquate Wirksamkeitstests in Tieren erforderlich. Der Antigengehalt sollte nach Möglichkeit an international festgelegten Kalibratoren (Antikörper mit definierter Antigenbindungskapazität) im Vergleich zu Standardantigenmengen gemessen werden. Dafür wird vom OIE der Single-Radial-Diffusion-Test (SRD) empfohlen.

Tatsächlich benutzen die Impfstoffhersteller teilweise noch den als unsicher geltenden CCA-Test (Chick Cell Agglutination), der von den Zulassungsbehörden immer noch akzeptiert wird. Der CCA-Test mißt die Affinität des viralen Hämagglutinins für Erythrozyten. Dieser Wert wird durch verschiedene Faktoren beeinflußt, z. B. durch die Integrität der Viruspartikel, die teilweise nicht voll kontrolliert werden können. Im Gegensatz dazu mißt der SRD-Test, der für Impfstoffe gegen humane Influenza als Standardmethode gilt, das antigenetisch aktive Hämagglutinin in den Impfstoffen. Er gibt klare Dosisabhängigkeiten zwischen HA-Konzentration und Antikörperkonzentration. Die Zuverlässigkeit dieser Methode wurde für humane, aviäre und equine Influenzaviren nachgewiesen. Der Variationskoeffizient war in mehreren kollaborativen Studien sehr niedrig.

Die durch die weite Verbreitung von Influenzaviren bedingte Schwierigkeit, für Potency-Tests Pferde zu finden, die noch keinen Kontakt mit Influenza hatten und noch nie geimpft wurden, macht Überlegungen notwendig, die Serokonversion nach Impfung an Versuchstieren zu prüfen. Es konnte gezeigt werden, daß Potency-Tests in Meerschweinchen mit serologischen Befunden bei Pferden korrelieren. Es könnte also die Testung der Impfstoffe beim Meerschweinchen erwogen werden.

8.5 Impfschema

Wie vorher gezeigt, kann ein ursächlicher Faktor für die starke Verbreitung der Influenza trotz Schutzimpfung in der Unsicherheit liegen, die richtigen Zeitabstände für Wiederholungsimpfungen festzulegen. Einige Impfstoffhersteller empfehlen Impfintervalle von sechs Monaten, andere halten neun Monate für richtig, und manche empfehlen gar Abstände von 12 Monaten. Das bedeutet nicht, daß sich die Impfstoffe der verschiedenen Hersteller in ihrer Zusammensetzung oder Qualität oder besser gesagt, in der Dauer des erzeugten Schutzes, wesentlich unterscheiden. Die unterschiedlichen Impfintervalle scheinen dem Beobachter eher willkürlich gewählt oder bestimmten Interessen zu entsprechen als auf wissenschaftlichen Erkenntnissen zu basieren. Welche Verwirrung mögen sie bei Tierärzten, denen die erforderlichen Grundinformationen fehlen, und bei Tierhaltern verursachen? Ich möchte deshalb nachfolgend meine Ansicht dazu äußern.

Prinzipiell muß akzeptiert werden, daß die von den heute üblichen Impfstoffen induzierte Immunität kurzlebig ist. Daran ändern auch die von manchen Herstellern vorgelegten serologischen Ergebnisse nichts. Nur in Belastungsversuchen (s. o.) könnte eine längere Wirksamkeit nachgewiesen werden. Die Ursachen für die Kurzlebigkeit der Schutzwirkung sind vorher beschrieben worden, dabei handelt es sich einerseits vor allem um die mangelhafte immunogene Potenz hinsichtlich des zellulären Immunsystems und des immunologischen Gedächtnisses und andererseits um die Drift der Influenzaviren, durch die die Impfstoffzusammensetzung schnell ihre Aktualität verlieren kann.

Beim Menschen haben wir in den zwei letzten Wintern gelernt, daß selbst ein Abstand von fünf Monaten zwischen Impfung und natürlicher Infektion bei Risikopersonen bedenklich sein kann. Eine Wiederholungsimpfung kurz vor Beginn der Influenzaausbrüche wird erwogen.

Beim Pferd können die Dinge nicht grundverschieden sein, weil es sich um vergleichbare Impfstoffe und weitgehend vergleichbare, wenn auch unterschiedlich studierte Immunsysteme handelt. Nachfolgend sollen auch Beobachtungen und Untersuchungen anderer Autoren als Argumentationshilfe benutzt werden. Nach Wilson (1993) dauert die protektive Immunität nach Impfung nicht länger als drei bis vier Monate. Die Persistenz des Schutzes ist abhängig von der Vorgeschichte des Pferdes, d. h. von den vorhergehenden natürlichen Infektionen und früheren Schutzimpfungen. Regelmäßig geimpfte Pferde können für eine längere Periode (vier bis fünf Monate) geschützt sein. Jedoch können regelmäßig geimpfte Pferde infolge einer durch hohe Leistungsanforderungen und Streß bedingten Immunsuppression schon früher wieder empfänglich für eine neue Infektion und Erkrankung sein.

Obwohl wir nicht in der Lage waren, Pferde ohne Influenzavor-

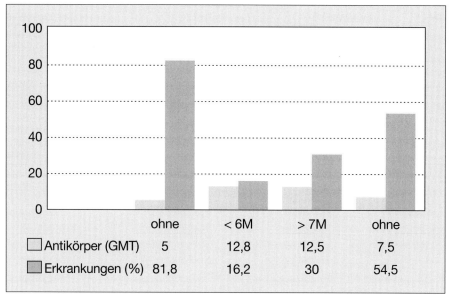

Abb. 30. Impfstatus und Influenza-Erkrankungsrate bei Pferden

geschichte zu untersuchen, und obwohl die damals verfügbaren Impfstoffe keine neuen Varianten enthielten, können wir aus den Ergebnissen serologischer und klinischer Untersuchungen unter Berücksichtigung der Impfanamnesen der von uns untersuchten Pferde Folgendes ableiten: Während der Epizootien von 1984 und 1988/1989 war die Morbidität bei denjenigen Pferden am geringsten, die zum Zeitpunkt der Infektion vor maximal sechs Monaten zum letzten Mal geimpft worden waren. Da die benutzten Impfstoffe nicht die aktuell umlaufenden Varianten enthielten, könnte sich bei dem beobachteten Schutz auch ein vom Menschen bekanntes Phänomen auswirken, daß über längere Zeit regelmäßig Geimpfte selbst dann einen gewissen Schutz besitzen, wenn die im Impfstoff enthaltenen Varianten nicht mehr ganz den umlaufenden Stämmen entsprechen (Abb. 30).

Trotz vergleichbarer Antikörpertiter gegen die in den Impfstoffen enthaltenen Antigene bei erkrankten und nicht erkrankten Tieren verdoppelte sich die Infektions- und Erkrankungsrate, wenn die Pferde vor sieben und mehr Monaten zum letzten Mal geimpft worden waren. Besonders hoch war die Morbidität, wenn die Tiere nachweislich nicht oder unregelmäßig geimpft waren.

Daß die vorhandenen Basistiter vor allem gegen die aktuellen Varianten nicht ausreichten oder völlig fehlten, zeigt Tabelle 16. Danach hatten zum Zeitpunkt der Infektion mehr als 60 % der erkrankten Pferde initial keine Antikörper gegen die in den Impfstoffen enthaltenen Antigene von A/Equi 2/Miami/63, und mehr als 92 % waren negativ gegen die damals zirkulierende Variante A/Equi 2/Berlin/5/89. Weitere 25 % der Tiere hat-

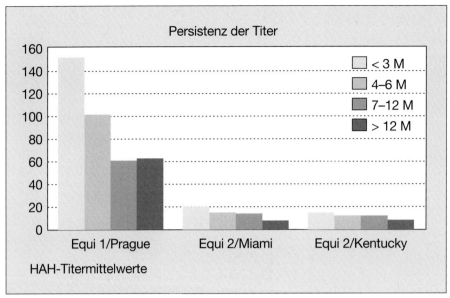

Abb. 31. Hämagglutinationshemmende Antikörper zu verschiedenen Zeiten nach Impfung

ten Antikörpertiter von nur 1:10 gegen A/Equi 2/Miami/63 und 7,4 % gegen A/Equi 2/Berlin/5/89. Nur 1,2 % der Tiere hatten Titer von 1:20 gegen A/Equi 2/Miami/63, keines der erkrankten Pferde jedoch gegen den Berliner Stamm von 1989. Das Ergebnis ist insofern nicht überraschend, als zum Zeitpunkt der großen Epizootie von 1989 keiner der verfügbaren Impfstoffe eine „modernere" Variante inkorporiert hatte als die von 1979 bis 1981 (A/Equi 2/Fontainebleau/79 oder A/Equi 2/Kentucky/81). Bemerkenswert ist, daß fast 30 % der Pferde keine nachweisbaren Antikörper gegen A/Equi 2/Miami/63 besaßen, obwohl es sich um Sportpferde handelte, die regelmäßig geimpft worden sein sollten.

In Zusammenarbeit mit der Berliner Pferdeklinik durchgeführte Impfversuche zeigten, daß gegen die in den Impfstoffen enthaltenen Antigene hohe Antikörpertiter erzeugt werden können. Bei 70 Pferden wurden zu verschiedenen Zeiten nach Impfung die Antikörpertiter gegen die Repräsentanten der beiden Subtypen der Pferdeinfluenza bestimmt. Die Ergebnisse sind in Abbildung 31 dargestellt. Sie zeigen, daß erwartungsgemäß die gegen den Subtyp A/Equi 1 gerichteten Antikörpertiter deutlich höher waren als die gegen die Stämme des Subtyps A/Equi 2. Innerhalb von weniger als 12 Monaten halbierten sich die Antikörpertiter gegen A/Equi 1. Die Titer gegen A/Equi-2-Antigene sanken in dieser Zeit auf Werte, die vermutlich keine Immunität bedeuten. Diese Ergebnisse sprechen für ein schnelles Absinken der Antikörpertiter. In Abhängigkeit vom erreichten Ausgangstiter verlieren die Tiere ihren Schutz mehr oder weniger schnell (Abb. 31).

Eine Verlängerung der Impfintervalle wird vor allem von Trainern gewünscht und von Tierärzten diskutiert. Sie hat jedoch keine wissenschaftliche Grundlage, sie widerspricht vielmehr den vorn dargelegten Erfahrungen und prinzipiellen immunologischen Erwägungen. Eine Verlängerung der Impfintervalle würde daher eher vordergründigen ökonomischen Interessen als einer Verbesserung des Impfschutzes dienen. Sie wäre nur gerechtfertigt, wenn die Impfstoffe in ihrer Immunogenität deutlich verbessert würden, z. B. durch bessere Adjuvanzien.

Angesichts des vorn gezeigten schnellen Rückgangs der Antikörpertiter innerhalb weniger Monate auf Werte, die keinen Schutz bedeuten, angesichts der schnellen Antigendrift und der noch nicht gewährleisteten regelmäßigen Anpassung der Impfstoffe an die Drift ist es nicht sinnvoll, die Impfintervalle auf mehr als sechs Monate zu verlängern. Nach einer Grundimmunisierung durch zwei Impfstoffinjektionen im Abstand von vier bis sechs Wochen sollten die Tiere regelmäßig alle sechs Monate revakziniert werden. Unter besonderen Infektionsrisiken, z. B. vor der Teilnahme an nationalen oder internationalen Turnieren, kann eine zusätzliche Impfung vorgesehen werden. Allenfalls wäre ein Abstand von neun Monaten für den Notfall akzeptabel.

Wilson (1993) fordert sogar, daß Pferdepopulationen unter besonderem Infektionsrisiko (Turnierpferde, an Schauen und Verkaufsveranstaltungen teilnehmende Pferde, Pferde in Zuchtbeständen mit starkem Pferdeverkehr) alle drei bis vier Monate geimpft werden. Für Pferde mit geringerem Infektionsrisiko (erwachsene Zuchttiere und einzeln gehaltene Reitpferde) empfiehlt der Autor eine Revakzinierung alle vier bis sechs Monate.

Aus den vorher dargelegten Gründen ergeben sich als logische Konsequenz die nachfolgend zusammengefaßte Vorgehensweise bei der Schutzimpfung und vor allem die Impfintervalle von sechs Monaten.

Influenza-Schutzimpfung bei Pferden
Impfintervalle

Grundimmunisierung (im Alter von ca. 6 Monaten)

1. Injektion
2. Injektion 4–6 Wochen später
↓
Auffrischimpfungen

6 Monate nach Grundimmunisierung

6 Monate nach 1. Auffrischung

Wiederholung alle 6 Monate

Zusätzlich: 2 Wochen vor Sportveranstaltungen

Diese Ausführungen basieren auf dem gegenwärtigen Stand der Impfstofftechnologie. Selbstverständlich müßten die Empfehlungen überdacht werden, wenn neue Impfstoffe mit deutlich verbesserter Immunogenität auf den Markt kommen sollten.

Diese Empfehlung steht zwar im Gegensatz zu den Angaben mancher Hersteller, entspricht aber den Realitäten, wie der Beschluß der Reiterlichen Vereinigung (FN) vom April 1999 zeigt, über den im Deutschen Tierärzteblatt 6/99 auf S. 587 berichtet wurde.

8.6 Zukünftige Entwicklungen

Die meisten international verfügbaren Impfstoffe gegen Pferdeinfluenza sind heute Vollviruspräparationen, die in embryonierten Hühnereiern oder Zellkultur vermehrt wurden und ein Adjuvans enthalten. Als Adjuvanzien werden Aluminiumsalze, z. B. Aluminiumhydroxid, benutzt. Für Aluminiumhydroxid konnten wir zeigen, daß es zwar die Antikörperproduktion stimuliert, die nach Impfung mit inaktivierten Impfstoffen ohnehin schwache zelluläre Immunreaktion aber unterdrückt (Lange und Masihi, 1990). Deshalb sind alternative Adjuvanzien dringend zu empfehlen, die sowohl die humorale als auch die zelluläre Immunreaktion nach Impfung fördern. Hierzu bieten sich die sogenannten Immunmodulatoren an, über die später kurz berichtet werden soll.

Bemühungen zur Verbesserung der aktiven Immunisierung gegen Influenza laufen derzeit in zwei Richtungen:
1. Verbesserung der Antigenpräsentation unter Berücksichtigung der Makrophagenfunktion (als antigenpräsentierende Zellen),
2. Suche nach wirksamen Adjuvanzien, die humorales und zelluläres Immunsystem aktivieren.

Eine Übersicht möglicher zukünftiger Impfstoffe gibt Tabelle 25. Als Alternative zu den traditionellen inaktivierten Influenzaimpfstoffen für Pferde könnten Lebendimpfstoffe gelten. Lebendimpfstoffe hätten den Vorteil, daß sie die komplette Kaskade der Immunreaktion ähnlich anregen wie durch natürliche Infektion eingedrungene Viren und damit dem Effekt einer natürlichen Infektion auf das Immunsystem nahekommen. Die nachfolgende Immunität wäre belastungsfähiger und in ihrer Spezifität breiter als nach Impfung mit inaktiviertem Impfstoff, d. h., auch abweichende Varianten würden durch Kreuzimmunität besser abgedeckt. Für Lebendimpfstoffe geeignete Virusstämme müssen in ihren pathogenen Eigenschaften abgeschwächt sein. Das kann man durch Herstellung kälteadaptierter Mutanten erreichen, die im Pferdeorganismus in ihrer Vermehrung behindert sind, weil die dort herrschende Temperatur über dem für die Replikation optimalen Bereich liegt. Es können auch Rekombinanten aktueller Wildtypen der Pferdeinfluenzaviren mit apatho-

Tab. 25. Mögliche zukünftige Impfstoffe gegen Pferdeinfluenza

Impfstofftyp	Besonderheiten
Lebendimpfstoffe	Attenuierte lebende Viren, kälteadaptierte lebende Viren, Reassortanten von Wildviren mit apathogenen Viren
Subunit	Gewinnung von Polypeptiden (Oberflächenantigenen) aus Viruspartikeln, Nachteil: begrenzte immunogene Wirkung
Anti-Idiotyp	Anti-Idiotyp-Antikörper wirken als interne Abbilder des Antigens wie das Antigen selbst und stimulieren eine spezifische Immunreaktion; hat sich nicht durchgesetzt
Synthetische Peptide	Synthese von Antigendeterminanten der Oberflächenantigene; Nachteile: begrenzte Immunogenität, vermutlich nur mit neuen Präsentationssystemen sinnvoll
„nackte" DNS	Herstellung einer DNS-Kopie der virusspezifischen RNS-Segmente für Hämagglutinin, Neuraminidase oder RNP, die nach Injektion eine spezifische Immunreaktion gegen virusspezifische Antigene induziert
„grüne" Impfstoffe	Pflanzen und Pflanzenprodukte, die nach gentechnologischer Manipulation Antigene von Influenzaviren produzieren. Diese können bei Verzehr der Pflanzen oder Früchte wie eine orale Immunisierung wirken

genen Laborstämmen benutzt werden. Der Anwendung von temperatursensitiven Mutanten steht als theoretischer Nachteil ihre genetische Instabilität entgegen. Sie werden deshalb nicht mehr ernsthaft als Kandidaten für Lebendimpfstoffe angesehen. Die Herstellung von Rekombinanten aus Wildstämmen und apathogenen Stämmen ist durch Schwierigkeiten belastet, ausreichende Daten zu ihrer Sicherheit zu gewinnen. Hinzu kommt bei häufig auftretenden neuen Varianten der technische Aufwand der Herstellung neuer Rekombinanten. Lebendimpfstoffe gegen Pferdeinfluenzaviren sind daher derzeit nirgends zugelassen. Einen Durchbruch könnte ein in den USA entwickeltes Verfahren bedeuten, mit dem neue Impfstämme schnell erzeugt werden können. Der Impfstoff ist für die intranasale Anwendung beim Menschen vorgesehen und hat in Feldversuchen seine Überlegenheit gegenüber konventionellen inaktivierten Impfstoffen gezeigt. Vor allem konnten die erwähnten Vorteile der breiteren Spezifität der Immunität, der längeren Dauer der Immunität und der Stimulation des zellulären Immunsystems gezeigt werden.

Subunit-, Peptid- und gentechnologisch hergestellte Antigene haben den nur schwer oder nur durch verbesserte Adjuvanzien und Präsentationssysteme zu überwindenden Nachteil einer noch geringeren Immunogenität als die traditionellen inaktivierten Vollpartikelimpfstoffe. Selbst die Subunitimpfstoffe, die immerhin noch komplette Hämagglutinine und Neuraminidasen enthalten, müssen wegen der schlechteren Immunogenität besonders im Hinblick auf das zelluläre Immunsystem als Irrweg angesehen werden.

Angesichts dieser Situation werden den Impfstoffen aus „nackter DNS" große Hoffnungen entgegengebracht. Dabei werden kleine Mengen einer Plasmid-DNS (0,4–100 μg DNS) intramuskulär oder intrakutan injiziert, die für ein Immunogen kodieren, z. B. für das Nukleoprotein, das Hämagglutinin und/oder die Neuraminidase der Influenzaviren. Es wird eine Immunreaktion induziert, die sowohl von T- als auch von B-Zellen getragen wird, d. h. eine schützende und langanhaltende humorale und zelluläre Immunität erzeugt. Donelly et al. (1996) konnten bei grünen Meerkatzen durch intramuskuläre Impfung mit einem Gemisch aus Plasmiden, die für HA, NP und M1 kodierten, eine gute Antikörperproduktion gegen alle drei Antigene erzeugen. Die für NP kodierende DNS induzierte eine deutliche Antwort von zytotoxischen T-Zellen. Dies weist auf eine Stimulation auch des zellulären Immunsystems hin. Besonders interessant für die Bekämpfung der Influenza sind Hinweise auf eine heterologe Immunität nach DNS-Impfung, wie sie von Ulmer et al. (1993), Montgomery et al. (1993), Donnelly et al. (1995) und Liu et al. (1996) an Primaten gezeigt werden konnte. Es wäre also möglich, daß DNS-Impfstoffe die häufige Wiederimpfung und die Anpassung an die Antigendrift der Influenzaviren überflüssig machen. Leider gibt es derzeit keine Erfahrungen über die praktische Anwendung dieser Impfstoffe beim Pferd. Dennoch könnte es sein, daß DNS-Impfstoffe eine große Zukunft haben.

Ähnlich interessant könnten Impfstoffe aus rekombinanten Vektoren sein. Als Vektoren kommen große Viren in Frage, in deren Genom für Antigene der Influenzaviren kodierende Gene inkorporiert wurden. Hierfür sind die Genome von Pockenviren, z. B. Vacciniavirus, Baculovirus oder Adenoviren geeignet. Ein Kandidat als Vektor könnte das Geflügelpockenvirus sein. Da diese Viren Zellen von Säugetieren nur abortiv infizieren, sind sie besonders sicher und den Lebendimpfstoffen überlegen. Obwohl sie nur eine abortive Infektion verursachen, induzieren sie doch die Produktion der von den inkorporierten Influenzagenen kodierten Proteine. Ramshaw et al. (1996) konnten zeigen, daß die Aufeinanderfolge einer DNS-Immunisierung und eines Vektorimpfstoffes aus Hühnerpockenvirus mit Influenzagenen eine hohe systemische Antikörperproduktion und hohe Antikörperproduktion in der Mukosa induzierte. Die auf diese Weise immunisierten Mäuse überstanden eine Belastungsinfektion mit einem sonst letalen Influenzavirus.

8.6.1 Neue Adjuvanzien/Immunmodulatoren

Unerwünschte Nebenwirkungen von Impfstoffen mit großen Antigenen haben in den letzten Jahrzehnten Anstrengungen zur Gewinnung möglichst kleiner, reiner oder sogar chemisch definierter Antigene angeregt. Die Erfahrungen mit diesen Impfstoffen zeigen, daß sie eine geringere

Immunogenität als die großen Roh-Antigene besitzen. Diesem Nachteil versucht man durch Adjuvanzien zu begegnen. Beim Menschen sind als einzige Adjuvanzien Aluminiumsalze zugelassen. Sie haben, wie oben bereits erwähnt, den Nachteil, daß sie zwar die humorale Immunreaktion gegen die zugeführten Antigene fördern, aber gleichzeitig die zelluläre Immunreaktion hemmen. Damit wird der dringend erwünschte Effekt des Aufbaus eines immunologischen Gedächtnisses nach Schutzimpfung unmöglich gemacht. Hinzu kommt, daß diese Adjuvanzien an der Injektionsstelle liegenbleiben und hier langsam die Virusantigene abgeben. Menschen und Tiere leben dadurch mit kleinen Aluminiumreservoiren, über deren mögliche schädliche Wirkung bisher noch zu wenig bekannt ist. Bei Tieren sind weitere Adjuvanzien zugelassen, die wegen ihrer Nebenwirkungen beim Menschen nicht erlaubt wären oder noch nicht zugelassen sind. Hierzu gehören Mineralöl, Freunds komplettes oder inkomplettes Adjuvans, Saponin, Liposomen und ISCOMS.

Insofern ist die Beobachtung mit Interesse aufgenommen worden, daß bestimmte natürlich vorkommende Zytokine Adjuvansaktivität besitzen (Playfair und Heath, 1990). Allerdings ist diese Wirkung, gemessen an den anderen genannten Adjuvanzien, eher moderat. In diese Gruppe gehören das IL-1 (Staruch and Wood, 1983), das als Lymphozyten-stimulierender Faktor bekannt ist, das IL-2, das eine aktivierende Wirkung auf T-Zellen ausübt, und das Interferon gamma, das auf die Antikörperproduktion sowohl eine stimulierende als auch eine hemmende Wirkung entwickeln kann (Nakamura et al., 1984). Auch andere Zytokine können die Immunreaktion fördern, z. B. IL-3 (Kimoto et al., 1988).

Als Adjuvanzien wirken auch die sogenannten Immunmodulatoren. Dabei kann es sich um Wirkstoffe mikrobieller oder pflanzlicher Herkunft handeln. Besonders interessant als Adjuvanzien sind die Immunmodulatoren Muramyldipeptid (MDP) und seine Analoga, darunter das in klinischen Versuchen eingesetzte Murabutid (Chomel et al., 1988), das Trehalosedimykolat (TDM), das detoxifizierte Lipid A (MPL) und das Dimethyldioctadecylammoniumbromid (DDA). Von großem Interesse könnte auch ein Hybridmolekül aus Amantadin und MDP, das Adamantyl-Dipeptid (AdDP) sein (Masek et al., 1984; Masihi et al., 1987; Borecki und Masihi, 1990). Diese Verbindungen können die immunologischen Nachteile von Subunitimpfstoffen und die durch Influenzavirusantigene verursachte vorübergehende Immunsuppression aufheben (Masihi et al., 1985; Masihi et al., 1990).

Das Konzept der Stärkung der körpereigenen Immunabwehr ist in den letzten Jahrzehnten verstärkt Gegenstand von Forschungsarbeiten geworden. Der Ausgang einer Infektion wird durch die Fähigkeit des Wirtes bestimmt, seine Immunabwehr in geeigneter Form zu mobilisieren. Zu den Effektormechanismen dieser Immunabwehr gehören, wie unter „Immunologie" ausführlicher beschrieben, die zelluläre Abwehrreaktion durch aktivierte Makrophagen, natürliche Killerzellen und die Induktion einer Vielzahl von Lymphokinen und Zytokinen. Durch wirksame Stimulation der unspezifischen Komponenten der Abwehr läßt sich ein breites Spektrum von Abwehrreaktionen gegen Mikroorganismen aktivieren. Mit der wachsenden Zahl von natürlichen, synthetischen und gentechnisch hergestellten Modifikatoren der biologischen Antwort auf Infektionen läßt sich eine interessante Alternative zur spezifischen Immunisierung und zur Chemotherapie gewinnen.

Immunmodulatoren bakterieller Herkunft werden als Immunstimulanzien zur Verstärkung von körpereigenen Abwehrreaktionen benutzt. Die Adjuvanswirkung von Mykobakterien, Corynebakterien und Nocardien führte zur Isolierung der aktiven Komponenten aus Zellwänden. Die für eine Adjuvanswirkung erforderliche Mindeststruktur ist das monomere Peptidoglykan Muramyldipeptid (MDP), das inzwischen synthetisch hergestellt werden kann. Weitere Bestandteile mit Adjuvansaktivität sind das Trehalosedimykolat (TDM) und Glykolipide. In mehreren Untersuchungen konnte gezeigt werden, daß beide Substanzen Mäuse ohne eine spezifische Immunisierung resistent gegen eine Belastungsinfektion mit letalen Dosen von Influenzaviren machten (Masihi et al., 1983; Masihi et al., 1984; Masihi et al., 1986a). Die Zellwände gramnegativer Bakterien enthalten ein endotoxisches Lipopolysaccharid, das eine starke stimulierende Aktivität auf die Abwehr gegen Infektionen ausübt. Die wirksame Komponente ist ein ursprünglich toxisches Lipid A, das detoxifiziert werden konnte. Dieses Monophosphoryl-Lipid A (MPL) schützte in Kombination mit TDM ebenfalls Mäuse vor einer letalen Infektion mit Influenzaviren (Masihi et al., 1985, 1986b, c). Es konnte weiter gezeigt werden, daß die Wirkung dieser bakteriellen Immunstimulanzien wenigstens teilweise auf der Aktivierung von Makrophagen beruht (Özel und Masihi, 1987). Doch auch natürliche Killerzellen werden durch diese Verbindungen stimuliert (Masihi et al., 1987).

Ein interessantes Adjuvans ist das sogenannte Quil A, ein Extrakt aus der Rinde des tropischen Baumes *Quillaria saponaria molina* mit sehr guten immunstimulierenden Eigenschaften und guter Verträglichkeit. In einem Impfstoff gegen Pferdeinfluenza ist Quil A als Adjuvans enthalten. Es wäre interessant zu prüfen, ob und wieweit dieser Impfstoff Vorteile gegenüber den konventionellen Impfstoffen besitzt. Allerdings sollte nicht nur die Fähigkeit zur Induktion der humoralen Immunreaktion (Antikörperproduktion), sondern auch der zellulären Immunität untersucht werden.

8.6.2 Neue Antigenpräsentationssysteme

Große Hoffnung kann man auf Versuche setzen, über neue Trägersysteme eine bessere Präsentation der Antigene zu erreichen und so der Wirkung infektionsfähiger Viruspartikel näherzukommen. Dabei werden Antigene der Influenzaviren in ISCOMS, Virosomen oder Proteinmizellen inkorporiert. In diese Träger könnten zusätzlich zu den Oberflächenantigenen auch die internen Antigene der Influenzaviren (NP- und M-Protein) eingebaut werden. Mehrere Autoren haben gezeigt, daß ISCOMS (Morein et al., 1987; Morein, 1988; Mowat und Donachie, 1991; Mumford et al., 1994) und Virosomen (Alving, 1991; Coune, 1988; Phillips und Emili, 1991) von Makrophagen aufgenommen und prozessiert werden. Dadurch kommt es zu einer Präsentation der Antigene an der Zelloberfläche und zur Stimulation sowohl des T-Zellsystems als auch der Antikörperproduktion. Damit wäre eine Bedingung für die Induktion der kompletten Kaskade der Immunreaktion erfüllt, die heute nur von Lebendimpfstoffen oder infektionstüchtigen Viren erfüllt wird. In derartige Träger könnte man neben den virusspezifischen Antigenen auch moderne Adjuvanzien oder Immunmodulatoren einbauen, die die Immunreaktion zusätzlich verstärken. Sie könnten damit die Grundlage für neue Kombinationsimpfstoffe werden. Die verschiedenen denkbaren Antigenpräsentationssysteme sind in der nachfolgenden Graphik (Abb. 32) zusammengestellt.

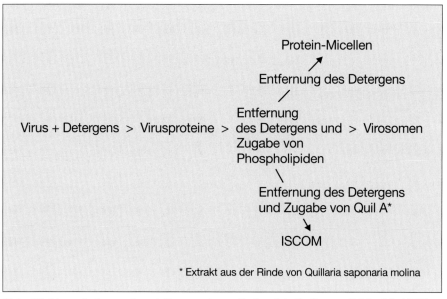

Abb. 32. Neue Antigenpräsentationssysteme für Impfstoffe (Lange & Masihi, 1990)

9 Chemotherapie und -prophylaxe

Übereinstimmend mit Chambers et al. (1995b) ist der Verfasser dieses Werkes der Ansicht, daß die Möglichkeit der Chemotherapie der Influenza auch bei Pferden stärker als bisher genutzt werden sollte. Das trifft sowohl für das Amantadin zu als auch für die neuentwickelten Neuraminindasehemmer. Letztere sind wegen der im Vergleich zu Amantadin deutlich geringeren Nebenwirkungen, aber auch wegen des bisherigen Ausbleibens einer nennenswerten Resistenzentwicklung von besonderem Interesse. Obwohl die deutschen Tierärzte bisher praktisch keinen Gebrauch von der antiviralen Chemotherapie gegen Pferdeinfluenza gemacht haben, muß auf diese wertvolle Ergänzung zur Schutzimpfung und zu der üblichen symptomatischen Behandlung aufmerksam gemacht werden.

Durch Blockierung bestimmter Vorgänge innerhalb oder außerhalb der infizierten Zelle, die der Virusvermehrung oder der Freisetzung neugebildeter Viren dienen, ist es möglich, die Produktion neuer Viren oder deren Ausbreitung auf den Schleimhäuten des Atemtraktes zu verhindern oder wenigstens zu behindern. Da die meisten der zur Verfügung stehenden Kandidatensubstanzen für eine antivirale Behandlung in den Zellstoffwechsel – auch nichtinfizierter Zellen – eingreifen, besteht eine mehr oder weniger große Gefahr, daß es zu unerwünschten Nebenwirkungen kommt. Häufig muß man bei der Entscheidung für oder gegen eine antivirale Chemotherapie eine auf den Patienten bezogene Risiko-Nutzen-Abwägung treffen.

9.1 Vorbemerkungen

Substanzen mit antiviralen Eigenschaften können für die Therapie von Virusinfektionen eingesetzt werden, wenn ihre Anwendung nicht wegen inakzeptabler Nebenwirkungen ausgeschlossen ist. Sie blockieren bestimmte Stadien der Virusvermehrung oder der Infektion der Zellen. Die Chemotherapie und -prophylaxe der Influenza könnte eine gute Ergänzung der Schutzimpfung für Tiere sein, deren Schutzimpfung versäumt wurde oder nicht möglich war, bei überraschendem Auftreten einer gegenüber dem Impfvirus deutlich veränderten Variante und ebenso bei überraschenden Influenzaausbrüchen bei Turnieren.

Nach Eggers (1991) liegt das fundamentale Problem der Chemotherapie von Virusinfektionen darin, daß Viren als Zellparasiten von den Stoffwechselprozessen der Wirtszelle abhängig sind. Viren sind Makromoleküle, die im einfachsten Fall aus Erbsubstanz (DNS oder RNS) und einem die Nukleinsäure umgebenden schützenden Protein bestehen. Bei der Infektion gelangt die Nukleinsäure in die Zelle und dirigiert deren Stoffwechsel so um, daß in wenigen Stunden mehrere tausend bis 100 000 neue Viruspartikel pro Zelle produziert werden können. Obwohl alle Stoffwechselleistungen für die Virusvermehrung von den infizierten Zellen erbracht werden, bestehen wesentliche Unterschiede zwischen infizierten und nichtinfizierten Zellen. Der wichtigste ist, daß in infizierten Zellen Makromoleküle produziert werden, die in nichtinfizierten Zellen nicht vorkommen. In diesen Unterschieden kann man Anknüpfungspunkte für eine antivirale Chemotherapie sehen. Bei Chemotherapeutika, die in die für die Virusproduktion umgepolten zelleigenen Stoffwechselprozesse eingreifen, besteht die Gefahr, daß neben der Vermehrung des Virus auch andere Prozesse beeinflußt werden, wobei auch nichtinfizierte Zellen geschädigt werden können.

9.2 Amantadin

Als erstes antivirales Chemotherapeutikum gegen die Influenza ist in den sechziger Jahren das Amantadin (l-Amino-adamantan-hydrochlorid; MG 187,7) eingeführt worden (Bryans et al., 1966; Davies et al., 1964). In der früheren UdSSR, einigen anderen Ländern des ehemaligen Ostblocks und neuerdings in den USA ist Rimantadin (Alpha-methyl-l-adamantan-methylamin-hydrochlorid; MG 215,8), ein Derivat des Amantadins, für die Anwendung gegen Influenza beim Menschen zugelassen worden. Rimantadin besitzt eine vergleichbare antivirale Aktivität und einen gleichen Wirkungsmechanismus, ist jedoch weniger toxisch. Die Wirkungsmechanismen beider Substanzen gegen Influenza-A-Viren sind noch nicht vollständig aufgeklärt. Nach Ciampor et al. (1992) und Duff et al. (1994) verursachen sie einen Block der Proton-Tunnelfunktion des M2-Proteins. Dabei kommt es zu einer Konversion des HA von seiner nativen zu einer Niedrig-pH-Konformation (Ciampor et al., 1992; Ruigrok et al., 1991). Elektronenmikroskopische Untersuchungen zeigten eine Hemmung der Freisetzung neugebildeter Influenzaviren, die auf die M2-vermittelte Konversion des HA zurückzuführen ist (Ruigrok et al., 1991).

Beim Menschen und in Tierversuchen zeigte sich, daß die Verbreitung von Influenza-A-Viren durch die Anwendung von Amantadin gestoppt werden kann, wenn beim ersten Auftreten eines Influenzafalles alle gefährdeten Personen einer Gruppe behandelt wurden (Monto und

Tab. 26. Pharmakokinetik von Amantadin i. v. (10 mg/kg) oder peroral (20 mg/kg) bei Pferden (nach Rees et al., 1997)

Dosis (mg/kg)	Clearance (ml/min/kg)	Halbwertzeit (T ½) (Angaben in Stunden)	Bioverfügbarkeit
Intravenös 10	36,8 ± 12,4	1,83 ± 0,87	
Oral 20	185,2 ± 183,6	3,37 ± 1,42	60–40 %

Arden, 1992). Bei Behandlung einer bereits bestehenden Influenza kann die Krankheitsdauer unter der Bedingung verkürzt und gemildert werden, daß die Therapie innerhalb von 48 Stunden nach Krankheitsbeginn einsetzte.

Schon 1966 berichteten Bryans et al. (1966), daß die orale Verabreichung von Amantadin die Virusausscheidung bei experimentell infizierten Pferden deutlich verringerte. Auch Chambers et al. (1994) und Lehmann (1997) beschrieben die Wirksamkeit von Amantadin gegen Pferdeinfluenzaviren in vivo oder in vitro.

Erst 1997 wurden Ergebnisse von Untersuchungen zur Pharmakologie, Pharmakokinetik (Tab. 26) und zu neurologischen Effekten des Amantadins beim Pferd beschrieben (Rees et al., 1997). Amantadin und Rimantadin hemmten in vitro die Replikation neuerer Isolate von Influenza-A/Equi-2-Viren. Für die therapeutische Anwendung beim Pferd empfehlen die Autoren eine minimale Plasmakonzentration von 300 ng/ml. Nach Verabreichung von 15 mg Amantadin pro kg Körpergewicht beobachteten sie milde vorübergehende ZNS-Symptome, die nach 30 Minuten wieder verschwanden. Bei wiederholter intravenöser Anwendung werden als Maximaldosis 10 mg/kg Körpergewicht angegeben. Die maximale Plasmakonzentration betrug 4500 ng/ml, die Halbwertzeit 1,83 ± 0,87 h. Oral zugeführtes Amantadin in Dosen von 10 und 20 mg/kg zeigten eine Bioverfügbarkeit von 40–60 % und eine Plasma-Halbwertzeit von 3,4 ± 1,4 h. Die Schwankungen waren jedoch groß, so daß unter den beschriebenen Bedingungen der oralen Anwendung von 20 mg/kg nicht alle Pferde eine wirksame Plasmakonzentration des Amantadins aufbauten. Da die intravenöse Verabreichung weniger individuelle Schwankungen in den Plasmakonzentrationen zeigte, wurde empfohlen, in akuten Situationen alle 4 Stunden eine intravenöse Injektion (5 mg/kg) vorzusehen.

Rees et al. (1997) kommen zu dem Schluß, daß Amantadin in vitro gegen Wildstämme der Pferdeinfluenzaviren wirksam ist. In vivo muß auf das Erreichen einer wirksamen Plasmakonzentration in einem relativ engen Bereich geachtet werden. Sie sollte 300 ng/ml nicht wesentlich unterschreiten, andererseits aber 2000 ng/ml nicht überschreiten, um Nebenwirkungen zu vermeiden. In vivo erwies sich Rimantadin als wirksamer gegen Pferdeinfluenzaviren. Wegen der beim Menschen nachgewiesenen geringeren Toxozität könnte es die bessere Alternative sein.

Tab. 27. Antivirale Aktivität von Amantadin und Rimantadin gegen A/Equi-2-Stämme

Virusstamm/ Wirkstoff (µg/ml)	Reduktion des Infektionstiters (log10)					
	A/Equi 2/63		A/Equi 2/84		A/Equi 2/89	
	Amantad.	Rimantad.	Amantad.	Rimantad.	Amantad.	Rimantad.
1,0	0,5	0,83	1,0	0,67	> 1,83	> 1,67
2,5	1,0	1,0	1,5	1,17	> 2,0	> 2,0
5,0	1,58	1,83	1,67	1,83	n. u.	> 2,0
10,0	1,51	1,67	1,38	1,67	1,33	1,83

In eigenen Untersuchungen konnten wir eine gute antivirale Wirksamkeit von Amantadin und Rimantadin gegen drei Stämme von Pferdeinfluenzaviren des Subtyps A/Equi 2 zeigen (Tab. 27). Sie war vergleichbar mit der Wirksamkeit gegen empfindliche humane Influenza-A-Viren.

Die antivirale Aktivität der Substanzen wurde durch die Reduktion des Infektionstiters (Titerdifferenz auf der Basis log 10) gegenüber der ID50, die das Influenzavirus ohne Wirkstoff im Testsystem erreichte, ermittelt. Die Influenzaviren wurden als empfindlich gegen einen Wirkstoff angesehen, wenn die Titerdifferenz im Vergleich zur unbehandelten Kontrolle gleich bzw. größer als 1 Titerstufe (log 10) war, was einer Hemmung von 90 % und mehr entsprach.

Angesichts der beschriebenen Einschränkungen in der Anwendbarkeit von Amantadin und Rimantadin wären andere antiviral wirksame Substanzen als Alternativen für die Chemotherapie und -prophylaxe der Influenza interessant.

Die begrenzte Schutzwirkung der derzeit verfügbaren Impfstoffe gegen Pferdeinfluenza und vor allem die durch die Variation der Pferdeinfluenzaviren bedingten Schwierigkeiten bei der Anpassung der Impfstoffe an die Drift lassen die Anwendung antiviral wirksamer Substanzen für die Prophylaxe oder Therapie der Pferdeinfluenza interessant erscheinen. Der Anwendung von Amantadin steht in der Veterinärmedizin entgegen, daß eine virologische oder serologische Diagnose der Pferdeinfluenza in der Regel nicht angefordert wird. Wenn sie eingeleitet wurde, stand die Diagnose erst zur Verfügung, wenn die Influenza in dem betroffenen Bestand bereits wieder erloschen war. Die diagnostische Information konnte dem Tierarzt deshalb keine Hilfe bei der Therapieentscheidung sein.

Seitdem es einfach durchzuführende und verläßliche Antigennachweissysteme (s. u. „Diagnostik") für eine Schnelldiagnostik der Influenza A gibt, kann der Tierarzt bereits im Stall feststellen, ob es sich bei einer respiratorischen Infektion um eine Influenza handelt. Dies könnte dem Gedanken an eine Chemotherapie der Influenza erneuten Auftrieb geben. Ebenso interessant wäre die prophylaktische Anwendung von Amantadin oder Rimantadin, wenn ein Influenzaausbruch zu erwarten ist (Infektionen in der Nachbarschaft), der Bestand nicht ausreichend immunisiert ist und die Schutzimpfung nicht mehr rechtzeitig durchgeführt werden kann. Da der volle Impfschutz erst 14 Tage nach Impfung eintritt, könnte die Impfung in einer bereits laufenden Epizootie zu spät kommen. Eine Infektion könnte erfolgen, bevor der Impfschutz voll ausgebildet ist.

Die Anwendbarkeit von Amantadin und Rimantadin wird durch mehrere Nachteile beeinträchtigt. Dazu gehört die Beschränkung der Wirksamkeit auf Influenza-A-Viren, die im Falle der Pferdeinfluenza jedoch keine Rolle spielt, und auch bei Pferden die Entstehung von zentralnervösen Nebenwirkungen und die Entstehung resistenter Viruspopulationen.

In der Produktinformation eines Herstellers von Amantadin wird mitgeteilt, daß Nebenwirkungen beim Menschen sehr selten seien und meist nur zu Beginn der Therapie beobachtet wurden. Wenn Nebenwirkungen unter Amantadin auftreten, sind sie meist mild und nur vorübergehend zu beobachten. Beim Menschen handelt es sich um Kopfschmerzen, Nervosität, Übererregbarkeit, Schlaflosigkeit, Ataxie, Benommenheit, Schwindel oder Depressionen. Hinzu kommen Mundtrockenheit und gastrointestinale Beschwerden. Beim Pferd beobachteten Rees et al. (1997) nach 10 mg/kg Amantadin i. v. keine und nach 20 mg/kg vorübergehende milde ZNS-Erscheinungen bei 3 von 6 Pferden, die nach 30–60 Minuten verschwanden. Dabei handelte es sich um Strauchen, inkonsistente Stellung der Gliedmaßen, Nachziehen der hinteren Hufe und Schwäche der tiefen Rückenmuskeln. Einzelne intravenöse Gaben von 15 mg/kg Amantadin verursachten keine Nebenwirkungen.

Schon sehr früh in der Anwendung von Amantadin und Rimantadin gegen Influenza wurde auf die Entstehung resistenter Varianten der Influenza-A-Viren beim Menschen hingewiesen (Monto und Arden, 1992). Die Entstehung resistenter Mutanten erfolgte in vitro sehr schnell (Monto und Arden, 1992; Belshe et al., 1988; Douglas, 1990; Bean et al., 1989). In eigenen Untersuchungen konnten wir bereits nach drei Passagen von Pferdeinfluenzaviren im Allantois-on-Shell-System in Gegenwart von Amantadin resistente Varianten nachweisen. Die Resistenz ging auch nach sieben weiteren Passagen ohne Amantadin nicht verloren.

Auch in vivo sind immer wieder resistente Influenza-A-Viren beobachtet worden. Douglas (1990) beobachtete bei Vögeln mit aviärer Influenza unter Amantadin-Therapie die schnelle Entwicklung resistenter Stämme, die sich als genetisch stabil und virulent erwiesen. Sie konnten gegen empfindliche Wildtypviren konkurrieren und hatten in Anwesenheit des Wirkstoffes einen deutlichen Wettbewerbsvorteil. Ähnliche Beobachtungen machten Bean et al. (1989). Hayden et al. (1992) isolierten nach experimenteller Infektion von Vögeln und Therapie mit hohen Dosen von Amantadin und Rimantadin schon vom zweiten Tag an resistente Virusstämme. Resistenz entsteht auch bei prophylaktischer Anwendung von Amantadin. So isolierten Belshe et al. (1989) in einer Familie, die nach dem ersten Krankheitsfall prophylaktisch mit Amantadin behandelt worden war, aus einem Familienmitglied einen resistenten Stamm, der auf weitere zwei Familienmitglieder übertragen wurde.

Die Mechanismen der Resistenzentwicklung bei Influenza-A-Viren gegen Amantadin/Rimantadin wurden mehrfach untersucht. Dabei zeigte sich, daß die Resistenz mit Punktmutationen in dem für das M2-Protein kodierende RNS-Segment assoziiert ist. Sie führt zum Austausch einer einzelnen Aminosäure im Transmembran-Bereich. Es wird angenommen, daß beide Substanzen die Funktion des M2-Proteins als Ionenkanal blockieren (Douglas, 1990; Monto und Arden, 1992; Belshe et al., 1989; Hay et al., 1985; Belshe et al., 1988).

Angesichts der beschriebenen Einschränkungen in der Anwendbarkeit von Amantadin und Rimantadin wären andere antiviral wirksame Substanzen als Alternativen für die Chemotherapie und -prophylaxe der Influenza interessant.

Als weiterführende Literatur zum Wirkungsmechanismus von Amantadin und Rimantadin werden die Übersichtsarbeiten von Hay (1989 und 1998) empfohlen.

9.3 Andere Virustatika

9.3.1 Ribavirin

Ein weiteres Virustatikum gegen Influenzaviren ist das Ribavirin. Es ist ein synthetisches Nukleosid-Analogon, das die Replikation von RNS- und DNS-Viren hemmt. Dazu gehören auch Influenza-A- und -B-Viren (Sidwell et al., 1972). Mäuse und Frettchen wurden durch Ribavirin vor einer tödlichen Infektion mit Influenzaviren geschützt (Schofield et al., 1976). In Zellkulturen konnte ebenfalls eine Hemmung der Virusvermehrung gezeigt werden, wenn die Substanz nicht später als eine Stunde nach Infektion zugesetzt wurde (Oxford, 1975). Der Wirkungsmechanismus ist nicht ganz klar, vermutlich handelt es sich um die Hemmung der RNS-Synthese. Über die Anwendung von Ribavirin gegen Influenza beim Menschen liegen nur wenige Erfahrungen vor. Im Jahre 1989 berichteten Ray et al. (1989) über die Behandlung von Patienten mit Myocarditis im Zusammenhang mit erwiesenen Influenza-A- und -B-Infektionen. Der Erfolg der Behandlung war zweifelhaft.

Beim Pferd ist Rimantadin bisher vermutlich nicht angewandt worden und wohl angesichts der Erfahrungen beim Menschen auch nicht zu empfehlen.

9.3.2 Neuraminidasehemmer

Als neuere Entwicklungen können Neuraminidase-Inhibitoren angesehen werden. Sie wurden vor mehr als 20 Jahren erstmals beschrieben. Die

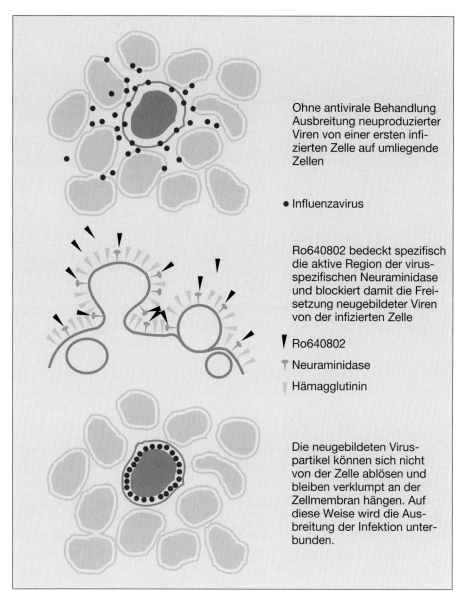

Abb. 33. Wirkungsmechanismus der Neuraminidasehemmer, schematisch (Nachdruck mit freundlicher Genehmigung Hoffmann-La Roche AG)

Entwicklung von Sialinsäure-Analoga für die Hemmung der viruseigenen Neuraminidase-Aktivität ist ein gutes Beispiel für ein modernes rationelles Arzneimitteldesign. Das erste Analogon, die 2-Deoxy-2,3-dehydroxy-N-Acetyl-Neuraminsäure (DANA oder Neu5Acen) wurde im Jahre 1969 entwickelt. Diese Substanz paßte genau in die dreidimensionale Struktur der Neuraminidase-aktiven Stelle des Oberflächenantigens. Sie reagierte genau mit der konservierten Position am Neuraminidase-Antigen und hemmte damit die Enzymaktivität. Jedoch war sie nicht selektiv gegen die

Neuraminidase der Influenzaviren wirksam, sondern reagierte auch mit anderen Neuraminidasen. Mit der Hemmung der Neuraminidase von Influenzaviren behindern sie die Freisetzung neugebildeter Viruspartikel und die Verbreitung der Infektion. Die Verringerung der Virusausbeute im infizierten Organismus könnte es dem Immunsystem erleichtern, die Virusinfektion zu eliminieren oder die Entwicklung einer Erkrankung zu verhindern (Abb. 33). In den frühen siebziger Jahren wurde gezeigt, daß Analoga der Sialinsäure in Zellkulturen die Vermehrung von Influenzaviren hemmen können, aber in vivo keine Hemmwirkung besaßen. Die Prototypsubstanz Neu5Ac2en wurde nachfolgend modifiziert. Die neue Substanz 4-Guanidino-Neu-5Ac2en (GG 167 oder Zanamivir) erwies sich in vitro als selektiver Hemmer einer Vielzahl von Influenza-A- und -B-Viren. In Tiermodellen war Zanamivir sowohl bei intranasaler Verabreichung als auch im Aerosol wirksam, wenn es vor und kurz nach Infektion gegeben wurde. Im Herbst 1999 wurde Zanamivir zur Therapie der Influenza in Deutschland zugelassen.

Eine dritte Generation von Neuraminidasehemmern wurde entwickelt, um oral wirksame Präparate zu gewinnen. GS4104, ein Neu5Ac2en-Analogon, ist in seiner antiviralen Aktivität gegen Influenza-A- und -B-Viren in vitro dem Zanamivir ähnlich. In Tiermodellen war es bei oraler Verabreichung wirksam. Bei Menschen wurde eine orale Gabe zweimal am Tag gut toleriert. Prophylaktisch war die Substanz in der Lage, in 82 % der Probanden Infektionen zu verhindern und in 95 % der Probanden verhinderte sie eine fieberhafte Erkrankung. Durch prophylaktische und frühe therapeutische Anwendung konnten bei experimenteller Influenza A und B auch Mittelohrkomplikationen verhindert werden. Die Dauer der Influenzasymptome nach experimenteller Infektion wurde bei Erkrankten um einen Tag verkürzt. In Feldversuchen wurde eine Verkürzung der Krankheitsdauer um drei Tage erreicht, wenn die Behandlung frühzeitig nach Beginn der Influenza begann.

Erfahrungen der ersten praktischen Anwendung von Zanamivir von Mai bis August 1999 in Australien zeigten ebenso eine über die Ergebnisse der Studien hinausgehende Wirksamkeit wie eigene Beobachtungen im Winter 1999 (Vogel und Lange, 1999a, b).

Nach diesen Ergebnissen kann man die Neuraminidasehemmer als aussichtsreiche zukünftige Kandidaten für die Chemoprophylaxe und frühe Chemotherapie der Influenza beider beim Menschen relevanten Typen betrachten. Ein besonderer Vorteil der Neuraminidasehemmer kann darin gesehen werden, daß sie im Gegensatz zu anderen Virustatika nicht in den Stoffwechsel der Zellen eingreifen, sondern außerhalb der virusinfizierten Zellen wirksam werden. Ihre hohe Spezifität für Neuraminidasen der Influenzaviren sorgt dafür, daß sie andere Neuraminidase-haltige Strukturen der Zelloberflächen und im Schleim der Atemwege nicht hemmen.

Tab. 28. Vorteile der Neuraminidasehemmer gegenüber Amantadin

Kriterium	Zanamivir	GS 4104	Amantadin
Oral wirksam	Nicht bekannt	Ja	Ja
Als Inhalation wirksam	Ja	Nein	Nein
Hemmung von Influenza-A-Viren	Ja	Ja	Ja
Hemmung von Influenza-B-Viren	Ja	Ja	Nein
Nebenwirkungen	Minimal	Minimal	z. T. erheblich
Resistenzentwicklung	Bisher nur in vitro	Bisher nur in vitro	Schnell
Prophylaxe	Verhinderung der Erkrankung, keine Virusausscheidung	Verhinderung der Erkrankung, keine Virusausscheidung	Verhinderung der Erkrankung, keine oder geringe Virusausscheidung
Therapie	Abmilderung der Symptome, Verkürzung der Krankheitsdauer, Verkürzung und Verringerung der Virusausscheidung, weniger Komplikationen und bakterielle Superinfektionen	Abmilderung der Symptome, Verkürzung der Krankheitsdauer, Verkürzung und Verringerung der Virusausscheidung, weniger Komplikationen und bakterielle Superinfektionen	Abmilderung der Symptome, Verkürzung der Krankheitsdauer, Verkürzung und Verringerung der Virusausscheidung, weniger Komplikationen und bakterielle Superinfektionen

Ein weiterer Vorteil ist die offensichtlich geringere Tendenz zur Resistenzentwicklung im Vergleich zu Amantadin/Rimantadin. Die Einheitlichkeit der Position der Enzymaktivität an der Neuraminidase bei unterschiedlichen Influenza-A- und -B-Viren und ihren Varianten unterstreicht die Bedeutung dieser dreidimensionalen Struktur für die Enzymfunktion. Sie läßt erwarten, daß die Entwicklung resistenter Virusstämme verhindert werden kann, weil die Veränderung der Struktur an dieser Stelle die Lebensfähigkeit des Virus verringern könnte. Wieweit ein Neuraminidasehemmer auch für Pferde interessant sein könnte, müssen spätere Untersuchungen zeigen.

Die wichtigsten Vorteile der Neuraminidasehemmer der dritten Generation sind in Tabelle 28 zusammengestellt. Die Formeln sind in Abbildung 34 wiedergegeben.

Erste praktische Erfahrungen beim Menschen (Vogel und Lange, 1999 a, b) zeigen, daß bei frühzeitiger Anwendung die Neuraminidasehemmer die Entwicklung der Influenza kupieren. Innerhalb von sechs Stunden nach der ersten Dosis war bereits eine Besserung im klinischen Befund zu bemerken. Man sollte sich jedoch nicht der Illusion hingeben, daß entsprechend schnell eine körperliche Belastung möglich ist. Die Patienten

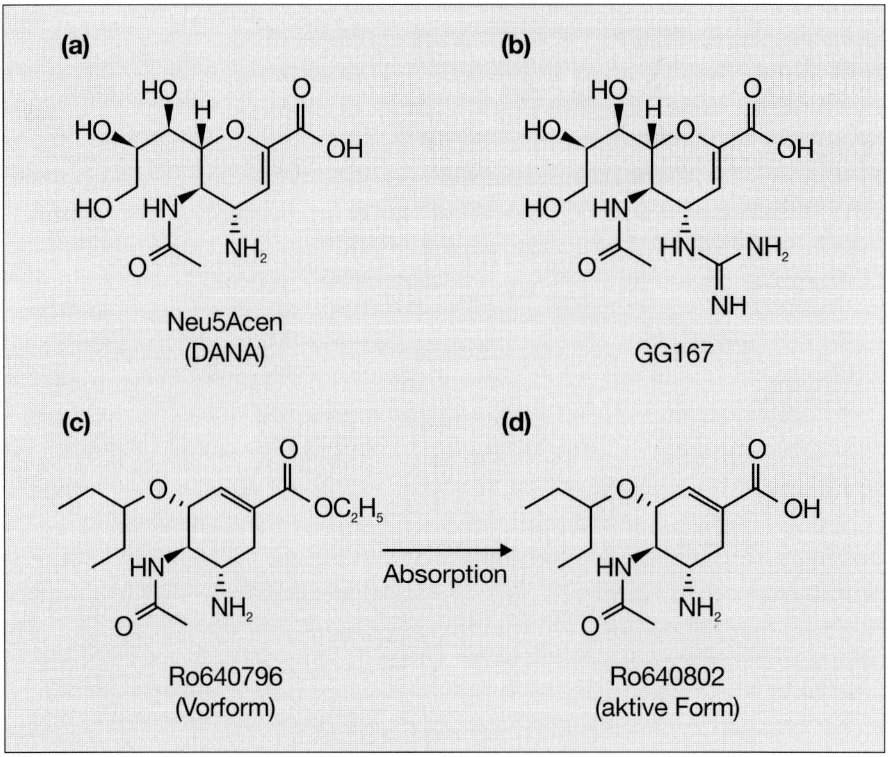

Abb. 34a–d. Formeln der aktuellen Neuraminidasehemmer

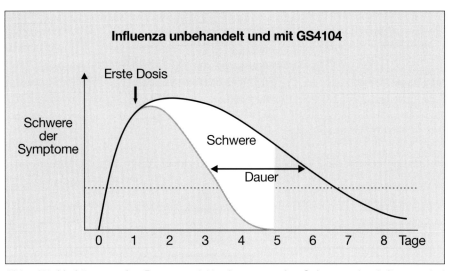

Abb. 35. Verkürzung der Dauer und Verringerung der Schwere der Influenza bei Behandlung mit Neuraminidasehemmern (Daten aus Feldversuchen beim Menschen)

benötigen ebenso wie unbehandelte Influenzapatienten Schonung – allerdings über einen deutlich kürzeren Zeitraum. Der Einfluß der Chemotherapie mit Neuraminidasehemmern auf Dauer und Schwere der Influenza des Menschen wird in Abbildung 35 gezeigt.

Für eine vertiefende Beschäftigung mit dem Thema werden folgende Übersichtsarbeiten und Bücher empfohlen: Calfee and Hayden (1998), Nicholson et al. (1998).

10 Überwachung der Pferdeinfluenza

Die Pferdeinfluenza stellt hohe Anforderungen an praktische Tierärzte und Behörden. Wie in diesem Buch mehrfach begründet, ist kaum zu erwarten, daß durch Schutzimpfung oder antivirale Chemotherapie allein die Pferdeinfluenza ausgerottet werden kann. Jedoch könnte die Kombination von schneller Diagnostik, funktionierender Überwachung, sachgerechter klinischer Begleitung und Therapie sowie wirksamen Quarantänemaßnahmen in Verbindung mit regelrecht angewandter Schutzimpfung und Chemotherapie die epidemiologische Bedeutung der Influenza verringern. Dies würde gleichzeitig die Schwere der klinischen Verläufe der Influenza verringern.

Die Überwachung der Influenza hat zwei Dimensionen, eine nationale und eine internationale. Beide sind nur im Zusammenhang zu betrachten und zu betreiben. Daß eine Überwachung der Pferdeinfluenza erfolgversprechend wäre, ergibt sich aus der Natur der Influenza. Die Influenza ist trotz Schutzimpfung immer noch die wichtigste Atemwegserkrankung der Pferde. Fortlaufende Variationen der Viren des Subtyps A/Equi 2 haben die Wirksamkeit der verfügbaren Impfstoffe erheblich beeinträchtigt, weil diese Antigene von Virusstämmen enthalten, die vor mehreren Jahrzehnten isoliert wurden. Um die Impfstoffe besser an die Drift der Influenzaviren anpassen zu können, ist eine möglichst lückenlose Überwachung besonders der Drift der Equi-2-Viren erforderlich. Eine kritische Betrachtung der Verhältnisse in unserem Lande zeigt, daß es nach Einstellung unserer Berliner Arbeit zur Pferdeinfluenza praktisch keine Aktivität mehr gibt, die dem Anspruch einer Überwachungstätigkeit auch nur annähernd nahekäme. Aus den häufigen Anfragen aus der Tierärzteschaft ist zu entnehmen, daß es in Deutschland nicht einmal ein Laboratorium gibt, das die Virusisolierung oder Antikörpernachweise durchführen könnte – jedenfalls nicht ohne Kosten für den einsendenden Tierarzt. Eine der wichtigsten Ursachen der deutschen Misere ist vermutlich die Kostenfrage. Tierbesitzer sind nur in Ausnahmefällen gewillt, Kosten für eine Untersuchung zu tragen, die für die Gesundheit ihres Tieres ohne Bedeutung ist. Der Tierarzt kann die Kosten aus den Honoraren ebenfalls nicht decken, wenn seine Arbeit wirtschaftlich tragbar sein soll.

Staatliche Laboratorien sind seit mehr als einem Jahrzehnt gehalten, kostendeckend zu arbeiten, d. h., für Untersuchungen Gebühren zu erheben, auch wenn sie der Überwachung dienen. Daß der Staat dadurch auf

Einflußmöglichkeiten verzichtet, ist wahrscheinlich bei Einführung der Pflicht zur kostendeckenden Arbeit in Kauf genommen worden.

Daher kommt den Referenzlaboratorien eine besondere Bedeutung zu. Sie müssen die Lücke schließen, die der weitgehende Ausfall der staatlichen Untersuchungslaboratorien reißt. Die wichtigsten Aufgaben der Referenzlaboratorien sind
– die Isolierung von Influenzaviren,
– die Charakterisierung der Antigenstruktur neuer Virusisolate im Vergleich mit bekannten Referenzstämmen,
– die Prüfung der Aminosäure- und Nukleotidsequenzen des Hämagglutinins bzw. des Hämagglutiningens neuer Isolate,
– die Beurteilung der Aktivität und des Bedrohungspotentials der umlaufenden Influenzaviren,
– die Beratung von Impfstoffherstellern und Zulassungsbehörde in bezug auf die Zusammensetzung der Impfstoffe,
– die Überwachung der Immunitätslage.
Die Referenzlaboratorien können diese Aufgaben nicht erfüllen, wenn sie von praktischen Tierärzten weder Informationen noch Untersuchungsmaterialien zur Virusanzüchtung erhalten.

So bleibt nur ein Ausweg: der Zusammenschluß von Interessengruppen ähnlich der Arbeitsgemeinschaft Influenza (AGI), um Untersuchungen mit dem Ziel der Überwachung der Pferdeinfluenza zu finanzieren und Forschung zur Verbesserung der Influenzabekämpfung möglich zu machen. Die Tierärzteschaft wäre sicher bereit, diese Arbeit durch Fallmeldungen und Materialentnahmen zu fördern, wenn die Kostenfrage geklärt ist.

Tatsächlich entspricht bei uns die heute übliche Überwachung nicht diesen Ansprüchen, wenn man überhaupt von einer Überwachung sprechen kann. Es entgeht der Aufmerksamkeit, daß eine neue Variante aufgetreten ist. Daher werden Neuformulierungen der Impfstoffe nicht für erforderlich gehalten. In anderen Ländern ist die Situation teilweise ähnlich. Insgesamt ist die Zahl der weltweit gewonnenen Virusisolate sehr gering. Nur ein kleiner Teil dieser Isolate wird zur weiteren Charakterisierung einem der OIE-Referenzlaboratorien zur Verfügung gestellt, obwohl zumindest die Referenzlaboratorien in den USA und in Großbritannien an die Tierärzte appellieren, nasopharyngeale Abstriche und Serumproben von erkrankten Pferden an regionale diagnostische Laboratorien oder direkt an die Referenzlaboratorien einzusenden. Die regionalen diagnostischen Laboratorien werden dringend gebeten, als virushaltig erkannte Abstriche oder frisch isolierte Virusstämme zusammen mit relevanten epidemiologischen Informationen an die Referenzlaboratorien weiterzugeben. Es besteht kein Datenaustausch zwischen Laboratorien und Referenzzentren. Viele Untersuchungsergebnisse bleiben unbekannt. Hinzu kommt, daß die in verschiedenen Laboratorien durchgeführten Untersuchungen teilweise nicht standardisiert sind. Es fehlen sowohl Übereinkünfte über Standardmethoden als auch die Qualitätsprüfung der Untersuchungen anhand von Standardreagenzien. Die Ergebnisse sind deshalb nur schwer oder überhaupt nicht zu vergleichen. Berichte über das Auftreten oder das Fehlen von Antigenvarianten sowie Berichte über angebliche Infektionen mit dem alten Prototyp des Subtyps A/Equi 2 (A/Equi 2/Miami/63) müssen deshalb mit Vorsicht zur Kenntnis genommen werden. Aus diesen Gründen ist es schwierig, eine Einigung der Experten auf international abgestimmte Empfehlungen für die Zusammensetzung der Impfstoffe gegen Pferdeinfluenza und deren richtige Anwendung zu erreichen. Schließlich werden heute noch für die Zulassung der Impfstoffe unterschiedliche Kriterien und Verfahren für die Antigengehaltsbestimmung angewandt.

Die vom OIE-Referenzlaboratorium des Animal Health Trust in Newmarket (Großbritannien) getragenen Anstrengungen zur Verbesserung der Überwachung der Pferdeinfluenza haben in den vergangenen Jahren in anderen Ländern zu gewissen Fortschritten geführt. Vor allem stehen dank der Mitarbeit mehrerer Länder inzwischen bessere Informationen über die Zirkulation von Influenzaviren und das Auftreten von Epizootien bei Pferden zur Verfügung (Mumford and Wood, 1993). Die Fortschritte könnten größer sein, wenn sich noch mehr Länder beteiligten und wenn man sich endlich auf eine Standardisierung der Untersuchungsverfahren einigen könnte.

In Deutschland gibt es nach Abschluß der oben geschilderten Berliner Untersuchungen weder Anstrengungen zur Isolierung von Virusstämmen, die die Voraussetzung für die antigenetische und genetische Charakterisierung der umlaufenden Virusstämme wäre, noch eine serologische Diagnostik oder gar eine Kontrolle der Populationsimmunität. Ohne derartige Daten ist es nahezu unmöglich, erfolgversprechende Bekämpfungsmaßnahmen zu ergreifen. Eine Aktualisierung der Impfstoffzusammensetzung entsprechend den Antigenvariationen der Equi-2-Viren, wie wir sie seit Jahren fordern, kann aufgrund der deutschen Verhältnisse nicht erfolgen. Leider nutzt man aber auch nicht die aus unseren Nachbarländern zur Verfügung stehenden Informationen für diese Anpassung der Impfstoffe.

Eine Verbesserung der Situation wäre dringend geboten. Vor allem wäre ein nationales System der Influenzaüberwachung bei Pferden mit einem Referenzlaboratorium und kompetenten Veterinäruntersuchungsämtern notwendig, die mit interessierten Tierärzten und Pferdekliniken zusammenarbeiten und in engem Daten- und Materialaustausch mit internationalen Stellen stehen. Hätte man in der Vergangenheit die Pferdeinfluenza gemäß den Regeln überwacht, hätte man bemerkt, daß sich die Situation in Deutschland, wie nicht anders zu erwarten, ähnlich verhält wie in Schweden, Frankreich, Großbritannien, Italien oder den USA.

In Anbetracht der erfolgreichen Arbeit des Sentinelsystems der Arbeitsgemeinschaft für Influenza auf dem Gebiet der Influenzaüberwachung des Menschen drängt sich der Vorschlag auf, für die Influenza der Pferde ein ähnliches System zu schaffen. Um zu verdeutlichen, was gemeint ist, muß das AGI-Sentinelsystem nachfolgend kurz beschrieben werden.

Im Herbst 1992 wurde mit finanzieller Unterstützung der Impfstoffhersteller, die sich zu einem Sponsorenkreis zusammengeschlossen hatten, die Arbeitsgemeinschaft Influenza (AGI) gegründet. Sie baute in der Folgezeit ein Sentinelsystem zur Überwachung der Influenza des Menschen auf. Heute sind an dem System 600 primärversorgende pädiatrische, allgemeinmedizinische und internistische Praxen beteiligt. Die Mitarbeit der Ärzte ist unentgeltlich und freiwillig. Die durch die Mitarbeit entstehenden Kosten werden von der AGI gedeckt (Porto, Telefon etc.). Die Arbeit der AGI wird von einem wissenschaftlichen Beirat unterstützt, dem Epidemiologen, Mikrobiologen, Virologen, niedergelassene Ärzte (Pädiater, Allgemeinmediziner), Vertreter der beiden nationalen Referenzzentren, von Verbänden und des Öffentlichen Gesundheitswesens angehören.

In den Meldepraxen wird das Auftreten von akuten respiratorischen Erkrankungen (akute Pharyngitis, akute Bronchitis, Pneumonie mit und ohne Fieber) in fünf Altersgruppen registriert. Als Bezugsgröße dient die Anzahl der Praxiskontakte insgesamt. Als Indikator für die Schwere der Erkrankungen werden zusätzlich „Arbeitsunfähigkeiten" bzw. bei Nichtberufstätigen häusliche Pflege erfordernde Erkrankungen, Hospitalisierungen und Todesfälle infolge akuter respiratorischer Erkrankungen (ARE) registriert. Die Beobachtungen werden wöchentlich übermittelt. Ein Teil der Beobachtungspraxen entnimmt regelmäßig Abstriche und sendet sie an virologische Institute. Zusätzlich werden bei verdächtigen Ausbrüchen in Sentinelpraxen Laboruntersuchungen koordiniert. Die gewonnen Virusisolate werden in den Nationalen Referenzzentren feintypisiert.

Die Daten der Sentinelpraxen, die Isolierungsergebnisse und andere Beobachtungen werden bei der AGI gesammelt, ausgewertet und aufbereitet. Die wöchentlichen Meldungen werden den beteiligten Meldepraxen, den kooperierenden Instituten, dem öffentlichen Gesundheitsdienst, den Sponsoren, den Medien und der Öffentlichkeit zur Verfügung gestellt. Die Struktur der AGI ist in Abbildung 36 dargestellt.

Die bisherigen Erfahrungen zeigen, daß es möglich ist, beginnende Influenzaepidemien frühzeitig (bis fünf Wochen vor dem Maximum) zu erkennen. Das kann besonders unter dem Gesichtspunkt einer kurzfristigen Impfkampagne und der Chemoprophylaxe und -therapie von Bedeutung sein. Die durch das System gewonnenen epidemiologischen Daten dienen auch der Verstärkung des Problembewußtseins und der Akzeptanz von Impf- und Chemoprophylaxe und Therapie. Durch ver-

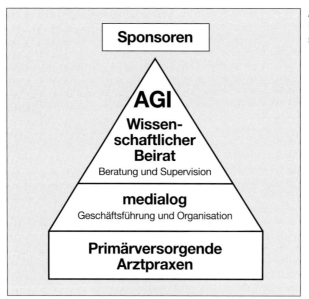

Abb. 36. Aufbau des Influenza-Überwachungssystems der AGI

stärkte Publikationstätigkeit und Öffentlichkeitsarbeit ist es zu einer Verbesserung des Wissensstandes und zu einer Zunahme der Durchimpfung in der Bevölkerung gekommen.

Ein ähnliches Überwachungssystem könnte auch bei der Pferdeinfluenza installiert werden. Allerdings müßte es nicht so groß dimensioniert sein wie das für die humane Influenza. Es würde ausreichen, wenn über das Land verteilt mehrere Praxen und Kliniken für Pferdekrankheiten, Rennbahnen betreuende Tierärzte, mehrere Laboratorien und eine Zentrale zur Sammlung und Auswertung der Daten zusammenarbeiten. Hinzu käme, daß das Referenzlabor für Pferdeinfluenza aktiv in das Netz eingeschaltet ist und die internationalen Verbindungen schafft und aufrechterhält. Die Finanzierung der Arbeit könnte durch einen Sponsorenkreis gesichert werden, an dem sich Impfstoffhersteller und Interessenverbände beteiligen. Es würde voraussetzen, daß Impfstoffhersteller sich zu einem Sponsorenkreis zusammenschließen und möglichst aus allen Bundesländern Tierärzte bereit sind, regelmäßig ihre Beobachtungen zur Pferdeinfluenza zu melden. Ferner wäre es erforderlich, einige Laboratorien zu gewinnen, die die Virusanzüchtung, die Feintypisierung von Virusisolaten und die serologischen Untersuchungen übernehmen. Es müßte eine Agentur gegründet werden, die die Informationen sammelt, analysiert und den beteiligten Parteien mitteilt.

11 Empfehlungen zur Bekämpfung der Pferdeinfluenza

Die bei uns und in anderen europäischen Ländern beobachteten regelmäßigen Ausbrüche der Pferdeinfluenza und die immer wieder dokumentierten Impfdurchbrüche sind sowohl auf die fortlaufende Antigendrift der Influenzaviren des Subtyps A/Equi 2 (H3N8) als auch auf die mangelhafte oder völlig fehlende Anpassung der Impfstoffe an diese Drift sowie auf Unsicherheiten in den empfohlenen Impfintervallen zurückzuführen. Ein wichtiger Grund für die bestehenden Schwierigkeiten ist die völlig unzureichende Überwachung der Pferdeinfluenza in Deutschland. Deshalb wird folgendes empfohlen:

1. Die Überwachung der Pferdeinfluenza muß auf nationaler und internationaler Ebene intensiviert werden.
2. Die Impfstoffe gegen Pferdeinfluenza sollten regelmäßig an die Drift der Equi-2-Viren angepaßt werden.
3. Internationale Empfehlungen zur Zusammensetzung der Impfstoffe gegen Pferdeinfluenza sollten regelmäßig überprüft und gegebenenfalls revidiert werden.
4. Die nationalen Zulassungsbehörden sollten diese Empfehlungen übernehmen.
5. In den Impfstoffen gegen Pferdeinfluenza sollte der Stamm A/Equi 2/Miami/63 durch einen aktuellen Stamm ersetzt werden.
6. Es sollte eine internationale Übereinkunft über die für die Überwachung zulässigen virologischen und serologischen Untersuchungsmethoden getroffen werden (Standardisierung). Dazu gehört auch ein Verbot der Benutzung anderer als postinfektioneller Frettchenseren für die Antigenanalyse neuer Isolate.
7. Solange die Impfstoffe nicht ausreichend an die Drift der Oberflächenantigene angepaßt sind, sollten die Impfintervalle nicht größer als sechs Monate sein. Von Überlegungen zu einer Verlängerung der Impfintervalle ist dringend abzuraten.
8. Vor internationalen Turnieren sollten alle teilnehmenden Pferde geimpft werden, unabhängig davon, ob sie zuvor regelmäßig geimpft wurden oder nicht.
9. Die Schutzimpfung sollte durch serologische Untersuchungen kontrolliert werden.
10. Die Möglichkeiten der Chemotherapie mit Amantadin/Rimantadin oder neuen Neuraminidasehemmern sollten intensiver erforscht werden.

Im Deutschen Tierärzteblatt 6/99 wurde auf S. 642 aus dem Arbeitskreis 11 (Pferde) berichtet: „Der Arbeitskreis 11 (Pferde) hat in seiner Sitzung am 11. März 1999 u. a. folgende Beschlüsse gefaßt:

Die Tierärztliche Vereinigung für Tierschutz (TVT; AK 11 „Pferde") bittet die Deutsche Reiterliche Vereinigung aus tierschutzfachlicher Sicht im Rahmen der Erarbeitung der Leistungsprüfungsordnung (LPO) 2000 geeignete Maßnahmen vorzusehen, die sicherstellen, daß alle an Leistungsprüfungen teilnehmenden Pferde und Pony einen effektiven Infektionsschutz gegen Influenza, equine Herpes-Viren und Tetanus besitzen. Die Einhaltung dieser Vorschrift sollte durch geeignete Kontrollmaßnahmen vor der Teilnahme an der Leistungsprüfung sichergestellt werden ..."

Wichtige Adressen

Bundesinstitut für Gesundheitlichen Verbraucherschutz
und Veterinärmedizin (BGVV)
Fachgebiet Virale Zoonosen
PD Dr. Jochen Süss
Diedersdorfer Weg, D-12277 Berlin

Institut für Medizinische Mikrobiologie,
Infektionskrankheiten und Epidemiologie
Veterinärmedizinische Fakultät
Universität München
Veterinärstraße 13, D-80539 München

Animal Health Trust
Leiterin: Dr. J. A. Mumford
P. O. Box 5, Newmarket Suffolk CB8 7 DM
Tel. 638–66 1111

Department of Veterinary Science
Equine Research Center
Leiter: Dr. T. M. Chambers
University of Kentucky
108 Maxwell H. Gluck, Lexington, K.Y. 40546-0099
United States of America
Telefon: 606 259-4757

OIE Reference Laboratory for Influenza
Maxwell H. Gluck Equine Research Centre
University of Kentucky
Dr. T. Chambers
Lexington, Kentucky 40546-0099, USA

12 Literatur

Ada, G.L., Jones, P.D.: The immune response to influenza infection. Curr.Top.Microbiol. Immunol. 128 (1986), 1–54
Adeyefa, C.A.O., McCauley, J.W.: Outbreak of equine influenza in polo horses in Ibadan, Nigeria: virus isolation, clinical manifestation and diagnosis. Vet.Rec. 134 (1994), 683–684
Alexander, D.J., Allan, W.H., Sillars, T.: Isolation of myxoviruses from dead birds arriving at Heathrow Airport. J.Hyg. 79 (1977), 243–247
Alexander, D.J.: Ecological aspects of influenza A viruses in animals and their relationship to human influenza: a review. J.Roy.Soc.Med. 75 (1982), 799–811
Alstad, A.D., Sahu, S.P., Pedersen, D.D., Saari, D.A., Kawaoka, Y., Webster, R.G.: Pathogenic studies and antigenic and sequence comparisons of A/equine/Alaska/1/91 (H3N8) influenza virus. J.Vet.Diagn. Invest. 5 (1993), 8–11
Alving, C.R.: Liposomes as carriers of antigens and adjuvants. J.Immunol. Meth. 140 (1991), 1–13
Aoki, F.Y.: Amantadine and rimantadine. In: Nicholson, K.G., Webster, R.G., Hay, A.J. (Eds.): Textbook of Influenza. 1998: Blackwell Science, S. 457–476
Babiuk, L.A., Lawman, M.J.P., and Bielefeldt Ohmann, H.: Viral-bacterial synergistic interaction in respiratory disease. In: Advances in Virus Research. Vol 35 (1988), 219–249
Bachmann, P.A., Härtl, G., Thein, P., Bibrack, B., Mayr, A.: Über das Vorkommen und die Verbreitung von Virusarten beim Pferd in der Bundesrepublik Deutschland, die bei respiratorischen Erkrankungen mitbeteiligt sein können. Zentralbl. Veterinärmed. (B) 19 (1972), 801–813
Balkwill, F.R.: Peptide Regulatory Factors: Interferons. Lancet, May 13, 1989, 1060–1065
Bean, W.J., Threlkeld, S.C., Webster, R.G.: Biologic potential of amantadine-resistant influenza A virus in an avian model. J.Infect.Dis. 159 (1989), 1050–1056
Belshe, R.B., Smith, M.H., Hall, C.B., Betts, R., Hay, A.J.: Genetic basis of resistance to rimantadine emerging during treatment of influenza virus infection. J. Virol. 62 (1988), 1508–1512
Belshe, R.B., Burk, B., Newman, F., Cerruti, R.L., Sim, I.S.: Resistance of influenza A virus to amantadine and rimantadine: results of one decade of surveillance. J.Infect.Dis. 159 (1989), 430–435
Benmansour, A., Benelmouffok, A., Bouguermouh, A.: Epizootie de grippe équine due à un nouveau variant des Myxovirus équins du sour-type 2. I. Etiologie. Arch.Inst.Pasteur d'Algerie 52 (1977), 105–110
Berg, M., Desselberger, U., Abusugra, I.A., Klingeborn, B., Linné, T.: Genetic Drift of Equine 2 Influenza A Virus (H3N8). Vet.Microbiol. 22 (1990), 225–236
Beveridge, W.I.B.: Influenza – The Last Great Plague. 1977: Heinemann, London
Binns, M.M., Daly, J.M., Chirnside, E.D., Mumford, J.A., Wood, J.M., Richards, C.M., Daniels, R.S.: Genetic and antigenetic analysis of an equine influenza H3 isolate from the 1989 epidemic. Arch.Virol. 130 (1993), 33–43
Blaskovic, D., Kapitancik, B., Sabo, A., Styk, B., Vrtiak, O., Kaplan, M.: Experimental Infection of horses with A-equi 2/Miami/63 and human A2/Hong Kong/1/68 influenza Viruses 1. The course of infection and virus recovery. Acta Virol. 13 (1969), 499–506
Böhm, H.O.: Sammelreferat: Die Pferdeinfluenza. Dtsch.Tierärztl. Wschr. 72 (1965), 512–514
Böhm, H.O., Zeller, R.: Isolierung eines Influenzavirus in Deutschland beim seuchenhaften Husten der Pferde. Berl.Münch.Tierärztl.Wschr. 79 (1966), 201–205
Borecki, A., Masihi, K.N.: Immunomodulatory effects of influenza subunit vaccine

adjuvantized with Adamantylamide Dipeptide (AdDP) or its constituent components. In: Masihi, K.N., Lange, W. (Eds.): Immunotherapeutic Prospects of Infectious Diseases. 1990: Springer-Verlag Berlin-Heidelberg-New York, S. 355–362

Braciale, T.J., Yap, K.L.: Role of viral infectivity in the induction of influenza virus-specific cytotoxic T cells. J.Exp.Med. 147 (1978), 1236–1252

Brown, I.H., Alexander, D.J., Chakraverty, P., Harris, P.A., Manvell, R.J.: Isolation of an influenza A virus of unusual subtype (H1N7) from pigs in England, and the subsequent experimental transmission from pig to pig. Vet.Microbiol. 39 (1994), 125–134

Bryans, J., Doll, E.R., Wilson, J.C., McCollum, W.H.: Immunization for equine Influenza. J.Amer.Vet.Med.Ass. 148 (1966), 413–417

Bryans, J.T., Zent, W.W., Grunert, R.R., Boughton, D.C.: 1-Adamantanamine Hydrochloride prophylaxis for experimentally induced A/equine 2 influenza virus Infection. Nature 212 (1966), 1542–1544

Bürki, F.: Die Verseuchung Westeuropas 1979 mit Influenza A/Equi 2. Impfschutz verschiedener Pferdebestände und Impfdirektiven für die Zukunft. Tierärztl. Praxis 9 (1981), 87–98

Bullough, P.A., Hughson, F.M., Skehel, J.J., Wiley, D.C.: Structure of influenza haemagglutinin at the pH of membrane fusion. Nature 371 (1994), 37–43

Buonagurio, A.D., Nakada, S., Parvin, J.D., Krystal, M., Palese, P., Fitch, W.M.: Evolution of human influenza A viruses over 50 years: rapid, uniform rate of change in NS gene. Science 232 (1986), 980–982

Burrows, R., Denyer, M.: Antigenic properties of some equine influenza viruses. Arch.Virol. 73 (1982), 15–24

Burrows, R., Goodridge, D., Denyer, M., Hutchings, G., Franke, C.J.: Equine Influenza infection in Great Britain 1979. Vet.Rec. 110 (1982), 494–497

Calfee, D.P., Hayden, F.G.: New approaches to influenza chemotherapy. Neuramidase inhibitors. Drugs 56 (1998), 537–553

Castrucci, M.R., Campitelli, L., Ruggieri, A., Barigazzi, G., Sidli, L., Daniels, R., Oxford, J.S., Donatelli, I.: Antigenic and sequence analysis of H3 influenza virus hemagglutinins from pigs in Italy. J.Gen.Virol. 75 (1994), 371–379

Chambers, T.M., Shortridge, K.F., Li, P.H., Powell, D.G., Watkins, K.L.: Rapid diagnosis of equine influenza by Directigen FLU-A enzyme immunoassay. Vet.Rec. 135 (1994), 275–279

Chambers, T.M., Holland, R.E. jr., Lai, A.C.K.: Equine influenza – Current Veterinary Perspectives, Part 1. Equine Practice 17 (1995a), 19–25

Chambers, T.M., Holland, R.E., Alexander, C.K.: Equine influenza – Current Veterinary Perspectives, Part 2. Equine Practice 17 (1995b), 26–30

Chomel, J.J., Simon-Lavoine, N., Thouvenot, D., Valette, M., Choay, J., Chedid, L., Aymard, M.: Prophylactic and therapeutic effects of murabutide in OF1 mice infected with influenza A/H3N2 (A/Texas/1/77) virus. J.Biol.Resp.Modif. 7 (1988), 581–586

Ciampor, F., Bayley, P.M., Nermut, M.V., Hirst, E.M.A., Sugrue, R.J., Hay, A.J.: Evidence that the amantadine-induced, M2-mediated conversion of influenza A virus hemagglutinin to the low pH conformation occurs in an acidic trans golgi compartment. Virology 188 (1992), 14–24

Claas, E.C., Kawaoka, Y., de Jong, J.C., Masurel, N., Webster, R.G.: Infection of children with avian-human reassortant influenza virus from pigs in Europe. Virology 204 (1994), 453–457

Claman, H.N.: The biology of the immune response. JAMA 258 (1987), 2834–2840

Colman, P.M.: Structure and Function of the Neuraminidase. In: Nicholson, K.G., Webster, R.G., Hay, A.J. (Eds.): Textbook of Influenza. 1998: Blackwell Science, 65–73

Cook, R.F., Sinclair, R., Mumford, J.A.: Detection of influenza nucleoprotein antigen in nasal secretions from horses infected with A/equine influenza (H3N8) virus. J.Virol.Meth. 20 (1988), 1–12

Coune, A.: Liposomes as drug delivery system in the treatment if infectious diseases. Potential applications and clinical experience. Infection 16 (1988), 141–147

Creighton, C.: A History of Epidemics in Britain. Vol. 2, Frank Cass, London, 1894

Daly, J.: Antigenic and Genetic Variation among Equine H3N8 Influenza A Viruses. Thesis, Newmarket, 1996

Daniels, R.S., Douglas, A.R., Skehel, J.J., Wiley, D.C.: Analysis of the antigenicity of influenza

hemagglutinin at the pH optimum for virus-mediated membrane fusion. J.gen.Virol. 64 (1983), 1657–1662
Davenport, F.M., Hennessy, A.V., Francis, T.: Epidemiologic and immunologic significance of age distribution of antibody to antigenic variants of influenza virus. J.Exp. Med. 98 (1953), 641–656
Davies, W.L., Gruner, R.R., Haff, R.F. et al.; Antiviral activity of 1-adamantanamine (amantadine). Science 144 (1964), 862–863
Davies, J.R., Gilli, E.A.: Natural or vaccine-induced antibody as a predictor of immunity in the face of natural challenge with influenza virus. Epidem.Infect. 102 (1989), 325–333
di Camugliano, G.N.(1933): The chronicles of a Florentine family. Zit. n. Stuart-Harris and Schild, 1976
Doms, R.W., Stegmann, T., Helenius, A.: Penetration of influenza virus into host cells. In: Notkins, A.L., Oldstone, M.B.A. (Eds.). Concepts in Viral Pathogenesis III. 1989: Springer-Verlag New York-Berlin-Heidelberg-London-Paris-Tokyo, S. 114–120
Donnelly, J.J., Friedman, A., Martinez, D., Montgomery, D.L., Shiver, J.W., Motzel, S.L., Ulmer, J.B., Liu, M.A.: Preclinical efficacy of a prototype DNA vaccine: Enhanced protection against antigenic drift in influenza virus. Nature Medicine 1 (1995), 583–587
Donnelly, J.J., Fu, T-M., Friedman, A., Caulfield, M.J., Ulmer, J.B., Liu, M.A.: Further Investigations on the potential utility of DNA vaccines for influenza. In: Brown, L.F., Hampson, A.W., Webster, R.G. (Eds.): Options for the Control of Influenza III. 1996: Elsevier Science B.V., S. 777–781
Donofrio, J.C., Coonrod, J.D., Chambers, T.M.: Diagnosis of equine influenza by the polymerase chain reaction J.Vet.Diagn.Invest. 6 (1994), 39–43
Douglas, R. jr.: Prophylaxis and treatment of influenza. New Engl. J.Med. 322 (1990), 443–450
Douglas, R.G.Jr.: Drug therapy. Prophylaxis and treatment of influenza. New. Engl.J.Med. 322 (1990), 443–450
Duff, K.C., Gilchrist, P.J., Saxena, A.M., Bradshaw, J.P.: Neutron diffraction reveals the site of amantadine blockade in the influenza A M2 ion channel. Virology 202 (1994), 287–293
Eggers, H.J.: Antivirale Chemotherapie. Dtsch.Ärzteblatt 88 (1991), 1882–1887
Fleischer, B.: Prinzipien T-zellvermittelter Immunreaktionen. Hyg.+ Med. 14 (1989), 120–122
Fontaine, M., Fontaine, M.P.: Recent progress in influenza virus research and outlook for the control of equine influenza. Proc. 3rd Internat.Conf. Equine Infect.Dis., Paris 1972. Karger Basel/München/ New York 1973: pp 487–502
Gerber, H.: Clinical features, sequelae and epidemiology of equine influenza. In: Bryans, J.T., Gerber, H. (eds.): Equine Infectious Diseases II. New York, Karger, 1969, pp. 63–890
Gerber, H.: Clinical features, sequelae and epidemiology of equine influenza. Proc. 2nd Internat. Conf. Equine Infect. Dis., Paris 1969. Karger Basel/München/New York 1970: pp 63–80
Gorman, O.T., Bean, W.J., Kawaoka, Y., Webster, R.G.: Evolution of the Nucleoprotein Gene of Influenza A Virus. J. Virol. 64 (1990), 1487–1497
Goto, H., Kawaoka, Y.: A novel mechanism for the acquisition of virulence by a human influenza A virus. Proc.Natl.Acad.Sci. USA 95 (1998), 10224–10228
Gross, D.K., Hinchcliff, K.W., French, P.S., Goclan, S.A., Lahmers, K.K., Lauderdale, M., Ellis, J.A., Haines, D.M., Slemons, R.D., Morley, P.S.: Effect of moderate exercise on the severity of clinical signs associated with influenza virus infection in horses. Equine Vet.J. 30 (1998), 489–497
Guo, Y.J., Wang, M., Zheng, S.L., Wang, P., Ji, W.J., Chen, Q.H.: Aetiologic study on an influenza-like epidemic in horses in China. Acta Virol. 35 (1991), 190–195
Guo, Y., Wang, M., Kawaoka, Y., Gorman, O., Ito, T., Saito, T., Webster, R.G.: Characterization of a new avian-like influenza A virus from horses in China. Virology 188 (1992), 245–255
Havenith, U.: Seroepidemiologische Untersuchungen zur Verbreitung von Influenza A-Virusinfektionen bei Mastschweinen im nördlichen Schleswig-Holstein. Vet.Med. Diss. FU Berlin 1993
Hay, A.J., Wolstenholme, A.J., Skehel, J.J., Smith, M.H.: The molecular basis of the specific anti-influenza action of amantadine. EMBO J. 4 (1985), 3021–3024

Hay, A.J.: The mechanism of action of amantadine and rimantadine against Influenza Viruses. In: Notkins, A.L. and Oldstone, M.B.A. (Eds.): Concepts in Viral Pathogenesis III. 1989: Springer-Verlag New York-Berlin-Heidelberg-London-Paris-Tokyo. S. 361–367

Hay, A.J.: Functional Properties of the Virus Ion Channels. In: Nicholson, K.G., Webster, R.G., Hay, A.J.: Textbook of Influenza. 1998: Blackwell Science. S. 74–81

Hayden, F.G., Couch, R.B.: Clinical and epidemiological importance of influenza A viruses resistant to amantadine and rimantadine. Med. Virol. 2 (1992), 89–96

Higgins, W.P., Gillespie, J.H., Holmes, D.F., Robson, D.S.: Surveys of equine influenza outbreak during 1983 and 1984. J.Equine Vet. 6 (1985), 15–19

Hinshaw, V.S., Naeve, C.W., Webster, R.G., Douglas, A., Skehel, J.J., Bryans, J.: Analysis of antigenic variation in equine 2 influenza A viruses. Bull.WHO 61 (1983), 153–158

Hinshaw, V.S., Olsen, C.W., Dybdahl-Sissoko, N., Evans, D.: Apoptosis: a mechanism of cell killing by influenza A and B viruses. J.Virol. 68 (1994), 3667–3673

Hinshaw, V.S., Olsen, C.W., McGregor, M., Callan, R., Wentworth, D.E., Neumann, V., Macklin, M., McCabe, D., Swain, W.: The role of pigs in influenza virus ecology. In: Brown, L.E., Hampson, A.W., Webster, R.G. (Eds): Options for the Control of Influenza III. 1996: Elsevier Science B.V., S. 525–528

Hirst, G.K.: The agglutination of red cells by allantoic fluid of chick embryos infected with influenza virus. Science 94 (1941), 22–23

Hirst, G.K.: The quantitative determination of influenza virus and antibodies by means of red cell agglutination. J.exp.Med. 75 (1942), 47–64

Ito, T., Kida, H., Kawaoka, Y.: Receptors of influenza A viruses: Implications for the role of pigs for the generation of pandemic human influenza viruses. In: Brown, L.E., Hampson, A.W., Webster, R.G. (Eds.). Options for the Control of Influenza III. 1996: Elsevier Science B.V., S. 516–519

Jaeschke, G., Lange, W.: Beobachtungen über Influenza-Epidemien bei Pferden in Berlin (West) 1983–1985. 1. Klinische und hämatologische Erhebungen. Dtsch.Tierärztl.Wschr. 94 (1987), 153–155

Jaeschke, G., Lange, W.: Beobachtungen bei equinen Influenza-Epidemien mit viraler Antigendrift in Berlin 1988–1993. Berl.Münch. Tierärztl.Wschr. 106 (1993), 119–123

Kabelitz, D.: Die Hierarchie der humoralen Immunantwort. Hyg.+Med. 14 (1989), 124–126

Kästner, S.B.R., Haines, D.M., Archer, J., Townsend, H.G.G.: Investigations on the Ability of clenbuterol hydrochloride to reduce clinical signs and inflammation associated with equine influenza A infection. Equine Vet.J. 31 (1999), 160–168

Kasel, J.A., Alford, R.H., Knight, V., Waddell, G.H., Sigel, M.M.: Experimental infection of human volunteers with equine influenza virus. Nature, London 206 (1965), 41

Kasel, J.A., Fulk, R.V., Harvey, E.W.: Susceptibility of Chincoteague ponies to antigenically dissimilar strains of human type A2 influenza virus. J.Immunol. 103 (1969), 369

Kawaoka, Y.: Difference in receptor specificity among influenza A viruses from different species. J.Vet.Med.Sci. 53 (1991), 357–358

Keller, H., und Jaeschke, G.: Klinik und Labordiagnostik viraler Infektionen der Atmungsorgane des Pferdes. Prakt.Tierarzt 65 (1984), 578–584

Kida, H., Shortridge, K.F., Webster, R.G.: Origin of the hemagglutinin of H3N2 Influenza viruses from pigs in China. Virology 162 (1988), 160–166

Kimoto, M., Kindler, V., Higaki, M., Ody, C., Izui, S., Vassali, P.: Recombinant IL-3 fails to stimulate T or B lymphopoiesis in vivo, but enhances immune response to T cell dependent antigens. J.Immunol. 140 (1988), 1889–1894

Klingeborn, B., Rockborn, C., Dinter, Z.: Significant antigenic drift within the influenza 2 subtype in Sweden. Vet.Rec. 106 (1980), 363–364

Kobe, C.: Klinische Untersuchungen und virologische Befunde bei sechs in Berlin aufgetretenen Infektionsausbrüchen der Pferdeinfluenza in den Jahren 1965–1969. Vet.Med.Diss. FU Berlin (1972)

Kono, Y., Ishikawa, K., Fukunaga, Y., Fujino, M.: The first outbreak of equine influenza in Japan. Nat.Inst.Anim.Hlth. Quart. 12 (1972), 182–187

Lambkin, R., Oxford, J.S.: Alternative Influenza Antiviral Agents. In: Nicholson, K.G., Webster, R.G., Hay, A.J. (Eds.): Textbook of Influenza. 1998: Blackwell Science. S. 488–505

Lange, W., Vagt, M., Masihi, K.N.: Influenza bei Schweinen – Verbreitung und Bedeutung für den Menschen. Bundesgesundhbl. 27 (1984), 265–271

Lange, W., Jaeschke, G.: Beobachtungen über die Influenza-Epidemien bei Pferden in Berlin (West) 1983–1985. 2. Virologische und serologische Erhebungen. Dtsch.Tierärztl.Wschr. 94 (1987), 157–160

Lange, W., Jaeschke, G., Masihi, K.N., Troschke, B., Kilb, K. und Zadow, I.: Influenza des Pferdes in Berlin 1988 und 1989. Tierärztl. Umschau 47 (1992), 7–16

Lange, W., Masihi, K.N.: Schutzimpfungen – immunologische Aspekte und zukünftige Entwicklungen. Bundesgesundheitsblatt 33 (1990), 213–218

Lange, W.: Schutzimpfung gegen Pferdeinfluenza – Versuch einer Argumentationshilfe. Prakt.Tierarzt 79 (1998), 216–228

Lehmann, K.: Pferdeinfluenza in Berlin. Beobachtungen während mehrerer Epidemien (1984–1994) und Vorschläge zur Verbesserung von Überwachung und Prophylaxe. Vet.Med.Diss., FU Berlin, 1997

Liu, I.K.M., Pascoe, D.R., Chang, L.W.S., ChungZee, Y.: Duration of maternally derived antibodies against equine influenza in newborn foals. Amer.J.Vet.Res. 46 (1985), 2078–2080

Liu, M.A., McClements, W.L., Friedman, A., Ulmer, J.B., Shiver, J.W., Donnelly, J.J.: Immunization of primates with DNA vaccines. In: Brown, L.E., Hampson, A.W., Webster, R.G. (eds.): Options for the Control of Influenza III. Elsevier Science BV (1996), 777–781

Luther, P., Adamczyk, B., Bergmann, K.-Ch.: Nachweis von Virus-Neuraminidase und Anti-Neuraminidase durch Lektine (Lektin-Neuraminidase-Test). Dtsch.Gesundh.-Wesen 34 (1979), 1858–1862

Luther, P., Klett, G.E., Weber, S., Pechmann, H., Bergmann, K.-Ch.: The lectin neuraminidase inhibition test: a new method for the detection of antibodies to neuraminidase. J.Biol.Stand. 11 (1983), 115–121

Madic, J., Martinovic, S., Naglic, T., Hajzig, D., Cvetnic, S.: Serological evidence for the presence of A equine-1 influenza virus in unvaccinated horses in Croatia. Vet.Rec. 138 (1996), 68

Masek, K., Seifert, J., Flegel, M., Krojidlo, M., Kolinski, J.: The immunomodulatory property of a novel synthetic compound adamantylamide dipeptide. Meth.Find.Exp.Clin.Pharmacol. 6 (1984), 667

Masihi, K.N., Brehmer, W., Lange, W., Ribi, E.: Effects of mycobacterial fractions and muramyl dipeptide on the resistance of mice to aerogenic influenza virus infection. Int.J.Immunopharmacol. 5 (1983), 403–410

Masihi, K.N., Lange, W., Müller, S.: Depression of Chemiluminescence Response in Mouse Spleen Cells by Infective and Inactivated Influenza Virus. Clin.Immunol.Immunpathol. 33 (1984), 23–30

Masihi, K.N., Lange, W., Rohde-Schulz, B., Chedid, L., Jolivet, M.: Depressed Chemiluminescence Response by Influenza Virus is Enhanced after Conjugation of Viral Subunits to Muramyl Dipeptide. Inf.Imm. 50 (1985), 146–151

Masihi, K.N., Özel, M., Lange, W., Azuma, I.: Lipophilic muramyl dipeptide-induced changes in electron microscopic morphology and phagocytic function of murine macrophages. J.Biol.Resp.Mod. 5 (1986a), 20–26

Masihi, K.N., Lange, W., Brehmer, W., Ribi, E.: Immunobiological activities of Nontoxic lipid A: enhancement of nonspecific resistance in combination with Trehalose dimycolate against viral infections and adjuvant effects. Int.J.Immunopharmakol. 8 (1986b), 339–345

Masiihi, K.N., Lange, W., Johnson, A.G., Ribi, E.: Enhancement of chemiluminescence and phagocytic activities by nontoxic and toxic forms of lipid A. J.Biol.Resp.Modif. 5 (1986c), 462–469

Masihi, K.N., Lange, W., Rohde-Schulz, B., Masek, K.: Antiviral activity of immunomodulator adamantylamide dipeptide. Immunotherapy III (1987), 89

Masihi, K.N., Lange, W., Schwenke, S., Gast, G., Huchshorn, P., Palache, A., Masek, K.: Effect of immunomodulator adamantylamide dipeptide on antibody response to influenza subunit vaccines and protection against aerosol influenza infection. Vaccine 8 (1990), 159–163

Mayr, A., Pette, J., Pape, J.: Untersuchungen über die 1965 bei Pferden beobachtete Hustenepidemie (Hoppegartener Husten) in der Bundesrepublik. Tierärztl. Umschau 61 (1966), 281–289

Mazanec, M.B., Huang, D.S.: Intracellular neutralization of influenza virus by IgA. In: Brown, L.E., Hampson, A.W., Webster, R.G. (Eds.). Options for the Control of Influenza III. 1996. Elsevier Science B.V. S. 250–255

Meyer-Wilmes, M.: Vergleichende Fibrinogenbestimmungen im Blut des Pferdes als ein Beitrag zur Feststellung entzündlicher Prozesse durch Labordiagnostische Untersuchungsverfahren. Vet.Med. Diss. FU Berlin 1989

Montgomery, D.L., Shiver, J.W., Leander, K.R., Perry, H.C., Friedman, A., Martinez, D., Ulmer, J.B., Donnelly, J.J., Liu, M.A.: Heterologous and homologous protection against influenza A by DNA vaccination: Optimization of DNA vectors. DNA Cell Biol. 12 (1993), 777–784

Monto, A.S., Arden, N.H.: Implications of viral resistance to Amantadine in control of influenza A. Clin.Infect.Dis. 15 (1992), 362–367

Morein, B., Lövgren, K., Höglund, S., Sundquist, B.: The ISCOM: an immunostimulating complex. Immunol.Today 8 (1987), 333–338

Morein, B.: The iscom antigen-presenting system. Nature 332 (1988), 287–288

Morley, P.S., Bogdan, J.R., Townsend, H.G., Haines, D.M.: Evaluation of Directigen Flu A assay for detection of influenza antigen in nasal secretions of horses. Equine Vet.J. 27 (1995), 131–134

Morley, P.S., Townsend, H.G.G., Bogdan, J.R., Haines, D.M.: Efficacy of a commercial vaccine for preventing disease caused by influenza virus infection in horses. JAVMA 215 (1999), 61–66

Mowat, A.McI., Donachie, A.M.: ISCOMS – a novel strategy for mucosal immunization? Immunology Today 12 (1991), 383–385

Mumford, J.A., Wood, J.M., Scott, A.M., Folkers, C., Schild, G.C.: Studies with inactivated equine influenza vaccine. 2. Protection against experimental infection with influenza virus A/equine/Newmarket/79 (H3N8). J.Hyg. 90 (1983), 385–395

Mumford, J.A.: The diagnosis and control of equine influenza. Proc.Amer.Ass.Equine Pract. 36 (1990), 377–385

Mumford, J.A., Wood, J.: WHO/OIE Meeting: Consultation on newly emerging strains of equine influenza. Conference Report. Vaccine 11, issue 11 (1993), 1172–1175

Mumford, J.A., Jessett, D., Dunleavy, U., Wood, J., Hannant, D., Sundquist, B., Cook, R.F.: Antigenicity and immunogenicity of experimental equine influenza ISCOM vaccines. Vaccine 12 (1994), 857–863

Murray, K., Selleck, P., Hooper, P., Hyatt, A., Gould, A., Gleeson, L., Westbury, H., Hiley, L., Selvey, L., Rodwell, B., Ketterer, P.: A morbillivirus that caused fatal disease in horses and humans. Science 268 (1995), 94–97

Nakamura, M., Manser, T., Pearson, G.D.N., Daley, M.J., Gefter, M.L.: Effect of IFNγ on the immune responses in vivo and on gene expression in vitro. Nature 307 (1984), 381–382

Nardelli, L., Pascucci, S. Gualandi, G.L., Loda, P.: Outbreaks of classical swine influenza in Italy in 1976. Zbl.Vet.Med. B 25 (1978), 853–857

Nestorowicz, A., Kawaoka, Y., Bean, W.J., Webster, R.G.: Molecular analysis of the Hemagglutinin genes of Australian H7N7 influenza viruses: role of passerine birds In maintenance or transmission? Virology 160 (1987), 411–418

Newton, J.R., Verheyen, K., Wood, J.L.N., Yates, P.J., Mumford, J.A.: Equine influenza in the United Kingdom in 1998. Vet.Rec. 145 (1999), 449–452

Nicholson, K.G., Webster, R.G., Hay, A.J. (Eds.): Handbook of influenza. 1998: Blackwell Science, Oxford, London, Edinburgh, Malden, Victoria, Paris.

Noss, G., Gjavotchanoff, R., Latza, R.: Neuartiger typenspezifischer Immunfluoreszenz-Test (IFT) zum serologischen Frühnachweis der Virusgrippe durch Titration von Einzelseren in der Frühphase der Erkrankung. Immun.Infekt. 2 (1998), 172–175

Oirschot, J.T.van, Bruin, G., de Boer-Lyutze, E., Smolders, G.: Maternal antibodies against equine influenza in foals and their interference with vaccination. Zbl.Vet.Med. B 38 (1991), 391–396

Özel, M., Masihi, K.N.: Immunomodulating interaction of lipophilic muramyl Dipeptide with macrophages. Int.J.Immunotherapy III (1987), 15–21

Oxburgh, L., Berg, M., Klingeborn, B., Emmoth, E., Linne, T.: Evolution of H3N8 equine influenza virus from 1963 to 1991. Virus Res. 34 (1994), 153–165

Oxford, J.S.: Inhibition of replication of influenza A and B viruses by a nucleoside analogue (ribavirin). J.gen.Virol. 28 (1975), 409–414

Oxford, J.S., Lambkin, R.: Targeting influenza virus neuraminidase – a new strategy for antiviral therapy. Drug Discovery today 3 (1998), 448–456

Paul, W.E.: Fundamental Immunology. Scnd. Ed. 1989: Raven Press, New York

Pereira, H.G., Takimoto, S., Piegas, N.S., Ribeiro do Valle, L.A.: Antigenic variation of equine (Heq2Neq2) influenza virus. Bull.WHO 47 (1972), 465–469

Phillips, N.C., Emili, A.: Immunogenicity of immunoliposomes. Immunol.Lett. 30 (1991), 291–296

Playfair, J.H.L., Heath, A.W.: Cytokines – the new generation of adjuvants for vaccines? In: Masihi, K.N., Lange, W.: Immunotherapeutic Prospects of Infectious Diseases. 1990: Springer-Verlag Berlin-Heidelberg-New York. S. 337–345

Pospišil, Z., Tumova, B., Ulmann, L., Zendulkova, D., Faltejsek, J.: Epizootics of equine influenza in Czechoslovakia caused by the type A/Equi 2 (H3N8) and the effects of vaccination. Acta Vet.Brno 60 (1991), 153–159

Powell, D.G., Thomson, G.R., Spooner, P., Plowright, W., Burrows, R., Schild, G.G.: The outbreak of equine influenza in England, April/May 1973. Vet.Rec. 94 (1974), 282–287

Powell, D.G.: The international movement of horses and its influence on the spread of infectious diseases. Rev.Sci.Tech.Off.Int.Epiz. 5 (1985), 155–161

Ramshaw, I.A., Leong, K.H., Ramsay, A.J., Boyle, D.B.: Induction of protective immunity against influenza virus using DNA and recombinant avipox vectors. In: Brown, L.E., Hampson, A.W., Webster, R.G. (eds.): Options for the control of influenza III. 1996: Elsevier Science B.V., S. 772–781

Ray, C.G., Icenogle, T.B., Minnich, L.L., Copeland, J.G., Grogan, T.M.: The use of intravenous Ribavirin to treat influenza virus-associated acute myocarditis. J.Infect.Dis. 159 (1989), 829–836

Rees, W.A., Harkins, J.D., Woods, W.E., Blouin, R.A., Lu, M., Fenger, C., Holland, R.E., Chambers, T.M., Tobin, T.: Amantadine and equine influenza: pharmacology, pharmacokinetics and neurological effects in the horse. Equine Vet.J. 29 (1997), 104–110

Rott, R.: Das Influenzavirus, ein wandlungsfähiger, vagabundierender Krankheitserreger. Bundesgesundheitsblatt 23 (1980), 385–389

Rott, R.: Influenza-Pneumonie: Synergismus von Viren und Bakterien. Die Gelben Hefte 28 (1988), 59–68

Rouse, B.T., Norley, S., Martin, S.: Antiviral cytotoxic T lymphocyte induction and vaccination. Rev.Inf.Dis. 10 (1988), 16–33

Ruigrok, R.W.H., Hirst, E.M.A., Hay, A.J.: The specific inhibition of influenza A virus maturation by amantadine: an electron microscopic examination. J.Gen.Virol. 72 (1991), 191–194

Schapiro, J.M., Segev, Y., Rannon, L., Alkan, M., Rager-Zisman, B.: Natural killer (NK) cell response after vaccination of volunteers with killed influenza vaccine. J.Med.Virol. 30 (1990), 196–200

Scherle, P.A., Gerhard, W.: Functional analysis of influenza-specific helper T cell clones in vivo. T cells specific for internal viral proteins provide cognate help for B cell responses to hemagglutinin. J.Exp.Med. 164 (1986), 1114–1128

Schild, G.C., Henry-Aymard, M., Pereira, H.G.: A quantitative, single-radial diffusion test für immunological studies with influenza virus. J.gen.Virol. 16 (1972), 231–236

Schmidt, A.: Der Tierarzt im Hause. Ein Ratgeber für jedermann. Julius Springer-Verlag Berlin, 1903.

Schofield, K.P., Potter, C.W., Edey, D., Jennings, R., Oxford, J.S.: Antiviral activity of ribavirin in influenza infections in ferrets. In: Chemotherapy and Control of Influenza. Oxford, J.S., and Williams, J.D. (eds.) 1976: Academic Press, London, 63ff

Scholtissek, C.: The genome of the influenza virus. Current Topics in Microbiol. Immunobiol. 80 (1978), 139–167

Scholtissek, C., Burger, H., Kistner, O., Shortridge, K.F.: The nucleoprotein as a possible factor in determining host specificity of influenza H3N2 viruses. Virology 147 (1985), 287–294

Scholtissek, C., Ludwig, S., Fitch, W.M.: Analysis of influenza A virus nucleoproteins for the assessement of molecular genetic mechanisms leading to new phylogenetic virus lineages. Arch.Virol. 131 (1993), 237–250

Selb, B.: Medizinische Virusdiagnostik. Frankfurt/Main: Umschau-Verl., 1992
Shope, R.E.: Swine influenza. 1. Experimental transmission and pathology. J.Exp.Med. 54 (1931), 349–360
Sidwell, R.W., Huffman, J.H., Khare, G.P., Allen, L.B., Wirkowski, J.T., Robbins, R.K.: Broad spectrum antiviral activity of virazole i-β-d-ribofuranosyl-1,2,4-triazol-3-carboxamid. Science 177 (1972), 705–706
Singh, G.: Characterization of A/eq-1 virus isolated during the equine influenza epidemic in India. Acta Virol. 38 (1994), 25–26
Singh, G.: A note on the concurrent isolation, from horses and ponies, of influenza A/EQ-1 and A/EQ-2 viruses from an epidemic of equine influenza in India. Comp.Imm.Microbiol. Infect.Dis. 18 (1995), 73–74
Smith, W., Andrewes, C.H., Laidlaw, P.P.: A virus obtained from influenza patients. Lancet ii (1933), 66–68
Sovinova, O., Tumova, B., Pouska, T., Nemec, J.: Isolation of a virus causing respiratory disease in horses. Acta Virol. 2 (1958), 52–61
Staruch, M.J., and Wood, D.D.: The adjuvanticity of interleukin 1 in vivo. J. Immunol. 130 (1983), 2191–2194
Stuart-Harris, C.H., Schild, G.C.: Influenza. The Viruses and the Disease. London: 1976 Edward Arnold Ltd.
Süss, J.: Rolle und Bedeutung zytotoxischer T-Lymphozyten bei der Auseinandersetzung des Makroorganismus mit Influenzaviren. Dtsch. Gesundheitswes. 35 (1980), 1361–1365
Süss, J., Schäfer, J., Sinnecker, H., Webster, R.G.: Influenza virus subtypes in aquatic birds of eastern Germany. Arch.Virol. 135 (1994), 101–114
Süss, J.: pers. Mitt. (1998)
Tanaka, N., Sato, M., Lamphier, S., Nozawa, H., Oda, E., Noguchi, S., Schreiber, R.D., Tsujimoto, Y., Taniguchi, T.: Type I interferons are essential mediators of apoptotic death in virally infected cells. Genes to Cells 3 (1998), 29–37
Thompson, E.S.: Influenza: An Historical Survey of Past Epidemics in Great Britain from 1510 to 1890. Percifal, London, 1890
Todd, J.D., Lief, F.S., Cohen, D.: Experimental infection of ponies with the Hong Kong variant of human influenza virus. Amer.J.Epidem. 92 (1970), 330–336
Tumova, B.: Equine influenza – a segment in influenza virus ecology. Comp.Immunol., Microbiol. Inf.Dis. 3 (1980), 45–49
Ulmer, J.B., Donnelly, J.J., Parker, S.E., Rhodes, G.H., Felgner, P.L., Dwarki, V.J., Gromkowski, S.H., Deck, R.R., DeWitt, C.M., Friedman, A., Hawe, L.A., Leander, K.R., Martinez, D., Perry, H.C., Shiver, J.W., Montgomery, D.L., Liu, M.A.: Heterologous protection against influenza by injection of DNA encoding a viral protein. Science 259 (1993), 1745–1749
Vagt, M.: Untersuchungen zur Verbreitung von Influenzaviren bei Schweinen in Norddeutschland. Vet.Med.Diss., FU Berlin, 1983
Vogel, G.E., Lange, W.: Antivirale Chemotherapie mit Neuraminidasehemmer. Der Hausarzt 13 (1999a), 43
Vogel, G.E., Lange, W.: Frühe Chemotherapie einer schweren Influenza A. Der Bayer. Intern. 19 (1999b), 230–233
Waddell, G.H., Teighland, M.O., Siegel, M.M.: A new influenza virus associated with equine respiratory diseases. J.Amer.Vet.Med.Ass. 143 (1963), 587–590
Waldmann, O., Köbe, K., Pape, J.: Vorläufige Mitteilung über die Ätiologie des Hoppegartener Hustens der Pferde. Berl.Münch.Tierärztl. Wschr. 50 (1934), 1–3
Waldmann, O., Köbe, K.: Der seuchenhafte Husten des Pferdes („Hoppegartener Husten"). Berl.Münch.Tierärztl.Wschr. 50 (1934), 561
Webster, R.G., Guo, Y.J.: New influenza virus in horses. Nature 351 (1991), 527
Webster, R.G., Kawaoka, Y., Guo,Y.: Equine influenza in China. Foreign Anim.Dis.Rep. 19 (1991), 1–3
Webster, R.G., W.J. Bean, O.T. Gorman, T.M. Chambers, Y. Kawaoka: Evolution and ecology of influenza A viruses. Microbiol.Rec. 56 (1992), 152–159
Webster, R.G.: Short Communication: Are equine 1 influenza viruses still present in horses? Equine Vet.J. 25 (1993), 537–538

Webster, R.G., Wright, S.M., Castrucci, M.R., Bean, W.J., Kawaoka, Y.: Influenza – a model of an emerging virus disease. Intervirol. 35 (1993), 16–25

Webster, R.G., Mackenzie, J., Hampson, A., Röhm, C., Horimoto, T., Kawaoka, Y.: The emergence of influenza A viruses in avian species. In: Brown, L.E., Hampson, A.W., Webster, R.G.: Options for the Control of Influenza 1996: Elsevier Science B.V., S. 537–545

Webster, R.G.: Potential Advantages of DNA immunization for influenza epidemic and pandemic planning. Clin.Infect.Dis. 28 (1999), 225–229

White, J.M.: Membrane fusion. Science 258 (1992), 917–924

Wiley, D.C., Wilson, I.A., Skehel, J.J.: Structural identification of the antibody-binding sites of Hong Kong influenza hemagglutinin and their involvement in antigenic variation. Nature, London 289 (1981), 373–378

Wilson, W.D.: Equine Influenza. Vet.Clin.North Amer.Equine Practice 9 (1993), 257–282

Wood, J., Mumford, J.: Epidemiology of equine influenza. Vet.Rec. 1992, 126

Wrigley, N.G., Laver, W.G., Downie, J.C.: Binding of antibodies to isolated hemagglutinin and neuraminidase molecules of influenza virus observed in the electron microscope. J.Molec. Biol. 109 (1977), 405–421

Yamada, Y.K., Meager, A., Yamada, A., Ennis, F.A.: Human interferon alpha and gamma production by lymphocytes during the generation of influenza virus-specific cytotoxic T lymphocytes. J.gen.Virol. 67 (1986), 2325–2334

Yap, K.L., Ada, G.L., McKenzie, I.F.C.: Transfer of cytotoxic T-lymphocytes protects mice inoculated with influenza virus. Nature 273 (1978), 238–239

Yewdell, J.W., Webster, R.G., Gerhard, W.: Antigenic variation in three distinct determinants of an influenza type A hemagglutinin molecule. Nature (London) 279 (1979), 246–248

Zorn, O.: Ein seuchenartig auftretender acuter Kehlkopfs-Luftröhrenkatarrh beim Pferd. Wochenschr.Tierhkd.Viehz. 32 (1888), 250–252

Glossar

ACE-Hemmer	Angiotensin-Conversions-Enzym-Hemmer
Adaptation	Anpassung, hier: von Viren an bestimmte Bedingungen, z. B. Vermehrung bei niedrigeren Temperaturen (s. u. Kälteadaptation)
Adenoviren	Familie von nackten DNS-Viren (Adenoviridae), bei verschiedenen Spezies verbreitet, u. a. Erreger von Atemwegsinfektionen
Adsorption	Bindung gelöster Stoffe an Oberflächen, hier: von Viruspartikeln an Zellmembranen (Rezeptoren, s. d.)
Adjuvans	Zusatzstoff (von lat. adjuvare = unterstützen, helfen), Verstärker der Immunreaktion bei Impfung, wird den Virusantigenen in Impfstoffen zugefügt
ADP	Adenosindiphosphat
Aerosol	in der Luft schwebende vernebelte Tröpfchen oder Partikel, hier: mit Influenzavirus beladene feine Schleimtröpfchen, Schwebedauer und Verbreitungsbereich sind abhängig von klimatischen Bedingungen und Größe der Schleimtröpfchen
Affinität	eigentl. lat. affinis = benachbart, hier: Bindungsstärke zwischen Antikörpern und Antigen
Allantois-on-Shell-System	Kultursystem aus einem Stück Allantoismembran in einem Stück Eischale
Alveolaremphysem	Ansammlung von Luft in ungewöhnlichem Maß in Alveolen
alveolär	Alveolen betreffend
Alveole	Lungenbläschen
Ätiologie	Lehre von den Ursachen der Erkrankungen
AGI	Arbeitsgemeinschaft Influenza
Anämie	Blutarmut
Anamnese	Krankengeschichte, wird im Gespräch mit Tierbesitzern erhoben
Anorexie	Appetitlosigkeit
Antibiotika	Stoffwechselprodukte von verschiedenen Mikroorganismen und deren synthetische Derivate mit bakteriostatischen oder bakteriziden Eigenschaften
Antibiogramm	Ergebnis der Resistenzbestimmung eines Bakterienstammes gegen verschiedene Antibiotika
Antigen	die Induktion von Abwehrstoffen induzierendes Protein

Antigendrift	auf Punktmutationen an den HA- und NA-Genen beruhende Veränderungen der Oberflächenantigene von Influenza-A- und -B-Viren, die bei Erhaltung der Verwandtschaft mit anderen Viren desselben Subtyps zu immunologisch relevanten und serologisch erkennbaren Antigendifferenzen gegenüber Vorläuferviren führen
Antigenformel	Angaben zum Subtyp der Oberflächenantigene Hämagglutinin und Neuraminidase (H und N)
Antigennachweis	hier: Verfahren zum Nachweis virusspezifischer Antigene in Zellen oder Sekreten von Patienten mit Verdacht auf Influenza
Antigenshift	Reassortment der Gensegmente von Influenza-A-Viren, die zur Entstehung neuer Kombinationen der von den jeweils acht Gensegmenten kodierten Antigene führen. Voraussetzung ist die Vermehrung zweier verschiedener Influenza-A-Viren in einer Zelle. Bei Reassortment eines oder beider Oberflächenantigene kommt es zur Entstehung neuer Subtypen, die bei entsprechender Virulenz Ursache einer Pandemie sein können
Antikörper	gegen einen bestimmten Eiweißstoff (Antigen) gebildeter Abwehrstoff
Antimykotikum	das Wachstum von Pilzen hemmendes Mittel
Antiviral	gegen ein Virus gerichtet, z. B. antivirale Chemotherapie oder Immunreaktion
Apoptose	Zelltod in mehrzelligen Organismen, hier: durch Virusvermehrung bedingter Zelluntergang
Arteritisviren	Erreger der equinen Virusarteritis, Familie der Togaviridae. Die equine Arteritis ist eine weltweit verbreitete Erkrankung mit Fieber, Anorexie und Apathie, Konjunktivitis, Lid- u. Gliedmaßenödemen, serösen Nasenausflüssen, Abort bei Stuten u. a.
Aspirat	Produkt des Ansaugens von Schleim, z. B. aus dem Atemtrakt, mit dem Zweck des Erregernachweises
Assembly	Zusammenbau der neugebildeten Virusbestandteile unter Entstehung eines neuen Viruspartikels (eigentl. Versammlung)
Asthenie	schnelle Ermüdbarkeit, Schwäche
asymptomatische Infektion	Infektion ohne Entwicklung von Krankheitserscheinungen
Ataxie	Störung der Koordination von Bewegungsabläufen
Atemtrakt	der Atmung dienendes Hohlorgan von Mund/ Nase über Rachen, Trachea, Bronchien bis in Lungenalveolen
ATP	Adenosintriphosphat
attenuiert	in der Virulenz abgeschwächte Viren
Ausbruch	plötzliche Verbreitung einer Infektionskrankheit in einem Bestand ohne weitere epidemische Verbreitung
Autopsie	Leichenöffnung
aviär	von Vögeln stammend oder bei Vögeln vorkommend
bakterielle Superinfektion	auf der Basis einer Virusinfektion auftretende bakterielle Infektion, diese in der Regel komplizierend

Baculovirus	Viren bei Insekten und Crustaceen, Familie Baculoviridae, als Vektor für gentechnologische Experimente benutzt, z. B. Expression von Antigenen humaner oder equiner Viren
basisches Lysozym	syn. Muramidase, körpereigenes Abwehrenzym, Teil der unspezifischen Infektionsabwehr, Spaltung des Murein aus Bakterienmembranen zu Disacchariden und dadurch bakterizid wirkend
Belastungsversuch	Prüfung der Belastbarkeit einer durch Impfung erzeugten Immunität durch nachfolgende Infektion
Bilirubin	orangeroter Gallenfarbstoff (lat. ruber = rot), Abbauprodukt des Häm (s. d.), entsteht aus Biliverdin (grüner Gallenfarbstoff)
Bioverfügbarkeit	Ausmaß der Freisetzung der wirksamen Anteile eines Arzneimittels im behandelten Organismus, die am Wirkungsort für die gewünschte Wirkung verfügbar ist
Blindpassage	Übertragung von Kulturflüssigkeit aus einer in eine andere Zellkultur, ohne daß es in der früheren Kultur einen Hinweis auf eine Virusvermehrung gegeben hat
β-Lysin	Bestandteil des Serums, ein Ambozeptor = Antikörper, der im Zusammenwirken mit Komplement zur Lyse von Zellen führt, ein Effektor der unspezifischen Abwehr
B-Lymphozyten	Vorstufen der Antikörper produzierenden Plasmazellen, Ursprung bei Säugern im Bursa-fabricii-Äquivalent (Knochenmark, Blinddarm)
Booster	Verstärkung z. B. einer Immunreaktion nach erneutem Kontakt mit einem Erreger oder aus ihm stammenden Antigenen = im Vergleich zur Primärantwort verstärkte und beschleunigte Immunreaktion
Bradykardie	langsame Schlagfolge des Herzens (von bradys = langsam; kardia = Herz)
Bronchialasthma	anfallsweises Auftreten von Atemnot durch Entzündung und Hyperreaktivität der Atemwege
Bronchiektasie	Erweiterung der Bronchialäste (von griech. ektasis = Erweiterung)
Bronchiolitis	Entzündung der kleinen und kleinsten Bronchien (Plural Bronchiolitiden)
Bronchitis	Entzündung der Bronchialschleimhaut
Bronchopneumonie	Entzündung, die von den Bronchien auf die peribronchialen Alveolen übergreift
BSG	Blutkörperchensenkungsgeschwindigkeit
CCA	s. Chick Cell Agglutination
Chemoprophylaxe	Verhinderung der Influenzainfektion durch vorbeugende Behandlung mit einer antiviralen Substanz
Chemotherapie	Behandlung mit einer antiviralen Substanz nach Infektion und Beginn der Krankheitserscheinungen
Chick Cell Agglutination	Agglutination von Hühnererythrozyten durch Influenzaviren, Test zur Antigengehaltsbestimmung von Impfstoffen gegen Influenza (CCA-Test)

CL	Chemilumineszenz, Messung der Energieumwandlung in Licht durch weiße Blutzellen (Makrophagen) als Aktivitätskriterium
Clearance	mukoziliäre – Abtransport von inhalierten Partikeln durch Schleimsekretion und wellenförmigen Zilienschlag; nach dem Husten wichtigster Reinigungsmechanismus der Atemwege
C-reaktives Protein	in der Leber synthetisiertes kohlenhydratfreies Protein, bei Infektionen erhöht, unspezifischer Indikator für Infektionsgeschehen
CPE	zytopathischer Effekt, hier: Zelluntergang in Zellkulturen infolge Virusvermehrung
CTL	zytotoxische T-Lymphozyten (s. „Immunologie")
Degeneration	Entartung
Dehydrierung	Flüssigkeitsverlust durch gesteigerte Abnahme des Körperwassers infolge Erkrankung, z. B. Influenza, in der Regel mit Elektrolytverlust einhergehend
Desquamierung	(lat. squama = Schuppe), hier: Abstoßung von Epithelzellen im Atemtrakt infolge Virusinfektion
Detergens	Invertseife (synthetische Seife, deren Wirkung auf oberflächenaktiven Kationen statt Anionen beruht
dilatative Kardiomyopathie	Erkrankung des Herzmuskels unter Erweiterung der Ventrikel ohne Verdickung der Herzmuskulatur
Disulfidbrücke	Disulfidbindungen zwischen schwefelhaltigen Aminosäuren (–S–S–)
DNS	Desoxyribonukleinsäure
Drift	hier: Antigen-Variation der Influenzaviren infolge Mutationen an entsprechenden Gensegmenten, scheinbar in eine bestimmte Richtung verlaufend, s. a. Antigendrift
distal	vom Rumpf abseits stehender Bereich/Teil einer Extremität; Gegensatz: proximal (rumpfwärts gelegener Bereich, Teil einer Extremität)
Dyspnoe	jede Form der Atemstörung, Atemnot, Lufthunger, Kurzatmigkeit (von pnoe = Atem)
EHV1	Equines Herpesvirus Typ 1
EIA	Enzym-Immunoassay (s. d.)
EISS	European Influenza Surveillance Scheme
EKG	Elektrokardiogramm
ELA	Equine Leucocyte Antigen, s. a. MHC beim Menschen
Elektrolyt	Säuren, Basen und Salze, die in wäßriger Lösung in Ionen zerfallen, hier: im Körperwasser befindliche essentielle Ionen
ELISA	Enzyme-linked Immunosorbent Assay (s. u. „Enzym-Immunoassay")
Elution	Auswaschung, Trennung einer gebundenen Substanz vom Adsorptionsmittel, hier: Lösung von an Zellen (Erythrozyten) gebundenen Viruspartikeln
Embolie	Verschluß eines Gefäßes durch einen Embolus (s. d.)

Embolus	in die Blutbahn verschlepptes, nicht im Blutplasma lösliches Gebilde, das ein Blutgefäß verlegt
embryoniert	befruchtete Hühnereier, in denen Embryonen durch geeignete Bebrütung zum Wachstum gebracht wurden, benötigt für die Anzüchtung von Influenzaviren
Emphysem	Aufblähung durch Gase, in der Lunge über das normale Maß hinausgehende Luftfüllung der Alveolen (z. T. mit deren Zerstörung)
Endoskopie	Inspektion von Körperhohlräumen mit Hilfe eines Endoskopie-Gerätes
Endosom	intrazelluläres Bläschen zur Aufnahme von makromolekularen Stoffen, Partikeln, Bakterien oder Viren in die Zelle
Endozytose	Aufnahme partikulärer Elemente in das Zytoplasma
Enzym	Eiweiß, das die Umsetzung eines Substrats beschleunigt
Enzym-Immunoassay	Antigen- oder Antikörpernachweis, als Indikator für Bildung von Antigen-Antikörperkomplexen dient ein Enzym-markierter Antikörper mit abschließender Farbreaktion; Synonyme: EIA (Enzyme Immunoassay) oder ELISA (Enzyme-linked Immunosorbent Assay)
Eosinophilie	Vermehrung von eosinophilen Leukozyten im Blut
Epidemie	gehäuftes und in zeitlichem Zusammenhang stehendes Auftreten einer Infektionskrankheit in einer bestimmten Population
Epidemiologe	Wissenschaftler, der sich mit der Ausbreitung von Krankheiten befaßt
Epidemiologie	Lehre von der Ausbreitung von Infektionskrankheiten
Epithel	geschlossener ein- oder mehrschichtiger Zellverband, der innere Hohlorgane (Atemweg, Drüsengänge, Darmkanal etc.) auskleidet bzw. die Körperoberfläche bedeckt
Epitop	antigener Ort auf einer Molekületoberfläche, hier: auf einem Virusbestandteil
Epizootie	bei Tieren auftretende Epidemie
Equine Leucocyte Antigen	s. u. ELA
Eradikation	Ausrottung (von Krankheitserregern, Krankheiten oder Überträgerorganismen)
Evolution	(lat. evolvere = entwickeln), hier: Entwicklung von Influenzaviren durch Genreassortment oder Mutation
Exsudation	Austreten von Flüssigkeit und Zellen aus Blut- und Lymphgefäßen
extraterrestrisch	außerirdisch
Fab-Region	Teil des Antikörpermoleküls (s. „Immunologie")
Fc-Region	Teil des Antikörpermoleküls (s. „Immunologie")
febril	fieberhaft, als Fieber bezeichnete Temperaturerhöhung; mit Fieber einhergehend

Feintypisierung	Charakterisierung eines neuen Virusisolats anhand der serologischen Eigenschaften seiner Oberflächenantigene mit Referenzantikörpern gegen bekannte Referenzstämme im Hämagglutinationshemmtest
Fibrin	hochmolekulares, nicht wasserlösliches Protein im Blut, das bei der Blutgerinnung aus Fibrinogen (unter dem Einfluß von Thrombin) entsteht (von lat. fibra = Faserstoff)
Fibrinogen	Blutgerinnungsfaktor I
foudroyant	plötzlich einsetzend (französisch: foudroyer = durch den Blitz erschlagen), s. a. fulminant
Fusion	hier: Vereinigung zweier Viruspartikel oder eines Viruspartikels mit Membranen der Zelle oder zellulärer Organellen
fulminant	(lat. fulminare = blitzen), plötzlich, s. foudroyant
Gammaglobulin	Immunglobulin-Präparat zur passiven Immunisierung, d. h. zur Übertragung humoraler Immunität auf einen nichtimmunen Organismus
G-CSF	Granulozyten-Kolonie-stimulierender Faktor (s. „Immunologie")
Genom	Genbestand eines Organismus, hier: eines Virus
Glykoproteine	Eiweiße, die einen Kohlenhydratanteil kovalent gebunden enthalten, zu den Glykoproteinen gehören u. a. die Oberflächenantigene Hämagglutinin und Neuraminidase der Influenzaviren, aber auch viele Serumproteine, z. B. die Globuline, und Membranproteine
GM-CSF	Granulozyten-Makrophagen-Kolonie-stimulierender Faktor
Grippe	im deutschen Sprachraum: Sammelbegriff für Atemwegsinfektionen durch verschiedene Erreger; im französischen und russischen Sprachraum: Synonym für Influenza
Häm	nach Abtrennung des Globins verbleibender Farbstoffanteil des Hämoglobins
Hämadsorptionstest	Bindung von Erythrozyten an Zellkulturzellen, in denen Influenzaviren vermehrt werden (s. u. „Virologie"), meist zum Nachweis einer Virusanzüchtung benutzt
Hämagglutinin	Oberflächenantigen der Influenzaviren, vermittelt Bindung an Rezeptoren von Wirtszellen bzw. an deren sialinsäurehaltige Strukturen; Bezeichnung dank der Fähigkeit, auch an Erythrozyten zu binden und diese zu agglutinieren
Hämagglutinationstest	Prüfung der Erythrozyten-Agglutinationsaktivität von Zellkulturüberständen oder Embryonalflüssigkeiten von Hühnereiern bei Virusanzüchtungsversuchen
Hämagglutinationshemmtest	Hemmung der Influenzavirus-bedingten Agglutination von Erythrozyten durch Antikörper, Nachweistest für Antikörper gegen Influenza- und andere hämagglutinierende Viren
Hämatokrit	Anteil der zellulären Bestandteile am Blutvolumen, ausgedrückt als Hämatokritwert
Hämoglobin	roter Blutfarbstoff
Hämolyse	Zerstörung von Erythrozyten

Hämolyse-im-Gel-Test	Antikörpernachweis; Lyse von mit Influenzavirus beladenen Erythrozyten im Agar bei Reaktion mit Antikörpern gegen Influenzavirus in Gegenwart von Komplement
Hämorrhagie	Blutung
Halbwertzeit	Zeit, in der eine vorgegebene Menge eines Stoffes (z. B. Antikörper) halbiert wird, hier: Zeit bis zur Halbierung eines Antikörpertiters
Herald wave	einer Epidemie vorausgehende kleinere Welle von Erkrankungen, wird bei Influenza immer wieder beobachtet
Herpesviren	equine Herpesviren, z. B. EHV-1, EHV-2, EHV-3, EHV-4
heterolog	nicht übereinstimmend, hier: ein nicht mit einem bestimmten Virusstamm identisches Virus
homolog	übereinstimmend, hier: ein mit einem bestimmten Virusstamm übereinstimmendes Virus
humorale Immunität	in Blut (Serum) und anderen Körperflüssigkeiten nachweisbare, von Antikörpern getragene Immunität; im Gegensatz dazu: zelluläre Immunität
Hybridisierung	natürliche oder künstliche Vereinigung von unterschiedlichen Genen, in der Gentechnologie zur Klonierung bestimmter Gene, in der Virusdiagnostik zum Nachweis von viralen Genen
hydrophil	wasserliebend
hydrophob	wasserabstoßend
Hyperämie	erhöhte Blutfüllung eines Organs, hier: der Atemschleimhaut
Hyperbilirubinämie	erhöhter Gehalt von Bilirubin (s. d.) im Blut
Hyperkoagulabilität	erhöhte Gerinnbarkeit des Blutes
Hypoglykämie	Verminderung des Blutzuckers
ID50	halbe infektiöse Dosis
IgA	Immunglobulin A, Teil der Antikörperfraktion des Serums
IgG	Immunglobulin G, Teil der Antikörperfraktion des Serums
IgM	Immunglobulin M, Teil der Antikörperfraktion des Serums
Ikterus	Gelbsucht
Immunfluoreszenz	Antigen- oder Antikörpernachweis in virusinfizierten Zellen durch Antikörper, die mit einem Fluoreszenzfarbstoff markiert sind
Immunität	erworbene (erlernte) Abwehrkraft eines Organismus gegen einen Krankheitserreger
Immunisierung	Erzeugung einer Immunität durch Zufuhr von Krankheitserregern (abgetötet, abgeschwächt) oder deren Teilen (= aktive I.) oder von Immunglobulinen (= passive I.)
Immunmodulator	Stoff, mit dem man die Reaktionsfähigkeit des Immunsystems erhöhen kann, meist Pflanzen- oder Bakterieninhaltsstoff
Immunodiffusion	Antigen- oder Antikörpernachweis im halbfesten Agarsystem; Erkennung von Antigen-Antikörperkomplexen an Präzipitationslinien
Immunologie	Lehre von den Abwehrmechanismen gegen Krankheitserreger

Immunsuppression	Unterdrückung der Immunreaktivität, therapeutisch oder erregerbedingte Schwächung der Immunreaktivität
Impfantigen	Teil eines Mikroorganismus zur Erzeugung einer Immunreaktion, hier: im Influenzaimpfstoff enthaltene Virusantigene
Impfdurchbruch	Erkrankung an einer Infektionskrankheit trotz Schutzimpfung
Inaktivierung	Abtöten von Krankheitserregern, Beseitigung der Vermehrungs- und Infektionsfähigkeit
Inappetenz	fehlendes Verlangen nach Nahrung
Indexfall	erster Krankheitsfall in einer Epidemie oder in einem Ausbruch in einem Bestand
Infektion	Eindringen von Krankheitserregern in einen Organismus mit nachfolgender Vermehrung
Infektionskette	Übertragungsmodus von Krankheitserregern von Tier zu Tier, Form der Verbreitung einer Infektion
Infektionsquelle	Ursprung der auf einen Organismus übertragenen Krankheitserreger
Infektionsrate	Häufigkeit einer bestimmten Infektion in einer Population
Influenza	durch Influenzaviren verursachte Atemwegserkrankung
Influenzaviren	Influenza (Atemwegserkrankungen) bei Menschen und Tieren verursachende RNS-Viren
Inhibitor	Hemmstoff (lat. inhibere = hemmen), hier: Stoffe, die unspezifisch an das Hämagglutinin der Influenzaviren binden und dadurch die Hämagglutination (s. d.) hemmen
Inkorporation	eigentl. Aufnahme von Stoffen in den Körper, hier: Einbeziehung eines Antigens in einen Impfstoff
Inkubationszeit	Zeitraum von der Ansteckung mit einem Krankheitserreger bis zum Auftreten der ersten Krankheitserscheinungen
Interferone	in menschlichen Zellen gebildete Glykoproteine, Teil des unspezifischen Abwehrsystem, virushemmende Wirkung (s. u. Immunologie)
Interleukine	Signalstoffe des spezifischen und unspezifischen Immunsystems
interpandemische Zeit	Periode zwischen zwei Influenza-A-Pandemien
Inzidenz	Häufigkeit des Neuauftretens einer Krankheit
ISCOM	Immunstimulierender Komplex (immune-stimulating complex)
isolieren	1. Anzüchtung eines Erregers aus Patientenmaterial 2. Abtrennung eines Tieres aus dem Bestand, z.B. im Sinne einer Quarantäne
Isolierung	s. isolieren
Isolat	in Zellkulturen oder embryonierten Hühnereiern aus Patientenmaterial angezüchtetes Influenzavirus
Kälteadaptierung	Verfahren zur Abschwächung von Krankheitserregern für Lebendstoffe; hier: an Vermehrung bei niedrigeren Temperaturen als der Körpertemperatur durch gezielte Mutation angepaßte Influenzaviren, dadurch Verminderung der Vermehrungsfähigkeit bei Körpertemperatur

Kalibrator	Probe mit bekanntem Inhalt eines Stoffes zur Eichung eines Meßgerätes oder -verfahrens
Kardiomyopathie	Erkrankung des Herzmuskels
KBR	Komplementbindungsreaktion (s. d.)
Kloake	gemeinsamer Endteil des Darmes und des Urogenitaltrakts bei Vögeln (lat. cloaca = Abzugskanal)
Klon	(griech. Zweig, Schößling), Gruppe von genetisch identischen Zellen
Kollaps	Schock, Kreislaufdysregulation
Kolonisation	hier: Besiedelung eines Organs, z. B. des Atemtraktes, mit Mikroorganismen
Kommensale	ohne gegenseitigen Nutzen oder Schaden zusammenlebende verschiedene Lebewesen (lat. commensalis = Tischgemeinschaft)
Komplement	im Serum befindliche Gruppe bestimmter Proteine (C1–C9), die nach einem auslösenden Reiz (z. B. Infektion) in festgelegter Reihenfolge reagieren, zusammen mit Antikörpern können sie infizierte Zellen lysieren. Aktivierung durch Antigen-Antikörperkomplexe
Komplementbindungsreaktion	Antikörpernachweis; Messung des Komplementverbrauchs durch Antigen-Antikörperkomplexe anhand eines komplementabhängigen Hämolysesystems
Konjunktion	Stand zweier Gestirne auf demselben Längenkreis
Konjunktiva	Bindehaut des Auges
Konjunktivitis	Entzündung der Bindehaut
Konsolidierung	Verfestigung (lat.: solidare = festmachen, zusammenfügen)
Kontagiosität	Ansteckungskraft eines Erregers
Kontamination	Verunreinigung durch fremde Stoffe, hier: durch Mikroorganismen
Kontinua	Fortbestand eines Zustands, z. B. von Fieber, über einen längeren Zeitraum
Kreatinkinase	intrazelluläres Enzym, das die Reaktion Kreatin + ATP – Kreatinphosphat + ADP reversibel katalysiert
Kreuzimmunität	Immunität nicht nur gegen den auslösenden Erregerstamm, sondern auch gegen verwandte Erregerstämme
Kreuzreaktivität	Überkreuzreaktion zweier heterologer Virusstämme mit entsprechenden Antikörpern gegen den heterologen Stamm
Laryngitis	Entzündung des Kehlkopfes
Larynx	Kehlkopf
latent	versteckt, verborgen, ohne Symptome verlaufende Infektion
Latenz	Vorhandensein von Krankheitserregern ohne Symptome
Leberdystrophie	akute gelbe L.: akute Lebernekrose, massiver Leberzellzerfall
Lektin	aus Pflanzen oder Pflanzenprodukten isolierte Proteine (Glyko-), die mit bestimmten Kohlenhydratstrukturen reagieren

letal	tödlich
Letalität	Tödlichkeit einer Erkrankung (ausgedrückt als Rate der Todesfälle)
Lethargie	Schläfrigkeit, Verlangsamung der Aktivität
LPO 2000	Leistungsprüfungsordnung ab 2000
Lumineszenz-Immunoassay	Antikörper- oder Antigennachweis; Messung von Lichtemission als Indikator für Bildung von Antigen-Antikörperkomplexen
Lymphopenie	Verminderung der Lymphozytenzahl im peripheren Blut
Makrophagen	amöboid bewegliche Freßzellen (von phagein = fressen), die an der Abwehr von Infektionen beteiligt sind (s. u. Immunologie)
M-CSF	Makrophagen-Kolonie-stimulierender Faktor (s. Immunologie)
MDCK-Zellen	Hundenierenzellinie, eigentlich Madin Darby Canine Kidney
MHC I	Major Histocompatibility Complex Typ I = Haupthistokompatibiliätskomplex, beim Menschen als humane Leukozyten-Antigene (HLA) bezeichnet
MHC II	Major Histocompatibility Complex Typ II s. MHC I
Mikrobiologe	Wissenschaftler auf dem Gebiet der Mikroorganismen (Krankheitserreger)
monoklonal	von einer Zelle ausgehender Zellklon
monoklonale Antikörper	von einem Plasmazellklon produzierte Antikörper mit derselben Spezifität
Monomer	nur aus einem Molekül bestehender Stoff; entspr. Trimer = aus drei identischen Molekülen bestehender Stoff, Tetramer = aus vier
monovalent	einwertig
monovalenter Impfstoff	nur Antigene eines Virus enthaltender Impfstoff
Monozytose	Vermehrung von Monozyten im Differentialblutbild über den Normalwert
Morbidität	Häufigkeit eines Krankheitsgeschehens in einer Population (von lat. morbidus = krank)
Morbilliviren	eigentl. Masernviren (von lat. morbus = Krankheit), auch Erreger der Hundestaupe
Mortalität	Sterblichkeit (von lat. mortalitas = das Sterben), das Verhältnis der Zahl der Sterbefälle zum Durchschnittsbestand einer Population
Mucin	Mukoproteide (Glykoproteine), die von der Schleimhaut zum Schutz produziert werden, Bestandteil des Atemschleims
Mukopolysaccharide	zu den Strukturpolysacchariden gehörend; Polysaccharide, Bestandteile der extrazellulären Basalmembran von Epithelzellen; saure M. Teil der Schleimschicht über Epithelzellen und dort an unspezifischer Infektionsabwehr beteiligt
mukopurulent	schleimig-eitrig
Mukosa	Schleimhaut

mukoziliärer Apparat	System von Atemwegsepithelien mit oberflächlichen Wimpernhärchen (Zilien) zum Abtransport von inhalierten Fremdstoffen, Zelltrümmern etc. aus den Atemwegen
Mutation	spontane Änderung des Erbgutes
Mykoplasmen	gramnegative Bakterien, kleinste, auf zellfreien Nährböden wachsende Bakterienart
Myokard	Herzmuskel
Myokardbiopsie	Entnahme von Herzmuskelgewebe am Lebenden
Myokarditis	entzündliche Erkrankung des Herzmuskels
Myositis	Entzündung des Muskels, z. B. durch Viren
Nanometer	Ein Milliardstel Millimeter, Abkürzung nm
nasopharyngeal	den Nasenrachenraum betreffend
Nasopharynx	Nasenrachenraum
natürliche Resistenz	vererbte unspezifische Abwehrfähigkeit gegen Krankheitserreger
Nebenwirkung	unerwünschte Wirkung eines Arzneimittels
Nekrose	nach Zelltod auftretende morphologische Veränderung einer Zelle oder eines Gewebes
Neuraminidase	Enzym, das sialin(neuramin-)haltige Strukturen auf der Zellmembran spaltet; Oberflächenantigen der Influenzaviren
Neuraminidasehemmer	Arzneimittel, die die Reaktionsfähigkeit der Neuraminidase von Influenzaviren blockieren, dadurch die Freisetzung neugebildeter Viruspartikel hemmen und durch Einschränkung der Virusvermehrung im infizierten Organismus Dauer und Schwere der Erkrankung günstig beeinflussen (s. u. „Chemotherapie")
Neutralisationstest	Antikörpernachweis oder Typisierung von Virusisolaten; Verhinderung eines CPE (s. dort) nach Infektion einer Zellkultur durch bekannte (Referenz-)Antikörper
NK-Zellen	natürliche Killerzellen (s. „Immunologie")
nm	Nanometer, ein Milliardstel Meter
Nomenklatur	Wörter-, Namensverzeichnis
Nukleokapsid	Komplex aus Nukleinsäure und Nukleoprotein
Nukleoprotein	auf der Nukleinsäure aufsitzende Eiweißstruktur
NP	Nukleoprotein (s. d.)
Ödem	Schwellung, schmerzlose Schwellung infolge Ansammlung (seröser) Flüssigkeit
OIE	Office International des Epizooties
Ökologie	Lehre von den Wechselbeziehungen zwischen verschiedenen Anteilen einer Lebensgemeinschaft (von griech. oikos = Haus, logos = Wort, Lehre), hier: Wechselbeziehung zwischen Influenzaviren und den verschiedenen Wirtsspezies
Orthomyxoviren	von orthos = gerade, recht, und myxos = Schleim; die „echten" auf Schleimhäuten vorkommenden Myxoviren im Gegensatz zu „Paramyxoviren (u. a. Parainfluenzaviren)

Parenchym	die spezifischen Zellen eines Organs, auf denen die Funktion des Organs beruht
Passive Hämagglutination	Antikörpernachweis; mit Virus beladene Erythrozyten agglutinieren in Gegenwart von Antikörpern gegen Virusantigene
PCR	Polymerase-Ketten-Reaktion (engl. Polymerase Chain Reaction)
Peptid	Bruchstück eines Eiweiß
Perikarditis	Entzündung des Herzbeutels (= Perikards), häufig mit Perikarderguß kombiniert
Persistenz	Erhaltenbleiben eines Zustands
P32	Phosphor-32, radioaktiver Phosphor, Beta-Strahler
pH-Wert	Maß für Wasserstoffionenkonzentration (pondus hydrogenii), der pH-Wert zeigt die saure, neutrale oder basische Reaktion einer Lösung an
Pharmakokinetik	Kinetik der Resorption, Verteilung, Metabolisierung und Ausscheidung von Arzneisubstanzen im Organismus
Pharmakologie	Lehre von den Wechselwirkungen von Arzneistoffen und dem Organismus
Pharyngitis	Entzündung des Rachens
Pharynx	Rachen
Phylogenese	Stammesentwicklung
Placebo	Scheinmedikament, unwirksame Substanz, hier: in klinischen Studien zu Kontrollzwecken gegenüber einer wirksamen Substanz eingesetzte unwirksame Substanz
Plasmamembran	die Zelle umgebende, selektiv permeable Membran, die den Stoffaustausch zwischen Zelle und Umgebung reguliert.
Plasmid	extrachromosomale Elemente, „autonome", ringförmige doppelstrangige DNS-Moleküle, kodieren für bestimmte Eigenschaften
Pleomorphie	Mehrförmigkeit
Pleuritis	Entzündung des Brustfells (Pleura)
PMN	polymorphkernige Leukozyten (engl. Polymorphonuclear cells)
Pneumonie	Entzündung des Lungenparenchyms
polyklonal	von mehreren Klonen (s. d.) gebildet, hier: von Plasmazellen verschiedener Spezifität produzierte Antikörper (Gegensatz monoklonal, s. d.)
Polymerase-Kettenreaktion	s. PCR, gentechnologisches Verfahren zur Amplifikation von bestimmten DNS-Abschnitten, sehr empfindliches, schnelles und genaues Verfahren zur Identifizierung von Krankheitserregern
Populationsimmunität	in einer Population vorhandene erworbene Abwehrkraft gegen einen bestimmten Krankheitserreger
Potency	immunogene Wirksamkeit eines Impfstoffs
Potency Test	Test zur Prüfung der immunogenen Wirksamkeit eines Impfstoffs

Prädiktion	Vorhersage der Anfälligkeit eines Organismus für eine Krankheit
Primaten	höchstentwickelte Säugetiere
Primer	Teile eines DNS-Einzelstrangs, der die Bildung von hybriden Doppelsträngen mit einem heterologen DNS-Einzelstrang einleitet
Prophylaxe	Vorbeugung von Krankheiten
Protease	eiweißspaltendes Enzym
Proteolyse	Eiweißspaltung
Protrahiert	Verlängerung, Verzögerung (lat.: protrahere = in die Länge ziehen)
Punktmutation	Veränderung einer Base am Virusgenom
Purulent	eitrig
pyrogen	fiebererzeugend
Quarantäne	hier: befristete Isolierung eines infektionsverdächtigen oder an Influenza erkrankten Pferdes
Quick	Parameter zum Nachweis von Störungen im exogenen System der Blutgerinnung, Bestimmung durch Messung der Gerinnungszeit nach Inkubation von Zitratplasma mit Gewebethromboplastin und Calcium-Ionen (Quick-Test)
Radioimmunoassay	Antigen- oder Antikörpernachweis; Messung der Bildung von Antigen-Antikörperkomplexen über Isotopenmarkierung des Identifikationsantikörpers in einem Sandwich-System
Reaktivierung	Überführung einer latenten, ruhenden Infektion in eine Infektion mit klinischer Symptomatik
Reassortment	Neusortierung der Gensegmente zweier verschiedener Influenza-A-Viren bei Vermehrung in derselben Zelle (s. u. „Virologie"); syn. Rekombination
Receptor Destroying Enzyme	Sialidase (Neuraminidase) aus bakterienfrei filtrierter Bouillonkultur von Vibrio cholerae); syn. RDE, beseitigt unspezifische Inhibitoren der Hämagglutination (s. d.) aus Patientenseren
Recycling-Theorie	Annahme, daß die Subtypen der humanen Influenza-A-Viren in regelmäßiger Reihenfolge wieder auftreten
Rekombination	s. Reassortment
Rekonvaleszenz	Genesung, Übergang einer ausklingenden Erkrankung in die Heilungsphase
Replikation	Vermehrung
Reservoir	Vorrat, hier: an Influenzasubtypen in verschiedenen Tierspezies
Resistenz	erworbene Fähigkeit von Krankheitserregern zur Vermehrung in Anwesenheit einer eigentlich hemmenden oder abtötenden Substanz
Respirationstrakt	Atemtrakt
Revakzinierung	Wiederimpfung, Auffrischungsimpfung
Rezeptor	hier: für die Anheftung von Viren empfängliche Struktur an der Zellmembran

Reye-Syndrom	akute Enzephalopathie in Kombination mit fettiger Leberdegeneration, nach viralem Infekt (z. B. Influenza) bei Einnahme von Acetylsalicylsäure (bes. bei Kindern)
Rhabdoviren	stäbchenartige Viren (von rhabdos = Stäbchen), u. a. Erreger der Tollwut, der Marburg-Krankheit und des Ebola-Fiebers
Rhinitis	Schnupfen
Rhinoviren	im Nasen-Rachenraum vorkommende kleine RNS-Viren, häufigste Ursache des Schnupfens beim Menschen, mehr als 115 Serotypen bekannt
Ribosomen	sphärische Ribonukleoproteine, die Organellen der Proteinbiosynthese
RNP	Ribonukleoprotein (s. u. Nukleoprotein)
RNS	Ribonukleinsäure
RNS-Polymerase	auch Transkriptase; ein Enzym, das eine Ribonukleinsäure an einer DNS als Matritze aus den Nukleotidbausteinen synthetisiert
Schutzimpfung	Zufuhr von inaktivierten Krankheitserregern oder Teilen von ihnen oder infektionstüchtigen Krankheitserregern zum Zwecke der Induzierung einer Immunität; aktive Immunisierung
Score, clinical	Rangfolge der klinischen Symptome bei einer Krankheit
Sentinel	eigentl. Kennzeichen, Merkmal; hier: System, das bestimmte Merkmale (akute respiratorische Erkrankungen = ARE) erfaßt
Sequenzanalyse	Ermittlung der Reihenfolge von Aminosäure in einer Peptidkette
Serodiagnostik	Diagnose einer Infektion durch Antikörpernachweis
Serokonversion	Übergang eines negativen in einen positiven Antikörperbefund gegen ein bestimmtes Virus
Serumpaar	zwei Blutproben eines Patienten zur Serodiagnostik einer Viruserkrankung, das 1. Serum aus der akuten Phase, das 2. 14 Tage später
Shift	s. Antigenshift
Single Radial Hemolysis Test	s. Hämolyse-im-Gel-Test
Spikes	hier: Oberflächenantigene der Influenzaviren
Stimulation	Anregung, Erregung
Subikterus	unvollständiger Ikterus (s. d.)
Substrat	diejenige Substanz, die in einer Enzymreaktion umgesetzt werden soll
Subunit	Untereinheit; hier: isolierte Oberflächenantigene eines Influenzavirus
Subtypen	in den Oberflächenantigenen nicht miteinander kreuzreagierende Varietäten des Typs A der Influenzaviren
Superinfektion	bakterielle S. = zusätzliche bakterielle Infektion auf dem Boden einer Virusinfektion; eigentl. erneute Infektion bei noch bestehender Primärinfektion

Surveillance	Überwachung; hier: Beobachtung einer Population hinsichtlich des Auftretens und der Häufigkeit einer bestimmten Erkrankung oder eines bestimmten Erregers
Sympathikomimetika	Substanzen, die die Wirkung des Sympathikus nachahmen
sympathikomimetisch	die Wirkung des Sympathikus nachahmend
Symptom	Krankheitserscheinung
symptomatische Infektion	von Krankheitserscheinungen begleitete Infektion
Syndrom	Gruppe von bei derselben Krankheit auftretenden Symptomen
Tachykardie	Steigerung der Herzfrequenz
Tachypnoe	beschleunigtes Atmen (von tachys = schnell; pnoe = Atmen)
Taxonomie	Ordnung der Viren in einem hierarchischen System
T-Helfer-Zellen	T-Lymphozyten mit Helferfunktion
Therapie	Behandlung der Krankheit
Thrombus	Blutpfropf in Gefäßen
Titer	Anzahl von Antikörpern oder Virusteilchen in einer Probe
TNF	Tumor-Nekrose-Faktor
T-Suppressor-Zellen	T-Lymphozyten mit Suppressorfunktion
Trachea	Luftröhre
Tracheitis	Entzündung der Luftröhre (Trachea), infektiös, allergisch oder chemisch verursacht
Transferrin	syn. Siderophilin, ein im Blutplasma vorkommendes Protein, Teil der unspezifischen Abwehr
Transkription	Umschreiben der genetischen Information in spezifische mRNS
Translation	(lat. translatio = Übertragung); hier: Übersetzung der durch die Transkription (s. d.) in die Boten (messenger)-RNS umgeschriebenen genetischen Information in die Aminosäuresequenz der Proteine
Transsudation	nichtentzündlicher Erguß in Körperhöhlen und Gewebe
TVT	Tierärztliche Vereinigung für Tierschutz
Tween	Polyoxyethylensorbit monolaurat
Tween-Äther	Gemisch aus Tween und Äther zur Spaltung von Influenzaviren
typisieren	Bestimmung der Typ- und Subtypzugehörigkeit eines neuen Virusisolats mit Labormethoden
Übertragungsweg	Weg der Ausbreitung einer Infektion
Uncoating	Abspaltung der Hülle von umhüllten Viren
Vakzine	Impfstoff (eigentl. Kuhpocken-Impfstoff nach Fenner)
Variante	eigentl. biologisch: Abweichung eines Typus durch Erbänderung, hier: durch Veränderung der Antigenstruktur bedingte Abart eines Virus
Variation	Abweichung, Spielart
Vektor	Beförderer, in der Mikrobiologie Erreger übertragende Insekten

Ventrikel	hier: Herzkammern
Virämie	Vorhandensein von Viren im Blut
Virion	Viruspartikel
Virologe	Wissenschaftler auf dem Gebiet der Viren (auch Viruskrankheiten)
Virologie	Lehre von den Viren
Virosomen	durch Einbau virusspezifischer Antigene aus Liposomen hergestellte Pseudoviruspartikel
Viren	biologische Strukturen ohne eigenen Stoffwechsel, die Krankheiten verursachen (lat. virus = Gift, Plural Viren)
Virustatikum	die Virusvermehrung hemmender Wirkstoff
Virulenz	krankmachende Eigenschaft eines Virus
vRNS	viruseigene RNS
WHO	Weltgesundheitsorganisation (World Health Organization)
Wild(typ)stamm	natürlich vorkommender Stamm eines Influenzavirus
Zelldetritus	Zelltrümmer nach Zelluntergang
Zellkultur	in Nährlösung (in der Regel auf einem Träger) stoffwechselnde und sich vermehrende Zellen
Zellmembran	Zellwand, Oberflächenmembran der Zellen
Zilien	Wimpern, Wimpernhärchen = Zellorganellen des Flimmerepithels
Zirkulation	Umlaufen eines Influenzavirus
ZNS	Zentralnervensystem
Zoonose	zwischen Tieren und Menschen übertragene Krankheiten und Infektionen
Zyanose	blaurote Färbung an Lippen, Konjunktiven und Nägeln infolge mangelhafter Sauerstoffversorgung des Blutes
Zytokine	Signalstoffe des Immunsystems (s. „Immunologie")
Zytoplasma	von zytos = Zelle, zur Zelle gehörendes Plasma
zytotoxisch	zellschädigend, -zerstörend

Sachwortverzeichnis

Seitenzahlen in *kursiver* Formatierung verweisen auf Abbildungen bzw. Tabellen.

A
Adjuvans
–, Aluminiumhydroxid 124
–, Immunmodulatoren
– –, Adamantyl-Dipeptid 138
– –, Lipid A 138
– –, Murabutid 138
– –, Muramyldipeptid 138
– –, Trehalosedimykolat 138
–, Quil A 139
–, Zytokine 138
Aerosole
–, virusbeladene 90
Amantadin 20, *149*
–, Influenza-A-Viren 145
–, Nebenwirkungen
– –, zentralnervöse 145
–, Pferdeinfluenza 145
–, Pharmakokinetik
– –, (beim) Pferd 143
–, Pharmakologie
– –, (beim) Pferd 143
–, resistente Viruspopulationen 145
–, Wirkungsmechanismen 142
Analyse
–, phylogenetische
– –, (der) Nukleoproteine 112
Antigen-Antikörper-Komplex 37
Antigenvariation
–, Drift 26
Antigenveränderung
–, Antigenshift 25
–, Influenza-A-Viren 25
Antikörper 37
–, (im) Blut
– –, Boosterreaktion 49
– –, Latenzzeit 49
–, maternale 33
– –, (in) Fohlen 50
Antikörpermolekül
–, Fab-Abschnitt 47
–, Fc-Abschnitt 47
Antikörperproduktion 35
–, Primärinfektion 33
Apoptose 23, 46
Arbeitsgemeinschaft Influenza (AGI)
–, Laboruntersuchungen 155

–, Meldepraxen 155
–, nationale Referenzzentren 155
Atemwegsinfektion
–, Erreger
– –, Adenoviren 78
– –, EHV 78
– –, Influenzaviren 78
– –, Rhinoviren 78

B
B-Lymphozyten 34–36, 46
Boosterreaktion 33
Brustseuche 1
Bursa fabricii 36
–, Vögel 47
Bursa-Äquivalent
–, Säuger 47

C
Chemoprophylaxe
–, Neuraminidasehemmer 148
Chemotherapie
–, Amantadin 141
–, Neuraminidasehemmer 141, 148

D
DNS-Impfstoff 137
Drift
–, antigenetische 28
–, Hämagglutinin 30
–, Neuraminidase 30

E
Endozytose 19f.
Enzym-Immunoassay 65
Epidemiologie
–, (der) Pferdeinfluenza 89
Epithelzellen
–, Abwehrreaktion
– –, Apoptose 75
– –, Nekrose 75
–, Virusvermehrung 75
Epizootien
–, Pferdeinfluenza-~
– –, „Herald Wave" 92
– –, Sportveranstaltungen 92
– –, Verkaufsveranstaltungen 92

Equi-2-Viren
–, Drift 102
Equine Leukocyte Antigen 35
Erkrankung, respiratorische *siehe*
   Respiratorische Erkrankung

F
Fibrinogen
–, Normalwert
– –, (beim) Pferd 56
Freisetzung
–, Influenzaviren 24
–, Viruspartikel 24
Fusion
–, (mit) Endosomenmembranen 19

G
Gammaglobulinfraktion
–, Immunglobulin (Ig) A, G, M, D und E 47
Gedächtnis
–, immunologisches 34, 38
Gefäßendothel 24
Genaustausch
–, Hämagglutinin 27
–, Neuraminidase 27
Genomnachweis
–, Polymerase-Kettenreaktion (PCR) 64
Granulozyten-Kolonie-stimulierender Faktor (G-CSF) 45
Granulozyten-Makrophagen-Kolonie-stimulierender Faktor (GM-CSF) 45

H
HA *siehe* Hämagglutinin
Halbwertzeit
–, IgG-Moleküle 50
Hämadsorptionshemmtest 65
Hämagglutinationshemmtest (HAH) 65
–, Inhibitoren 69
Hämagglutinin (HA) 6, 13
–, Fusion
– –, (mit) Zellmembran 18
–, HA0 11
–, HA1 11
–, HA2 11
–, Konformationsänderung 20
–, Rezeptoren 17
Hämolyse-im-Gel-Test (HiG) 65
Haupthistokompatibilitätskomplex 35
„Hoppegartener Husten" 95

I
Ig *siehe* Immunglobulin
IgA
–, sekretorisches 48
– –, Respirationstrakt 38

Immunfluoreszenz 65
Immunglobulin (Ig)
–, D 48
–, E 48
–, G 48
–, M 48
Immunglobulin-Klasse
–, schwere Ketten 48
Immunglobulin-Molekül
–, Halbwertzeit 38
Immunmodulatoren
–, Adamantyl-Dipeptid 138
–, Lipid A 138
–, Murabutid 138
–, Muramyldipeptid 138
–, Trehalosedimykolat 138
Immunodiffusion 65
Immunogenität
–, Antikörpertiter 122
–, Belastungsversuch 122
Immunreaktion 32
Immunstimulierender Komplex (ISCOM) 140
Immunsystem 32
–, spezifisches 32
–, spezifisches humorales 36
–, spezifisches zelluläres 36
–, unspezifisches 32
Impfintervall 134
Impfstoff
–, Adjuvans
– –, Aluminiumhydroxid 124
– –, Quil A 124
–, Anpassung 99
– –, Varianten 123
–, Antigengehalt 129
–, inaktivierter 135
– –, humorale Immunität 120
– –, immunologisches Gedächtnis 121
– –, zelluläre Immunität 120
–, Pferdeinfluenza 4
– –, Adjuvanzien 135
– –, Antigenpräsentation 135
– –, Verbesserung 135
–, Umformulierung 129
–, zukünftiger 135
–, Zusammensetzung 126
Impfstoff-Formulierung
–, A/Equi-1-Viren 128
–, A/Equi-2-Viren 128
Impfstofftypen
–, attenuierte Lebendimpfstoffe 120
–, inaktivierte Vollpartikel 120
–, Spaltimpfstoffe 120
–, Subunitimpfstoffe 120
Infektion
–, Ausbreitung 24

Sachwortverzeichnis

Influenza 1
–, Begriff 3
–, Chemoprophylaxe 141
–, Chemotherapie 141
–, Clinical Score 76
–, Impfstoff 3
–, Infektionsketten 93
–, Komplikationen
– –, Haltungsbedingungen 82
– –, Stallruhe 82
–, Rekonvaleszenz 75
–, Schnelldiagnose
– –, Antigennachweisverfahren 61
–, Serodiagnostik
– –, Enzym-Immunoassays 68
– –, Hämagglutinationshemmtest (HAH) 68
– –, Hämolyse-im-Gel-Test (HiG) 68
– –, Immunfluoreszenz, direkt 68
– –, Immunfluoreszenz, indirekt 68
– –, Komplementbindungsreaktion (KBR) 68
– –, Neuraminidase-Hemmtest 68
– –, Neuraminidase-Lektin-Test 68
–, Spätfolgen
– –, Haltungsbedingungen 82
– –, Stallruhe 82
–, Symptome
– –, Therapie 83
–, Übertragungen
– –, experimentelle 116
– –, Mensch 116
– –, Pferd 116
–, Übertragungsmechanismus
– –, Tröpfcheninfektion 91
–, Überwachung 3
–, Virusreservoire
– –, Wildvögel 4
Influenza der Pferde
–, Klinik der Pferdeinfluenza 1
Influenza-A-Schnelltest 62
Influenza-A-Virus
–, Interspezies-Übertragung 113
–, Mensch 117
–, Reservoire 111
–, Schwein 117
–, Subtypen 8
– –, Vögel 110
Influenza-Epizootien
–, Überwachung
– –, Impfdurchbrüche 99
Influenzadiagnostik
–, Antigennachweis 58
–, Antikörpernachweis 58
–, Genomnachweis 58
–, Virusnachweis 58
Influenzainfektion
–, Hyperkoagulabilität
– –, Embolien 84

– –, Fibrinogenwert 84
– –, Thromben 84
Influenzaüberwachung
–, nationale
– –, Pferdekliniken 154
– –, Referenzlaboratorium 154
– –, Tierärzte 154
– –, Veterinäruntersuchungsämter 154
–, Sentinelsystem
– –, Arbeitsgemeinschaft für Influenza (AGI) 155
Influenzavirus
–, Antigenstruktur 25
–, Antigenvariation 25
– –, Hämagglutinin 25
– –, Neuraminidase 25
–, Anzüchtung
– –, embryonierte Hühnereier 60
– –, Zellkulturen 60
–, Aufbau 9
–, Elektronenmikroskop 9
–, Epizootien
– –, Pferd 3
– –, Schwein 3
–, Immunsuppression 80
–, Influenza-A-Virus
– –, Mensch 6
– –, Tier 6
– –, Wasservögel 6
–, Influenza-B-Virus 6
–, Influenza-C-Virus 6
–, Kontagiosität 90
–, Mensch 115, 118
– –, Reassortment 118
–, Mutationen 29
–, Nomenklatur 7
–, Oberflächenantigen
– –, Hämagglutinin 7
– –, Neuraminidase 7
–, Pandemie 3
–, Pferd 115
–, Schwein 118
–, Struktur
– –, Gensegmente 10
– –, Hämagglutinin 10
– –, Matrixprotein 10
– –, Neuraminidase 10
– –, Nukleoprotein 10
– –, RNS 10
–, Subtypen 3
– –, Hämagglutinin 8, 89
– –, Neuraminidase 8, 89
–, Typisierung
– –, Hämagglutinationshemmtest 60
–, Überträger
– –, Sperlinge 3
–, Varianten 3, 92

Influenzavirologie 3
Influenzavirusprotein
–, Immunogenität *121*
Interferon 34
–, IFN-α 45
–, IFN-β 45
–, IFN-γ 45
Interleukin-1 (IL-1) 44
Interleukin-2 (IL-2) 44
Interleukin-3 (IL-3) 44
Interleukine 5–8 (IL-5 bis IL-8) 44
Interleukin-12 (IL-12) 44
Interspezies-Übertragung
–, Mensch 115
–, Pferd 115
ISCOM *siehe* Immunstimulierender Komplex

K
Killerzellen *siehe* Natürliche Killerzellen
Klinik
–, Asthenie 72
–, Depression 72
–, Fieber 53, 73
–, Husten 72
–, Inkubationszeit 72
–, Lichtscheu 72
–, Nasenausfluß
– –, mukopurulenter 72
–, Schwellung der Augenlider 72
–, Temperaturanstieg 72
Komplement
–, Aktivierung 52
–, Komponenten
– –, C1, C2, C3, C4, C5, C6, C7, C8 und C9 51
–, Lyse 52
– –, infizierter Zellen 37
–, Opsonierung 52
Komplementbindungsreaktion (KBR) 65
Komplementsystem 34

L
Laboratoriumsdiagnostik 54
Laborparameter 54
–, klinische
– –, Antihrombin-III-Spiegel 55
– –, Blutsenkungsgeschwindigkeit 55
– –, Differentialblutbild 55
– –, Eisenwert 55
– –, Fibrinogen 55
– –, Gesamtprotein 55
– –, Hämatokrit 55
– –, Leukozytenzahl 55
– –, Quick 55
– –, Thrombozytenzahl 55
Lebendimpfstoff 39, 135f.
Lumineszenz-Immunoassay 65

M
Makrophagen 34f.
–, Aktivierung
– –, B-Zellsystem 39
– –, Interferon 39
– –, Interleukine 39
– –, regulatorische T-Zellen 39
– –, zytotoxische T-Zellen 39
–, Antigenpräsentation
– –, MHC-Klasse-I-Antigene 39
– –, MHC-Klasse-II-Antigene 39
–, Morphologie
– –, Rasterelektronenmikroskop 39
– –, Transmissionselektronenmikroskop 39
Makrophagen-Kolonie-stimulierender Faktor (M-CSF) 45
Maßnahmen
–, (gegen) Influenza 85
– –, Chemotherapie 86
– –, Isolierung 86
– –, Quarantäne 85
– –, Schutzimpfung 85
– –, Wiederholungsimpfung 85
Matrixprotein (M)
–, M1
– –, Struktur 15
–, M2
– –, Ionenkanäle 15
– –, Protonenpumpe 15
Morbidität
–, Influenzaausbruch 2
Myokardschäden 2

N
Natürliche Killerzellen 34f., 43
Neuraminidase 6, 13
Neuraminidase-Inhibitoren 146
–, Erfahrungen
– –, (beim) Menschen 149
–, Resistenzentwicklung 149
Neuraminidasehemmer *149*
–, Formeln 15
–, Influenza
– –, Dauer *150*
– –, Schwere *150*
Neusortierung von Genen 25
Neutralisationstest 65
Nukleokapsid
–, Nukleinsäure 16
–, Nukleoprotein 16
–, Polymerasen 16

O
Oberflächenantigen 6
Office International des Epizooties (OIE)
–, Empfehlungen 124
– –, Impfpolitik 127

–, Referenzlaboratorium 154
Orthomyxoviridae 6

P
Pandemie 25
Parenchymschäden
–, (des) Herzmuskels
– –, Myokarditis 57
–, (der) Leber
– –, Ikterus 57
– –, Subikterus 57
Passive Hämagglutination 65
Pferdeinfluenza
–, Antibiogramm 88
–, antibiotische Therapie 88
–, antivirale Chemotherapie 88
–, Arbeitsruhe 88
–, Ausbrüche 98
– –, Geschichte 98
–, bakteriologische Diagnostik 88
–, Bekämpfung
– –, Empfehlungen 157
–, (im) Berliner Raum 104
–, EKG-Kontrolle 88
–, Flüssigkeitszufuhr 88
–, Geschichte
– –, (in) Berlin von 1965 bis 1995 108
–, Impfstoffe
– –, (in) Deutschland 125
– –, zukünftige 136
–, Impfung 87
–, Infektionsquellen
– –, infizierte Pferde 90
– –, Sperlingsvögel 90
– –, Tierärzte 90
– –, Tierpfleger 90
–, Influenzadiagnostik
– –, Antigennachweis 87
–, Isolierung 87
–, kardiologische Diagnostik 88
–, Komplikationen 77
–, Laboratoriumsuntersuchungen 87
–, Leitsymptom
– –, Fieber 73
– –, Nasenausfluß 73
– –, Pharyngitis 73
– –, Tracheitis 73
–, Mortalität 77
–, Myokarditis 88
–, Prognose 77
–, Spätfolgen
– –, Bronchialasthma 82
– –, chronische Bronchiolitis 82
– –, chronische Bronchitis mit Alveolaremphysem 82
– –, chronische Bronchopneumonie 82
– –, chronische Laryngitis 82

– –, chronische Pharyngitis 82
– –, diffuse chronische Bronchitis 82
– –, laryngeale Paralyse 82
– –, Sinusitis 82
–, Subtypen 89
– –, A/Equi 1/Prague/1/56 89
– –, A/Equi 2/Miami/1/63 89
–, symptomatische Therapie 88
–, Überwachung
– –, Impfstoffe 152
– –, Variationen 152
Pferdeinfluenzaimpfstoff
–, Antigengehalt
– –, CCA-Test 130
– –, Potency-Test 130
– –, Single-Radial-Diffusion-Test 130
Pferdeinfluenzaviren 27, 99
–, A/Equi 2
– –, „amerikanische" Linie 104
– –, „europäische" Linie 104
–, Drift 101
– –, A/Equi 2 101
– –, Hämagglutinin 101
– –, Neuraminidase 101
–, Evolution
– –, Hämagglutinin 102
–, Evolutionslinie 101
–, Subtypen
– –, A/Equi 1/Prague/1/56 96
– –, A/Equi 2/Miami/1/63 96
–, Variabilität
– –, A/Equi 1 96
– –, A/Equi 2 96
Plaquereduktionstest 65
Populationsimmunität 30, 92
Proteinmizellen 140
Punktmutationen 28

R
Rachenschleimhaut
–, Rötung 73
Radioimmunoassay 65
Reaktionsweg
–, alternativer 51
–, klassischer 51
Reassortment 25
–, Gensegmente 26
Referenzlaboratorien
–, Aufgaben 153
Rekombinanten 118
Rekombination 26
Replikation 20
Resistenz
–, natürliche 95
– –, Immunmodulatoren 95
Respiratorische Erkrankung
–, Adenoviren 2

–, Arteritis-Viren 2
–, Herpes-Viren 2
–, Morbilliviren 2
–, Rhinoviren 2
Rezeptoren
–, Funktionen 14
– –, Freisetzung neugebildeter Viruspartikel 14
–, Membranglykolipide 12
–, Membranglykoproteine 12
–, Sialinsäure 12
–, Zellmembran 12
–, Zelloberfläche 14
Ribavirin 146
Rimantadin 20
–, Influenza-A-Viren 145
–, Nebenwirkungen
– –, zentralnervöse 145
–, Pferdeinfluenza 145
–, resistente Viruspopulationen 145
–, Wirkungsmechanismen 142
RNP-Komplex 20

S
Schutzimpfung
–, Antikörperproduktion 38
–, humorale 38
–, Impfpflicht
– –, Turnierpferde 119
– –, Turnierponys 119
–, Nebenwirkungen 123
–, zelluläres Immunsystem 38
Shift 26
Subtypen
–, A/Equi 1   6
–, A/Equi 2   6
–, Prototypstamm
– –, A/Equi 1/Prague/1/56   6
– –, A/Equi 2/Miami/1/63   6
Subunitimpfstoff 136
Superinfektion
–, bakterielle 2, 78f.
– –, Actinobacillus equuli   *81*
– –, Mykoplasmen   *81*
– –, Pyrokokken   *81*
– –, Saprokokken   *81*
– –, Staphylokokken   *81*
– –, Streptokokken   *81*
Symptome
–, klinische
– –, Anorexie 53
– –, Fieber 53
– –, Husten 53
– –, Lethargie 53
– –, seröser Nasenausfluß 53

T
T-Helfer-Zellen 34f., 42
T-Suppressor-Zellen 34f., 43
T-Zell-Populationen
–, natürliche Killer-Zellen *41*
–, T-Helfer-Zellen *41*
–, T-Suppressor-Zellen *41*
–, zytotoxische T-Zellen (CTL) 34f., *41*, *42*
Therapie 83
–, Antibiotika-~ 85
–, antibiotische 84
–, antivirale 85
– –, Amantadin 84
– –, Neuraminidasehemmer 84
–, Arbeitsruhe 85
–, gerinnungshemmende 84
–, symptomatische 85
Transkription 20
Tumor-Nekrose-Faktor alpha (TNF-α) 45

U
Überwachung
–, Pferdeinfluenza 99
Untergang
–, (von) infizierten Epithelzellen 24
Untersuchungen
–, serologische
– –, Antigen-Antikörper-Reaktionen 65
– –, Serumpaare 65
Untersuchungsmaterialien
–, Blutproben
– –, Antikörper 59
–, Luftsackspülflüssigkeit 58
–, Schleimproben
– –, (aus dem) Nasopharynx 58

V
Varianten
–, Oberflächenantigene 28
Vektorimpfstoff 137
Virämie
–, generalisierte Infektion
– –, Enzephalitis 74
– –, Ikterus 74
– –, Myositis 74
– –, Ödeme der Gliedmaßen 74
– –, Parenchymschäden 74
– –, Subikterus 74
Virosomen 140
Virusvermehrung 21, 23
Vollpartikelimpfstoff
–, inaktivierter 136

W
Weltgesundheitsorganisation (WHO) 8
Wiederholungimpfung 39
–, Impfintervalle 131
–, Zeitabstände 131

Z

Zellkern 20
Zoonose
–, Mensch 110
–, Tierarten 110
–, wilde Wasservögel 110

Zytokine
–, Mensch 43
–, Pferd 43
Zytotoxische T-Zellen (CTL) *siehe unter* T-Zell-Populationen